"十三五"国家重点图书出版规划项目

中国中药资源大典

江苏省中药资源区划

主编

段金廒　吴啟南

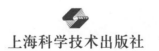

上海科学技术出版社

图书在版编目（CIP）数据

　　江苏省中药资源区划 / 段金廒，吴啟南主编. -- 上
海：上海科学技术出版社，2021.6
　　（中国中药资源大典）
　　ISBN 978-7-5478-5267-5

　　Ⅰ. ①江… Ⅱ. ①段… ②吴… Ⅲ. ①中药资源—区
划—江苏 Ⅳ. ①R282

　　中国版本图书馆CIP数据核字（2021）第058921号

——

审图号：苏 S(2021)005 号

江苏省中药资源区划

主编　段金廒　吴啟南

上海世纪出版（集团）有限公司
上 海 科 学 技 术 出 版 社　出版、发行
（上海钦州南路71号　邮政编码200235　www.sstp.cn）

上海雅昌艺术印刷有限公司印刷

开本 889×1194　1/16　印张 22.25
字数：480 千字
2021 年 6 月第 1 版　2021 年 6 月第 1 次印刷
ISBN 978 - 7 - 5478 - 5267 - 5/R · 2264
定价：258.00 元

——

本书如有缺页、错装或坏损等严重质量问题，
请向工厂联系调换

内容提要

　　江苏省中药资源区划是在综合分析自然环境、中药资源基本状况、中药材生产现状和社会经济发展水平的基础上，按地域分异规律划分的不同等级的中药资源区域，重点阐明自然环境和中药资源的分布特点以及中药材生产的发展方向和产业布局。

　　本专著是我国以省级为单元进行中药资源区划的第一部著作。全书在以往中药资源普查资料的基础上，结合第四次全国中药资源普查数据，系统总结分析了江苏省中药资源总体情况，并在此基础上阐述了江苏中药资源区划（5个一级区、14个二级区）的原理与依据，建立江苏中药资源区划数据库。此外，还以江苏省道地动物、植物药材为对象，开展生产适宜区分析与生产布局研究。

　　本书内容图文并茂，资料翔实可靠，研究方法手段先进，是科学性与实用性兼顾的一部创新性学术专著。本书的出版可为合理保护和开发利用中药资源，发挥地产道地中药材生产的环境优势，制定中药材生产以及中药产业规划，调整农村产业结构和发展区域特色农业，建设中药材规范化种植基地提供科学依据。同时也为全国各省区研究制定中药产业及生态农业发展规划和药材生产基地建设，以及相关领域的科学研究、学科建设及人才培育等提供借鉴。

编写工作委员会

顾 问

肖培根　黄璐琦　周荣汉　袁昌齐　李大宁　苏钢强　曹洪欣

吴勉华　胡 刚　李 昱　陆建伟　孙丽英　周 杰　陈榕虎

赵润怀　缪剑华

主任委员

陈亦江　朱 岷　段金廒

副主任委员

石志宇　吴啟南　王卫红　谭仁祥　程海波

委 员

江苏省中医药管理局	毕 磊　戴运良　王霞云
中国中医科学院中药资源中心	郭兰萍　张小波
南京中医药大学	刘跃光　史丽云　陈 军　胡立宏　曹 鹏
江苏省中国科学院植物研究所	冯 煦　李 亚
中国药科大学	孔令义　余伯阳
南京农业大学	丁艳峰
江苏省中医药研究院	王佩娟
江苏省海洋水产研究院	张朝晖
中国测绘科学研究院	孙成忠

编 委 会

- ▬▬▬▬ -

主 编

段金廒　吴啟南

副主编

严　辉　孙成忠　赵润怀　张小波　郭　盛

编　委（按姓氏拼音排序）

巢建国　陈建伟　陈国岭　丁安伟　戴仕林　冯　煦

谷　巍　郝振国　景志贤　李　梦　李　亚　刘启新

刘圣金　钱士辉　秦民坚　任全进　尚尔鑫　宋春凤

宿树兰　谈献和　唐晓清　田　方　王　慧　王康才

汪　庆　吴宝成　于金平　张　瑜　张朝晖　张静华

张明旭　赵　明

黄璐琦院士序

中药资源是国家战略资源，是中医药事业发展的物质基础。随着人类经济社会发展对中药资源利用能力的提升和需求的增加，我国中药资源状况发生了深刻改变。针对中药资源家底不清，以及资源保护与利用、生产基地合理布局与科学规划的迫切需要，国家中医药管理局牵头组织实施第四次全国中药资源普查工作。

江苏省根据第四次全国中药资源普查工作方案和技术规范要求，在江苏省中医药管理局和相关部门的大力支持下，由南京中医药大学段金廒教授和吴啟南教授牵头组织，联合10余家单位、百余名专业人员，在全省县级中医院等单位的协助下，历时8年完成了县域外业调查工作，取得了大量、翔实的第一手资料。

为充分利用这些普查资料，有效服务江苏省中医药事业和中药产业的高质量发展，段金廒教授团队在对江苏省中药资源种类、分布、数量等资料系统分析的基础上，创新性地提出和编制了《江苏省中药资源区划》。

《江苏省中药资源区划》是在充分调查江苏省中药资源本底的基础上，通过对县域中药资源普查，获取最新数据并进行深入细致地空间分析，同时密切结合江苏省区域资源特色和产业发展实际需要而编制完成的。该书内容丰富、图文并茂，全面、系统阐述了江苏省中药资源空间分布特征和地域分异规律，可为江苏省有关单位研究制定中药资源保护与利用政策、因地制宜规划和合理布局中药材生产基地提供科学依据，服务新时期农村经济发展；可为江苏省中药农业、工业、服务业发展，以及资源配置、产业结构调整和优化布局等提供科学依据和数据支撑。

我相信该书的出版，将为"强富美高"新江苏建设，培育具有竞争新优势、形成新增长极做出应有的贡献；也为丰富全国中药资源普查成果、服务中药资源学科建设和高层次人才培养做出新贡献。

付梓之际，乐为序。

中国工程院院士

中国中医科学院院长

第四次全国中药资源普查技术指导专家组组长

2021 年 2 月

前　言

中药资源是中华民族赖以生存发展的物质基础,是中医药事业和产业传承发展的战略性资源。为了摸清我国中药资源家底,研究制定中药资源区划和发展规划,服务于中药资源的保护和可持续发展,由国家中医药管理局牵头组织开展了第四次全国中药资源普查工作,历时十年完成,取得了一系列标志性成果。

江苏省中药资源普查工作是在国家中医药管理局及江苏省各级政府和江苏省中医药管理局的总体部署和领导下,是在以黄璐琦院士为组长的全国中药资源普查技术专家组的帮助指导下,是在项目牵头单位南京中医药大学及相关学科的有力支持下完成的。全省中药资源普查工作具体由南京中医药大学段金廒、吴啟南教授作为项目技术负责人牵头组织实施,协同承担任务单位有江苏省中国科学院植物研究所、中国药科大学、南京农业大学、江苏省中医药研究院等十余家院校和科研院所。百余名专业人员爬山涉水、风餐露宿、不畏艰苦,历时 8 年全面完成了江苏省 96 个县(市、区)的中药资源普查外业调查工作,实现了区域中药资源调查全覆盖。在全面摸清江苏中药资源家底基础上,结合团队前期科研积累,为制定江苏省不同行政单元的中药资源保护策略以及中药资源产业发展规划提供了第一手资料,为江苏省中药资源区划研究奠定了扎实的基础。

区划,是依据社会经济发展需要进行的行政单元、生态环境、资源类型、经济形态、产业门类等的划分,是基于限定区域自然规律和经济规律的多要素整合表征。区划研究,强调生态效益、经济效益和社会效益的相统一,突出其综合性、多样性、有效性和持续性特点。中药资源区划,是基于不同地域及其生态环境孕育形成的不同生物类群结构,特定的时空条件作用下形成的生态多样性,以及各异的生态因子与药用生物资源类群相互作用建立起的三维关联结构,构成以药用资源价值和资源潜力为核心的区划研究。中药资源区划研究工作,需要综合利用中医药学、自然资源学、地理生态学、农林牧渔等经济作物学、社会经济学、多元信息学等学科门类知识和最新研究成果。结合各级政府关于药材生产基地建设规划、乡村振兴战略规划、中医药事业和产业发展规划的制定和实施意见开展区划研究,为政府制定农村产业结构调整和生产规划布局提供科学依据,为中药农业、中药工业和中药服务业等相关行业的合理布局与产业发展规划制定提供重要支撑。

江苏省中药资源区划研究,是在综合分析自然环境、中药资源的基本状况、中药材生产现状和社会经济发展水平的基础上,按地域分异规律划分的不同等级的中药资源区域,阐明自然环境和中药资源的分布特点以及中药材生产的发展方向和产业布局,并系统提出了江苏省中药资源区划及其中药材适宜生产发展规划。江苏省中药资源区划为二级分区,采用三名法即地理单元+地貌+药材类型综合命名,全省共分为5个一级区和14个二级区:Ⅰ.宁镇扬低山丘陵道地药材区;Ⅱ.太湖平原"四小"药材区;Ⅲ.沿海平原滩涂野生及家种药材区;Ⅳ.江淮平原药材生产区;Ⅴ.徐淮平原药材生产区。此外,还以江苏29个道地植物药材及2个动物药材品种为对象,开展生产适宜区分析与生产布局研究。系统地阐述了江苏区域大宗及特色药材资源基本情况、样品采集、生长环境、区划分析、规划及生产布局等。上述研究成果,为江苏区域中药资源产业的发展与合理化布局提供了第一手资料,为地方政府及企业发展中药资源产业提供了重要支撑。因此我们有理由相信,江苏省中药资源区划研究成果,必将为江苏中药资源经济的可持续发展和特色产业结构调整与优化布局提供科学依据,为

"健康江苏"新发展格局构建和培育具有竞争新优势形成新增长极的中医药大健康产业做出应有的贡献。

《江苏省中药资源区划》是"中国中药资源大典"系列成果的重要组成部分，是江苏省首部中药资源区划专著。本专著分列 5 章论述：第一章　江苏省自然生态和社会经济概况；第二章　江苏省中药资源概况；第三章　江苏省中药资源区划的方法学；第四章　江苏省中药资源区划系统及分区论述；第五章　江苏省大宗与特色药材生产适宜区分析。本专著的编撰出版为全国各省、市、自治区中药资源普查成果的转化应用提供了示范和借鉴。

全书由段金廒、吴啟南教授整体规划顶层设计和主持编写，主要由段金廒、吴啟南、严辉、孙成忠、张小波、赵润怀、郭盛等同志执笔起草并数易其稿完成。中国中医科学院中药资源中心张小波研究员负责本书第一章至第四章专题地图制作，中国测绘科学研究院孙成忠研究员负责区划地图制作。本专著注重将文字说明和地图密切结合，充分体现各中药资源调查信息的数量、质量指标和空间分布特点，服务于阅读效果和应用价值，图文并茂，资料翔实可靠，实用性强。

付梓之际，诚惶诚恐！盖因本专著系全国第一部以省级为单元的中药资源区划，既是难得的学习和探索创新过程，又难以避免因作者的专业水准所限，存在不够系统和完善之处，敬请同道们多提宝贵意见，以便再版时补充修正之。

段金廒　吴啟南

2021 年 1 月

南京

Preface

Chinese Materia Medica (CMM) resources are the material basis for the survival and development of the Chinese nation and the strategic resources for the inheritance and development of the undertakings and industry of traditional Chinese medicine (TCM). The State Administration of TCM led and organized the Fourth National Survey of CMM resources in order to make clear the present situation in China, study and formulate the regionalization and development plan of CMM resources, and serve the conservation and sustainable development of CMM resources. It took ten years to complete and achieved a series of landmark achievements.

Under the overall deployment and leadership from the State Administration of TCM, the governments at all levels in Jiangsu Province and Jiangsu Provincial Bureau of TCM, the CMM survey in Jiangsu Province was completed with aids of technical expert team of the 4th National Survey of CMM Resources led by academician Luqi Huang, as well as the strong supports from the Nanjing University of Chinese Medicine and related disciplines. The CMM survey in Jiangsu Province was supervised by Prof. Jin-Ao Duan and Prof. Qinan Wu from Nanjing University of Chinese Medicine as the project technical leaders. Ten more units participated the survey, including Jiangsu Institute of Botany of Chinese Academy of Sciences, China Pharmaceutical University, Nanjing Agricultural University, Jiangsu Academy of Traditional Chinese Medicine and so on. It took eight years to complete full region-covered field survey (96 counties) of CMM resources in Jiangsu Province under the hard work of more than one hundred of professionals. Based on the clear understanding of the present situation of CMM resources in Jiangsu Province and the team's previous scientific research accumulation, it provides first-hand data for the formulation of conservation strategy of CMM resources and development plan of CMM resource-related industry. It lays a solid foundation for the regionalization study of CMM resources in Jiangsu Province too.

Regionalization is the division of administrative units, ecological environment, resource types, economic forms, industrial categories, etc. according to the needs of social and economic development. It is the integrated representation of multiple elements based on the natural and economic laws of the limited region. The regionalization study emphasizes the unity of ecological, economic and social benefits, and highlights its comprehensive, diversity, effectiveness and sustainability characteristics. The regionalization of CMM resources is based on different organism structures formed in different regions with related ecological environment, ecological diversity formed in specific space-time conditions, and three-dimensional structure set up by interaction between different ecological factors and medical biological resource groups. It is a regionalization research work with the value and resource potential of medicinal resources as the core content.

The research on the regionalization of CMM resources needs to make comprehensive use of the knowledge and the latest research achievements of TCM, natural resources, geography and ecology, agriculture, forestry, animal husbandry and fishery, social economics, multi-information science and other disciplines. The regionalization study should be carried out based on the governments' plans for construction of medicinal materials production base, the country revitalization, and the development of TCM undertakings and industries. It should provide a scientific evidence for the government to formulate the countryside industrial structure adjustment and production planning and layout. It should also provide important support for establishing reasonable layout and industrial development planning of TCM agriculture, TCM industry, and TCM service.

The study of CMM resource regionalization in Jiangsu Province was performed under comprehensive consideration of the natural environment, the basic situation of CMM resources, the present situation of CMM production, and the social economic development level. It interprets the distribution characteristics of natural environment and CMM resources as well as the development direction and industrial layout of CMM production, based on different levels of CMM resource zones divided by regional characteristics. It systematically puts forward the regionalization of CMM resources in Jiangsu Province and the suitable development plan for CMM production. The CMM zonings in Jiangsu Province are divided into two levels, which are named by the three-name method, namely, geographical unit, landform and type of medicinal materials. All include five first-level regions and fourteen second-level regions, including genuine CMM zoning in low hilly area of Ning-Zhen-Yang, "Four Small" CMM zoning in Taihu plain, wild and domesticated CMM zoning in coastal plain and intertidal zone, CMM production zoning in Jiang-huai plain, and CMM production zoning in Xu-huai plain. In addition, the production suitable area analysis and production layout study were carried out with 29 genuine plant CMMs and 2 animal CMMs in Jiangsu Province as the objects. The basic situation, sample collection, growing environment, regionalization analysis, regionalization and production layout of the bulk and characteristic CMM resources in Jiangsu province are systematically expounded. All aforementioned research achievements provide first-hand data for the development and reasonable layout of CMM industries in Jiangsu Province, as well as important supports for local governments and enterprises to develop CMM industries. It is believed that the research achievements on CMM resource regionalization in Jiangsu will be a scientific basis for the sustainable development of CMM resource economy and the adjustment and optimization of characteristic industrial structure in Jiangsu. It will make contributions to the realization of the goal of "healthy Jiangsu" and the cultivation of new competitive advantages and the formation of new growth poles in TCM "big health" industry.

As the first monograph on CMM regionalization in Jiangsu, the CMM

Regionalization in Jiangsu Province is an important part of The China Great Collection of CMM resources. It consists of five chapters including the overview of natural ecology and social economy in Jiangsu Province (Chapter 1), overview of CMM resources in Jiangsu Province (Chapter 2), methodology for CMM resource regionalization in Jiangsu Province (Chapter 3), regionalization system and detailed regional interpretation of CMM resources in Jiangsu Province (Chapter 4), and analysis of suitable areas for the production of bulk and characteristic CMM in Jiangsu Province (Chapter 5). It provides a demonstration of the transformation and application of CMM resource survey achievements for all provinces, cities and autonomous regions in China.

The compilation of the book was supervised by Prof. Jin-Ao Duan and Prof. Qinan Wu. The book was mainly drafted by Jin-Ao Duan, Qinan Wu, Hui Yan, Chengzhong Sun, Xiaobo Zhang, Run-huai Zhao, and Sheng Guo, and completed finally with several revisions. And all map drawings were accomplished by Xiaobo Zhang (National Resource Center for Chinese Materia Medica, China Academy of Chinese Medical Sciences) and Chengzhong Sun (Chinese Academy of Surveying and Mapping), respectively. In this monograph, text description and map are matched well showing quantity, quality index, and spatial distribution characteristics of the CMM survey information. Focusing on the reading effect and application value, it is well-illustrated, informative, and practical.

We truly feel a little trepidation as the monograph goes to press. We learned a lot during the preparation of this first one on provincial TCM resource regionalization in China. We know it is still not perfect and would deeply appreciate any valuable suggestions so that we have chance to improve it in the future.

Jin-Ao Duan and Qinan Wu
Jan. 2021
Nanjing

目　录

第二章 · 江苏省中药资源概况

索引 —

CONTENT

3 · Methodology of Chinese Materia Medica resource regionalization in Jiangsu Province　　161

4 · Regionalization system of Chinese Materia Medica resources in Jiangsu Province

5 · Analysis of suitable areas for the production of bulk and characteristic Chinese Materia Medica in Jiangsu Province　219

Appendix　269

第一章

江苏省自然生态和社会经济概况

第一节·江苏省自然生态环境

江苏省位于长江流域东部,跨长江两岸,与黄海相毗连,又处全国海岸带中部,具有独特的广阔滩涂,是中国长江经济带和沿海经济带交会的中心。江苏省以其独特地形地貌、土壤、气候、水系、植被等组合而成的自然环境条件,既具有良好的资源基础,又提供了造就发达农业的良好条件,形成了农业发展的内在优势,准确理解和认识这一优势,并加以合理利用,是发展中药资源产业的基础条件。

■ 一、气候资源

(一) 气候的基本特征

江苏省分属于中亚热带、北亚热带和暖温带3个气候带,地处亚热带和暖温带的过渡地区,气候要素由南向北呈地带性变化特征(图1-1),因此也形成了中药资源的地带性分布。同时江苏省东临黄海,

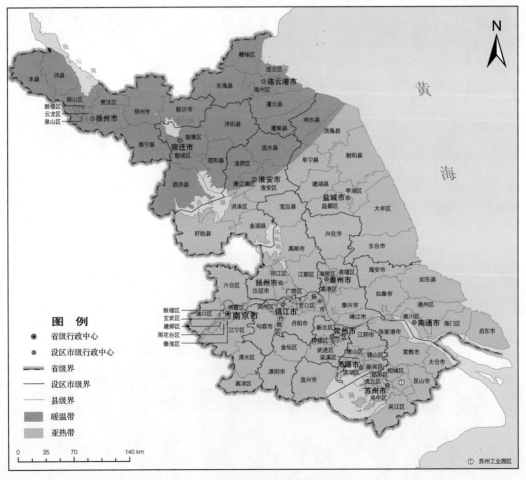

图1-1 江苏省气候类型

全省各地距离黄海均在 350 km 之内,受海洋气候影响,既形成了海陆之间的过渡性,又减缓了南北气候要素增减的幅度。两者交织,加上位于中纬度地区,形成了江苏省独有的气候特征:一是四季分明,寒暑变化显著。二是季风盛行,夏季炎热多雨,冬季寒冷干燥。三是光、温、水等气候资源丰富,且三者匹配同步,形成了中药资源多样性特征,有利于中药资源的生长繁衍和规范化与规模化生产。四是气候要素交织带来各种自然灾害多,如洪水、涝灾、干旱、台风、霜冻、冰雹等时有发生,对中药资源的保护与药材生产带来不利影响。

(二) 气候条件和资源

1. **光能资源** 光能资源包括太阳总辐射和光合有效辐射,以及日照。江苏省全年太阳总辐射量由北向南递减,北部最高在 120 kcal/cm^2 以上,而南部降至 110 kcal/cm^2 以下。徐淮地区高于 114 kcal/cm^2;江淮地区则在 112~116 kcal/cm^2 之间,其中里下河地区中部最高;江南地区最低,除沿江一线偏高外,向南至宜兴,太湖在 110 kcal/cm^2 以下。与此相协调的年光合有效辐射量,其分布与总辐射量一致:徐淮地区为 56~62 kcal/cm^2,江淮地区为 55~59 kcal/cm^2,江南地区为 53~56 kcal/cm^2(图 1-2)。

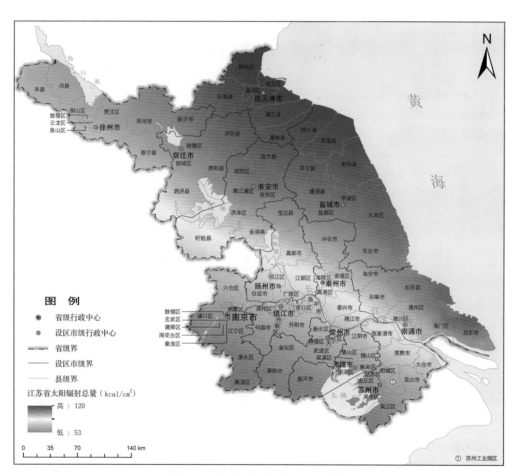

图 1-2 江苏省太阳辐射总量分布

中药资源的地理分布、生长发育状况、产量及品质的优势与日照时间的长短有着密切关系。江苏省各地全年日照时数 2 000~2 600 h,日照百分率 45%~59%,其分布的趋势亦同于太阳辐射量,自北部向太湖地区减少。徐淮地区日照时数 2 300~2 600 h,日照百分率 50%~59%,其中以北部赣榆最多,日照百分率达 59%;江淮地区全年日照时数 2 100~2 400 h,日照百分率 48%~50%,里下河地区为 2 300 h 以上的高值区;江南地区全年日照时数 2 000~2 200 h,日照百分率 45%~48%,以宜兴

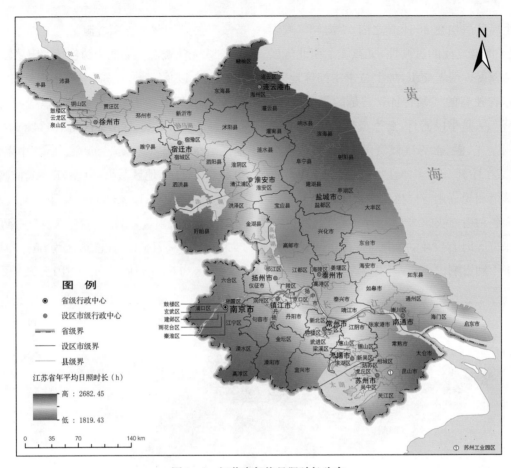

图1-3　江苏省年均日照时长分布

最低,日照百分率45%(图1-3)。

2. 热量资源　热量资源往往是药用植物、动物生长发育的必要条件,特别是喜温的药用植物具有一定的热量要求。江苏省热量充裕,全省各地年平均气温13.2～16.0℃,分布的总体趋势为由东北向西南逐渐升高。北部徐淮地区13.2～14.4℃;江淮地区14.4～15.0℃,其中里下河地区较高,接近15.0℃,而沿海地区略偏低;江南地区15.0～16.0℃(图1-4)。日平均气温稳定在0℃以上的活动积温,徐淮地区为4900～5300℃,江淮地区在5200～5500℃之间,江南地区则达5500～5850℃;稳定通过10℃的活动积温,徐淮地区为4400～4600℃,江淮地区在4600～4800℃之间,江南地区则达4800～5100℃。全省无霜期较长,达207～258天。全省最冷月出现在1月份,月平均气温−1.0～3.3℃;最热月出现多在7月份,滨海、射阳、大丰、启东等沿海地区和兴化出现在8月份,月平均气温

26.5～28.8℃。从热量资源的分布来看,江苏省以适应喜温暖、凉爽的中药资源生长发育的气候环境为主,其热量的丰沛,形成了一年多熟的多种作物种植制度,有利于中药材与粮农作物的间种轮作。

3. 水分资源　水分资源是生物资源不可缺少的。其主要表现在水分的多少和水分的盈亏,即降水量和湿度的大小。江苏省降水量表现出3个方面的特征:一是雨量充沛,地区差异明显。全省各地年降水量为800～1200 mm,总体分布趋势为由东到西、由南向北、由山地到平原逐渐减少。南部宜溧山区最多,超过1150 mm;西北部丰县、沛县一带最少;长江以北平原,以东部沿海较多,在1000 mm左右,向西减少到900 mm以下(图1-5)。二是雨热同步匹配,有利于药用植物生长。全省作物包括药用植物的生长季大多在4～10月之间,这一时期降水量占江苏省全年降水量的80%,各地生长季降水

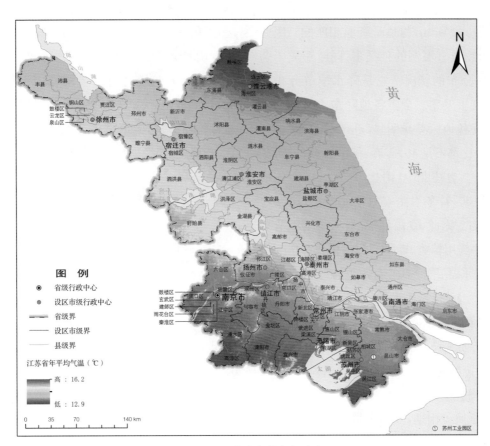

图1-4 江苏省年均气温分布

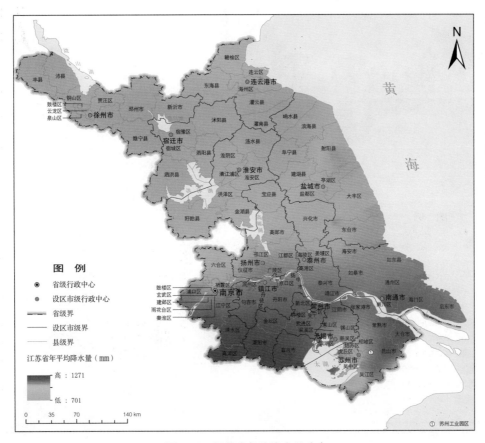

图1-5 江苏省年均降水量分布

绝对量在 700～900 mm，与热量资源相匹配。因此决定了药用植物以喜温润的种类多，同时形成了药用植物广布性分布的状况。三是降水季节分布不均，常有旱涝灾害发生。全省各地降水多集中在夏季，但集中程度各地区差异明显，苏南分布较均匀，夏季（6～8 月）比率不足 40%，春、秋季各占 25%，冬季在 10% 以上。愈往北，夏雨比率愈大，徐淮各地夏季降雨量占 60%，冬季比率愈往北愈小，徐淮地区只占 5% 左右。因此，夏雨易成洪涝，少雨季节易成干旱，对一些药用植物、动物资源的生长产生一定影响，对一些喜水、忌旱种类在旱季的生产产生不利。

水分的盈亏，就全年而言，江苏省自连云港—淮阴一线以北的西北地区降水量小于蒸发量，其他地区大于蒸发量；而生长季节只有丰县、沛县和泗洪地区降水量小于蒸发量。以季节分配而言，全省分 3 个区域：①滨海—淮阴—泗洪一线以北地区，3 月到 6 月中旬几乎全属少雨期，其中干旱期长达 20 天以上，无伏旱。②如东—扬州—六合一线以南地区，春季少雨期不足 50 天，几无干旱期，伏旱期较长。③介于以上两线之间地区，春季少雨期长 70～80 天，无干旱期，伏旱少见。因此在布局和建立药材基地时，须根据相应区域的降水等水土条件，因地制宜，合理规划，发展相适宜的药用生物资源品种。

■ 二、地形地貌

江苏省地形地貌总体以平原为主，兼有丘陵、湿地、滩涂、浅海构成的多种地貌环境。江苏省土地总面积 10.26×10^4 km²，其中平原面积 7.06×10^4 km²（不含水面面积 1.73×10^4 km²），低山丘陵面积 1.47×10^4 km²（含水面）。此外沿海滩涂面积 6533.3 km²，浅海水域 2.44×10^4 km²。不同地形地貌、区位及其类型构成的差异性，是中药资源区域分布的基础（图 1-6）。

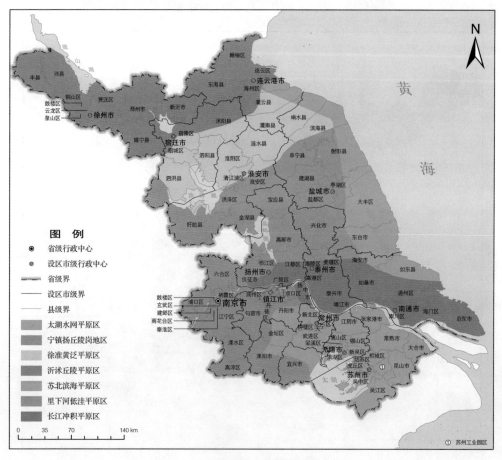

图 1-6 江苏省平原、丘陵岗地区划分布

（一）平原

1. 总体特点

（1）平原辽阔，地势低平。江苏平原（含内陆水面）面积 $8.79×10^4$ km^2。西起西南丘陵岗地边缘向东直抵黄海，北起鲁南山地南延的丘陵岗地边缘向南直达太湖之南，连片的大平原一望无际，孕育着江苏省发达的种植业。省内绝大部分地区的地面高程在海拔 10 m 以下，仅西北部偏高，最高处在丰县之南达 40 m 左右；长江南北分别有碟形洼地，即以太湖为中心的碟形洼地和以里下河为中心的碟形洼地，最低处在海拔 2 m 以下，地面坡度大多在万分之一。江苏省内的平原虽属于暖温带、北亚热带和中亚热带 3 个气候带，但地表却没有明显的地物标志，使其具有中药资源生产适宜性广、广布性品种多的生态环境，也为中药资源的引种栽培、驯化培育，特别是为药用植物资源的种植提供了良好的条件。

（2）平原陆地水系密度高，水域面积大。江苏省的平原分属长江、淮河、沂沭泗水系流域，又都处下游，是上游水资源入海的必经之地，客水流量大，加上江苏省靠海，又处在降水量比较丰富的地区，在以自然河流为骨架的基础上，通过劳动人民长期耕耘，形成了稠密的水系网络。同时江苏省湖泊众多、荡滩密布，不仅有全国五大淡水湖的太湖和洪泽湖，还有 28 个面积 6.7 km^2（1 万亩）以上的湖泊，以及为数众多湖荡。这些湖荡及滩地、湿地与河流一起组成一个完整的水域体系，全省有水域总面积 $2.46×10^4$ km^2，占土地总面积 24.78%，其中里下河地区和太湖地区虽经多年来的围湖造田，水域总面积仍占土地总面积 30% 以上。这一广阔的水域是水生、湿生中药资源的适宜环境，具有发展水生、湿生药用植、动物资源的良好条件，也正是这一水域地区目前集中分布着水生、湿生药用植物、动物资源。

（3）平原农业综合开发利用程度高，药用植、动物资源的种类不断由野生向家种（养）转化。从历史发展看，江苏省平原地区经过长期的开发，土地的垦殖指数不断提高，自然生态环境不断转变为人工种植的生态环境，农用土地资源的利用达到了较高的

程度，农业结构的调整，又促使多种经营的长足发展，而药材生产在多种经营中的份额却较小。

2. 平原的分布

按天然水系的划分，江苏省平原自南向北可分为江南太湖平原、江淮平原和徐淮平原三大部分。

（1）江南太湖平原：由太湖平原和长江三角洲的南翼组成。总体呈现为西北、东北部地势较高爽，海拔 5~8 m；中部稍低为水网平原，海拔 3~5 m；东南部为湖荡和低洼平原，海拔 2~3 m。整个平原以太湖为中心构成碟形洼地，分布有数量众多的湖荡，并散布有部分残丘，以地势低平、水网稠密、湖荡星罗棋布为特征，素有"江南水乡"之称。并以其秀丽的湖光山色，成为知名的旅游胜地。

（2）江淮平原：由长江三角洲平原的北翼、滨海平原和里下河浅洼平原组成。总体地势为通扬运河以南，江都至泰兴、姜堰至如皋有长条状凸起和波状起伏，海拔 5~8 m，向南至长江倾斜，海拔 2~3 m；东部在阜宁—盐城—东台的古沙堤（范公堤）一线由西向东倾斜，海拔 2~5 m，北部以废黄河（海拔 5~7 m）为分水地带；西部抵宁镇扬低山丘陵 10 m 以下地区；形成一个周高中低的长方形低洼地即里下河浅水洼地，有众多的湖荡分布，最低处高程为 1.5 m。总体呈现东部滨海、南部沿江地势平坦、和缓倾斜，中心里下河地区地势低洼、湖泊成群、水域广阔、水网密集的特点。

（3）徐淮平原：由徐淮黄泛平原和滨海海湾平原组成。其中黄泛平原是在淮河下游泗水的低洼平原基础上，经黄河夺淮、黄泛决口，按急沙慢淤规律堆积而成的平缓扇形地和低洼地相间的平原；滨海海湾平原是受来自北部山东低山丘陵洪积、冲积物堆积和东部以黄河泥沙为主的海相物质在海湾内堆积形成的平原。平原南北自然形成了以黄河沙岗一线的分水地带和山岗分水。平原区域的总体地势为自西北丰县南部海拔 45 m，向东南缓降至 3 m；而北部则从东新赣的山前倾斜平原向东南降低为洪积冲积平原、滨海平原，直至最低处海拔 3 m 左右。徐淮平原地势较高，地面较平坦，以砂质土壤为主，适宜

耐旱、耐盐碱药用生物资源及多种农林作物的生长与生产基地建设。

(二) 低山丘陵

1. 总体特点

(1) 面积较小,地形及海拔高度低。江苏省低山丘陵最高处为云台山,海拔 625 m,最低下限与平原相接(自南 10 m 向西北至 30 m),总面积 1.47×10^4 km²(含水面),仅占全省土地总面积的 14.3%。江苏省低山丘陵区海拔>500 m 的面积有 4.2 km²,海拔 200~500 m 的面积有 491.1 km²,海拔 100~200 m 的面积有 875.7 km²;而海拔低于 100 m 的面积有 1.33×10^4 km²,占低山丘陵总面积 90.66%;全省有 60% 以上的地区在 40 m 高程以内(图 1-7)。兼有类似平原的气候大环境,对药用植物等栽培作物的限制因素少。

(2) 地形复杂,地貌类型多样,大多交叉分布。江苏省低山丘陵区可分为低山、丘陵和岗地 3 个地

貌类型,分别占低山丘陵区总面积的 2.52%、20.44% 和 77.04%。从低山、丘陵、岗地到河谷、平原、水库、河沟,形成了交叉重复分布的多种地貌形态,构成特殊的低山地区的自然生态环境,成为多种药用植、动物的生长和栖息之地。

2. 低山丘陵区域分布
江苏低山丘陵区按水系流域大致分为以下区域。

(1) 沂沭泗流域为主体的低山丘陵区:该区地处徐州至连云港北部各县(区、市),系鲁南山地的延伸部分,总面积 3574.6 km²,占全省低山丘陵总面积的 24.36%,其中低山、丘陵、岗地分别占该区低山丘陵面积的 3.95%、27.17% 和 68.88%。从东到西分为 3 列:一列分布在连云港海州、连云和灌云一带,有前云台山、中云台山、后云台山、锦屏山、鹰游山、大伊山、小伊山以及附近海面上的山岛,其中前云台山主峰海拔 625 m,为江苏省最高峰。一列分布在赣榆、东海与山东交界处,东北一西南走向,延伸至

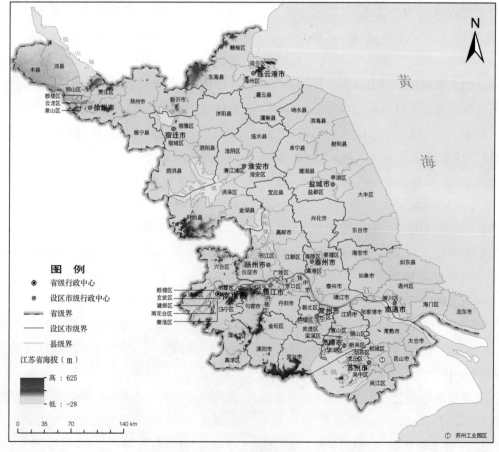

图 1-7 江苏省海拔分布

新沂、宿豫,有大吴山、小吴山、夹谷山、抗日山、羽山、马陵山等,海拔100~300 m。最西一列为沂河以西的铜邳丘陵岗地,包括徐州泉山、鼓楼、云龙、贾汪、铜山、邳州和睢宁等地,共有1381个山头。邳州境内多为东西走向,至铜山多呈东北—西南走向,多以单个山体为主,最高峰大洞山361 m,100 m以下的山头663个,100~200 m的655个。

(2)淮河两岸丘陵岗地区:位于淮河两岸盱眙、金湖和泗洪境内,丘陵岗地总面积2197.9 km²,占全省低山丘陵总面积14.98%,丘陵、岗地分别占该区面积的16.03%和83.97%。淮河以北,地跨盱眙、泗洪,均为岗地,岗洼交错起伏,从西到东排列有西南岗、睢汴岗和安东岗三条岗地,地面高程低,起伏缓和。淮河东南沿河一带为丘陵分布区,是大别山的余脉,丘陵山体成独立隆起,数山相连,呈带状分布。西南部的玄武岩山体,海拔在100 m以上,以老虎山最高,达231 m,整个地形从西南向东北阶梯状倾斜。丘陵向东为岗地,高程从50 m降至20 m,延续至金湖境内淮河入江水道,为高程10 m左右的黄土缓岗地。地面波状起伏平缓。

(3)长江两岸低山丘陵岗地区:北起六合,南抵宜溧,以老山山脉、宁镇山脉、茅山山脉、宜溧界岭山为骨架,低山丘岗地与河谷、盆地相间连续分布,平原之上耸立有孤立小丘。整个区域可分为以下部分。

1)仪六浦丘陵岗地:位于浦口、六合、仪征、邗江等地。丘陵岗地总面积2192.1 km²,其中丘陵、岗地分别占3.69%和96.31%。丘陵以老山为主体,属高丘,横贯于浦口境内,并建有国家级森林公园,最高峰龙洞山442 m。六合有诸多山丘间隔分布于岗地上,以低丘为主,丘陵周围及东至邗江连续分布黄土岗地。老山周围、六合丘陵周围及仪征西部发育为高岗,高程40~60 m,相对高度20~30 m,岗冲分布规则,坡度达6~10°,岗顶及坡土层瘠薄,水土流失较严重。六合北部及仪征高岗向东广泛分布平岗,高程20~40 m,相对高度10~20 m,岗地大多切割成长条形,岗顶宽平,坡较长,冲沟平缓。岗冲切

割密度和起伏小于高岗,土层深厚,塘坝较多。浦口西南、老山东北、六合南部及东部、仪征东南平岗外围为缓岗,高程10~20 m,岗冲起伏和缓,地面微缓倾斜。

2)宁镇及茅山丘陵岗地:北起长江南岸,南至高淳,西从江宁沿江,东抵丹阳、金坛,宁镇山脉和茅山山脉成"山"字形交合成为全区丘陵岗地骨架,面积5016.7 km²,其中丘陵、岗地分别占13.89%和86.11%。丘陵总体高度在100~400 m,丘陵山地特点是山体单薄,山坡坡度在20~35°。宁镇丘陵包括南京、句容、丹徒大部分及丹阳,山体数量较多,山体孤立交叉分布,山岭高度在200~300 m,西段宽高,以高丘为主,东段窄低,以低丘为主;茅山丘陵位于句容、丹徒、金坛、溧阳、溧水、高淳等地境内,呈南北走向分布,山岭高度200~300 m,南北两段较高,中间较低,山坡多为凸型坡。丘陵山体外围广泛分布黄土岗地,山前岗地按微地形依次分高岗、平岗、缓岗。高岗主要分布在宁镇山脉、茅山山脉北部和牛首山南部,起伏明显,高程40~60 m,相对高度20~30 m,岗冲形态区别明显,坡坡度大,土层贫瘠,侵蚀切割较强烈;平岗主要分布在宁镇山脉东南、茅山南麓及秦淮河、溧水以南,高程20~40 m,相对高度10~20 m,岗地切割成长条状,岗顶宽平,冲沟平缓,岗冲起伏和切割密度小于高岗,土层深厚;缓岗主要分布在宁镇山脉东部、茅山东麓外围、秦淮河谷地周围、板桥附近及石臼湖、固城湖之间,高程10~20 m,相对高度5~15 m,岗冲起伏和缓,岗塝和缓倾斜直至河谷平原,谷地开阔,流水侵蚀切割微弱,适宜于发展喜水药用生物资源。

3)宜溧低山丘陵岗地:位于宜兴、溧阳南部,低山丘陵岗地面积1167.7 km²,其中低山、丘陵、岗地分别占19.54%、44.18%和36.28%。低山分布于宜兴、溧阳与安徽交界的界岭山脉和铜官山,最高峰黄塔顶611.5 m,为江苏省第二高峰。丘陵分布于低山北部,山岭高度200~500 m;宜兴湖、张渚一带有高度100 m左右的石灰岩低丘陵,山坡崎岖不平,溶岩地貌发育;西部溧阳有较大面积的火成岩低丘陵,

高度 80～100 m。山丘周围和谷地间分布有岗地,大部分为缓岗。

此外,长江以南的太湖平原分布有岛状孤丘和少量的岗地,较集中的在太湖东部苏州和无锡北部,以苏州面积较大,达 199.7 km²。这里是太湖旅游度假胜地所在,林木植被覆盖较好宜结合绿荫生态区建设规划布局木本类药用植物资源品种。

(三) 沿海滩涂、浅海

1. 总体特点 北起绣针河口,南止长江北口,沿海岸线 953.9 km。老海堤以外广阔的狭长地带为沿海滩涂区,以及与此相接的广阔浅海水域。滩涂总面积 6533.3 km²,浅海水域 2.44×10⁴ km²。其特点如下。

(1) 受海洋海水多种动力作用,呈现天然的自然沿海海洋生态环境,并处在不断的变化过程中,人为影响较小。海岸类型可分为沙质、基岩、粉沙淤泥质三类。其中粉沙淤泥质海岸占全省海岸线 90% 以上,其中有 60% 的粉沙淤泥质海岸仍在淤涨阶段,据观测,年淤长面积可达 13.3 km² 以上。

(2) 沿海滩涂生长着天然的盐生植被,并随着滩涂高程的增加,高潮滩上部逐步向非盐生植被类型转化。沿海岸大堤有宽度较大的耐盐林带,由滩涂向浅海伸展,广泛分布着海洋生物资源,有品种丰富的贝、藻、虾、蟹、鱼等类群。这里海洋、盐生生物的生态环境较好,是发展江苏水生、耐盐中药资源的独特生态区域。

2. 区域分布

(1) 海岸类型:沙质海岸分布在绣针河口至兴庄河口,基岩海岸分布在连云港西墅至大板,其余均为粉沙淤泥质海岸。按动态类型可分为基本稳定、侵蚀与堆积 3 类:

1) 稳定的淤泥质海岸:一是兴庄河口至西墅岸段,潮间浅滩宽 2.5～3 km。二是启东嵩枝港至长江口岸段,潮间浅滩宽 3.5～5.5 km。

2) 侵蚀海岸:一是大板至射阳河口,滩面较窄,一般宽 0.5～1 km。二是海门东灶港至嵩枝港,浅滩宽约 5 km。

3) 堆积海岸:一是射阳河口至东灶港,滩阔坡缓,滩面宽 10～13 km。二是东部浅海水域中,南起长江口,北至射阳河口,有南北长 200 km,东西宽约 90 km 的辐射状沙脊群,沙洲总数有 70 多个。

(2) 滩涂组成:沿海滩涂的土地资源总面积 6533.3 km²,主要由潮上带、潮间带和辐射沙洲 3 个部分组成。其中潮上带土地总面积 2596.7 km²,约占滩涂总面积 40%,已围潮上带 2513.6 km²,占潮上带土地面积 89.17%,已开发利用面积 1875.6 km²,未开发利用面积和未围潮上带面积合计 721.1 km²,仍处在自然植被生长的状态。潮间带在高潮、涨潮淹没,低潮、落潮基本露滩,面积 2655.5 km²,约占滩涂总面积的 41%。这里主要生长着适应涨落潮环境的海洋生物。辐射沙洲涨潮时基本淹没,落潮时部分露滩,面积约 1266.7 km²,约占滩涂总面积的 19.0%。

■ 三、土壤资源

江苏省既有地带性土壤,也有非地带性土壤,两者在一定程度上呈交错分布。地带性土壤比较明显地反映在耕作较少的低山丘陵区,而在耕作历史悠久的平原地区,则是在原有地带性土壤成土母质基础上发育而成的耕作土壤;非地带性土壤是在某些区域性或地域性因素的作用下发育而成的土壤类型 (图 1-8)。

(一) 地带性土壤

江苏省地带性土壤主要有棕壤、黄棕壤、红黄壤,它们的形成与生物气候带相适应。棕壤是暖温带落叶阔叶林下发育的土壤类型,有包浆土、酥石岭砂土、淋溶褐土等。

1. 包浆土 大多分布在东海、赣榆、新沂一带丘陵岗地地区。土层厚度 1 m 左右,上沙下黏,土体富含水分时易成"包浆"滞水状态。表土有机质含量低,一般小于 1 g/kg,全氮 0.02～0.04 g/kg,全磷 0.02～0.04 g/kg,全钾 1.1～1.3 g/kg,呈微酸性,土壤肥力较低。

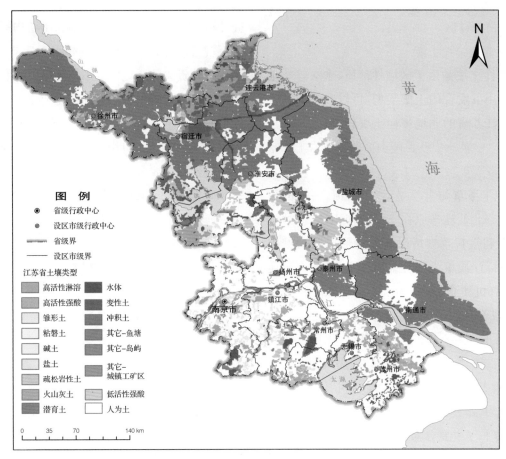

图 1-8 江苏省土壤类型分布

2. 酥石岭砂土 分布于赣榆、东海一带山坡地。土层较薄,一般不足 0.5 m,表土只有 10～12 cm,有机质含量达 2 g/kg,呈酸性,砂土或砂壤土。由于植被遭破坏,水土流失严重,适宜于赤松、栎类等针阔混交林生长。

3. 淋溶褐土 为棕壤的一个亚类,是暖温带半旱生落叶阔叶林下发育的土壤。主要分布于沂沭河以西和以南的徐州、宿迁两地的西部。土层较厚,黏性,土体下层含有铁锰结核和胶膜,呈微酸性至中性,表土有机质 1 g/kg,全氮 0.06 g/kg,全磷 0.05 g/kg。值得指出的是云台山的地带性土壤呈微酸性,受海洋气候的影响,在棕壤类土壤分布的基础上,随地形的变化有黄棕壤呈岛状出现,局部适宜于亚热带林木的生长。

4. 黄棕壤 是北亚热带季风气候和落叶阔叶-常绿阔叶混交林植被作用下形成和发育的地带性土壤,属于棕壤和黄壤的过渡类型。主要分布在仪征、

六合、浦口、盱眙和宁镇茅山丘陵山区。有黄砂质石土、黄刚土等。黄砂质石土主要分布在盱眙丘陵山区,土层一般不足 0.5 m,表土约 10 cm,轻壤,有机质含量差异大,1～2 g/kg,呈酸性,适宜马尾松、黑松、侧柏等生长。

5. 黄刚土 属典型的黄棕壤类型,成片分布于仪征、六合、浦口和宁镇茅山丘陵山区。土层深厚,壤质,有机质含量 1 g/kg,酸性较重,pH 5.5～6.0。适宜于木本药用植物生产基地建设区划。

6. 红黄壤 是亚热带常绿阔叶林和落叶阔-常绿阔叶混交林下发展形成的土壤。主要分布在江苏省南端的宜溧山区与东、西洞庭山以南地区。有黄红砂土和红黄土等。黄红砂土属黄壤类型,分布于宜溧山区和东、西洞庭山丘陵岗地。土层较薄,多在 0.5 m 左右,呈酸性到强酸性。黄红土则土质较黏,呈强酸性,表土有机质 1 g/kg,全磷 0.05 g/kg 左右。这两种土壤区目前是江苏省亚热带药用材林和

药食两用经济果林区。

(二) 非地带性土壤

非地带性土壤是由于区域性地质、水文等非地带性因素作用下发育的土壤类型,可以在不同的气候中存在。江苏省的非地带性土壤较多,主要有草甸土、沼泽土、盐渍土以及丘陵山区的石灰岩土和暗色土等。

1. 冲积平原草甸土 是沿江、沿河、沿湖的长江三角洲和苏北低洼平原在水动力作用下、泥沙堆积的基础上和生长草被情况下发育形成的土壤类型。大部分以沙质壤土或轻黏质壤土为主,腐殖质比较丰富,有机质含量高,为 0.5～1.5 g/kg,富含钙、镁、磷、钾等养分,土壤肥力较高。

2. 沼泽土 主要分布在地势低洼,水网密集的里下河湖群荡滩、太湖平原湖群荡滩、固城湖及石白湖湖群荡滩及滨湖低地。富含有机质,为 2～3 g/kg,全氮 0.15～0.20 g/kg,土壤肥力高。

3. 盐渍土 主要分布在江苏省平原的沿海地区,由于成陆较晚,从滩地向内盐渍化程度从高到低分布,即重盐土、中盐土、轻盐土、盐渍化土,土壤以壤质为主,含盐分较高,其分布规律与距海岸线远近相关,距海越近盐分越重。已开垦的盐渍土,其含盐量在 0.1%～0.3%;在已脱盐的地区,如耕作粗放,排水不畅,易形成花碱土。因此,该区域适宜于茄科枸杞属、藜科猪毛菜属、蒺藜科白刺属、菊科菊属等耐盐药用植物的生长与发展种植。

4. 石灰岩土 是发育在碱性石灰岩成土母质上分布的土壤。在江苏省北起铜山,南至宁镇丘陵和宜溧山区、洞庭山均有分布。表土层 10～20 cm,壤质为主,呈石灰化反应,pH 7.5～8.5,林地有机质含量 2 g/kg,土体全磷 0.05～0.1 g/kg。地面坡度较大的区域宜生长耐碱喜钙林木,坡度平缓、土层较厚的适宜生长耐盐碱性药用植物资源种类。

5. 暗色土 是玄武岩母质发育的土壤,主要分布于盱眙、六合丘陵山区一带。土层厚度可达 1 m,富含矿质养分,表土有机质可达 3.0 g/kg,全氮 0.07 g/kg,全磷高达 0.15 g/kg。适宜于规划和生产

壳斗科、蔷薇科、五加科等木本药用植物资源种类。

(三) 中药资源与土壤分布的关系

中药资源的适宜性分布与土壤的理化性状密切相关。江苏省野生中药资源在主要土壤类型的分布为:①地带性黄棕壤、红黄壤主要分布有"四小"药材草药类、花果类,如苍术、明党参、夏枯草、玫瑰等。②盐生药材主要分布在盐渍土地区。③沙生药材分布于砂土区。④家种药材主要分布在冲积平原土壤和沼泽土范围,因土质疏松,肥力较高,适宜药材生长。此外,旱生药用植物主要分布在冲积平原的沙质壤土地带,如浙贝母、延胡索、白术、菘蓝、丹参等;湿生药用植物主要分布在沼泽土范围,如泽泻、黑三棱、莳萝、薏苡、活血丹、菖蒲等。

■ 四、水域环境

稠密的水网和广阔的水面构成了江苏省的水域环境。江苏省广阔的平原地处长江、淮河、沂河、泗河流域的下游,是中上游地区主流入海的通道,具有地势低平,河网密布,湖泊众多的特点(图 1-9)。全省有河流 2 900 多条,湖荡 700 多个,其中有大中型湖泊 28 个,水库 1 100 多座,水域总面积高达 2.46×10⁴ km²,占全省土地总面积的 24%。广阔的水面,以其大容量的水资源给农业栽培作物以灌溉之利,也以其水域生态环境孕育了丰富的水生、湿生动植物资源,同时保障了江苏省经济发展和人民生活的需要。

(一) 水域的特点

1. 淡、海水域兼备 江苏省是全国水域面积比例最大的省份,全省有大小河道 2 900 多条,湖泊近 300 个,水库 1 100 多座。长江穿越境内约 418 km,流域面积 1.92×10⁴ km²(不含太湖水系)。太湖流域为全省湖泊密集区,有湖泊 180 多个,江南运河斜贯长江与太湖间,能有效调节水量。海岸位于我国中部、南黄海西岸,大陆岸线北起苏鲁交界的绣针河口,南抵长江口北支苏沪交界点,总长 953.9 km。淡、海水不同的生态环境发育了不同类型的生物资源,使得药用植物、动物等资源更加丰富。

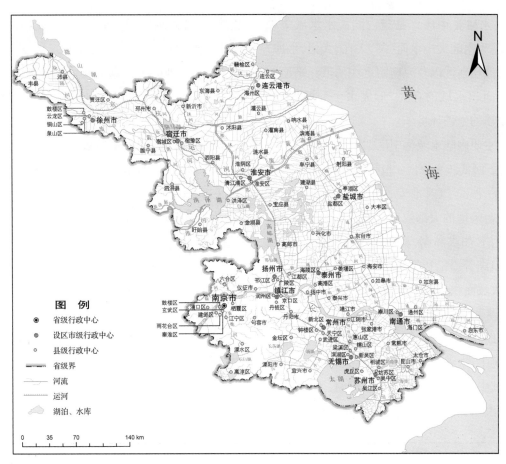

图 1-9 江苏省主要水系分布

2. 既有水域的自然分布，又有河流湖荡的成群分布 江苏省丘陵山区河流密度较小，平原区的河网密度和水面总体均较大。平原地区河渠交叉，河湖相通，流域界线颇难划定，依地势和主要河流的分布状况，全省主要河流湖泊大致可分为沂沭泗水系、淮河下游水系、长江和太湖水系三大流域系统。水土交错为平原发展家种中药资源提供了良好的水源条件。河流湖荡的成群集中分布是江苏省低洼平原的一大特色，其中洪泽湖、里下河低洼平原地区和太湖周围低洼平原地区湖、荡、河流集中程度高，水域面积大，成为江苏省发展水生、湿生中药资源的集中区域，也是水生、湿生中药资源的集中分布区。

3. 水域环境保护需进一步加强 随着现代农业开发的加强，以及工业发展带来的环境污染，使得江苏省水域生态环境污染加重，对水域环境生态造成影响，主要原因有以下三个方面：①围滩、围湖造田，减少了水生、湿生中药资源生长发育的栖息地。②城市、工业发展，"三废"排放量快速增长。③为了农业增产大量使用化肥、农药，使水体污染，造成水生动物、植物资源数量减少。随着国家实施生态文明建设战略，"绿水青山就是金山银山"的理念不断深入人心，在"创新、协调、绿色、开放、共享"新发展理念指引下，江苏省水域环境正在逐步得到改善。

（二）水域的分布

水域环境是发展水生、湿生药用植物、动物的适宜性区域，水域面积集中分布的区域主要有：

1. 沿海滩涂浅海地区 本区是处在高潮时滩地淹没，低潮时露滩的交叉状态。沿海水域与内陆水域不同的特点是受含盐量较高的海水作用，其药用植物、动物均具有适应盐生和海水的生态环境。鉴于沿海受海水的动力作用和倒灌，向内陆水域往往有一过渡带，常常产生返盐现象，因此，这一带的药用植物、动物资源的繁衍生息和规划发展中药材生产的品种也必须具有耐盐的生物学特点。

2. 内陆水域集中区　是指内陆淡水水域集中的地区,表现为内陆大中水面(湖、大江、大河、水库)占据沿边的低洼地区以及河网密度大的低洼平原地区。由于大面积水域的存在,形成水生和湿生(药用)植物、动物的生长环境。

江苏省主要内陆水域集中区如下。

(1) 里下河低洼平原区:包括宝应、高邮、洪泽、兴化、金湖的全部,以及淮安、阜宁、建湖、盐都、江都、姜堰、东台等地的大部或部分地区。这里有众多的大中型湖泊,如洪泽湖、高邮湖、宝应湖、邵伯湖、白马湖、射阳湖等。沿边有较多的湖荡滩湿地和稠密的河网,水域面积占到土地总面积的30%以上。

(2) 太湖低洼平原区:包括太湖流域除低山丘陵和高平田以外的地区。其核心部分为以太湖为中心的吴江、吴中、常熟、锡山、武进、宜兴等地,有多个湖群分布,其中大中型湖泊有太湖、滆湖、洮湖、阳澄湖、昆承湖、澄湖、淀山湖等。区内河网密布,河湖荡

相连,一片水乡泽园风光。苏州、无锡、常州的水域面积占土地总面积的31%以上。

(3) 其他大中型湖泊及沿湖低洼平原区:包括石臼湖和固城湖周边低洼地区、骆马湖周边低洼地区、微山湖周边低洼地区等。具有水面广阔、河网密布、滩涂与湿地交织的特点。

(4) 沿长江两岸低洼平原区:包括整个长江两岸,在不同岸段具有大小不一的江滩湿地,与长江的宽阔水面一同构成适宜水生、湿生动植物生长的生态环境。

■ 五、植物资源

江苏省的自然植被和多种类型的人工栽培植被交错分布(图 1-10),现存的山地自然植被面积较小,大多已演变为次生植被,但其基本组成类型及地理分布的自然地带性规律依然可辨。分布在平原地

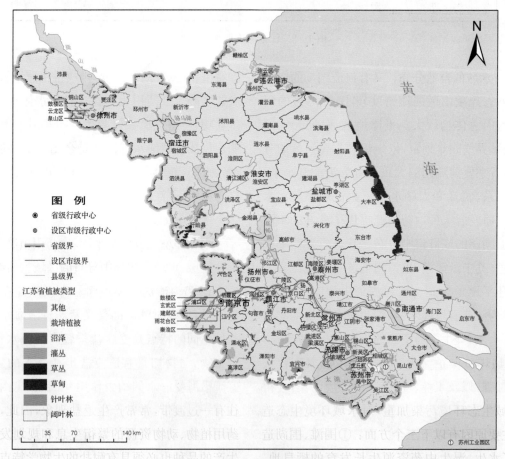

图 1-10　江苏省植被类型分布

区的栽培植被约占土地总面积的65%，类型丰富多样，其中农作物约占62%，经济林及果园约占3%，其种类组成及组合分布同样遵循一定的地带性规律。

（一）自然植被

江苏省南北向跨越纬度4°以上，气温、雨量自北向南明显递增，为植被分布的纬度地带性相当鲜明。植被的种类组成和类型分布由简单到复杂，地带性植被类型的外貌由落叶阔叶林演化至落叶阔叶-常绿阔叶混交林，最南部则为常绿阔叶林。由于江苏省南北跨越3个亚气候带，其对应的植被类型具有明显的过渡特征。作为过渡性类型的落叶阔叶-常绿阔叶混交林，在江苏省的分布范围尤其广泛。

在淮河—苏北灌溉总渠一线以北的暖温带地区，典型的地带性植被类型为落叶阔叶林，与地带性自然土壤类型棕壤相对应。从苏北灌溉总渠向南，直到自固城湖向东经太湖北缘至上海一线为北亚热带地区，典型的地带性植被类型为落叶阔叶-常绿阔叶混交林，与地带性自然土壤黄棕壤相对应。该区以南则为中亚热带地区，典型的地带性植被类型为在红黄壤上发育的常绿阔叶类型。

1. 江苏省自然植被基本类型

（1）针叶林：分布于暖温带地区的针叶林主要有侧柏林和赤松林；分布于亚热带地区的针叶林主要有马尾松林和杉木林。在北部地区的针叶林中不包含或少含有常绿阔叶树种，而在南部地区的针叶林中则包含较多常绿阔叶树种。

（2）落叶阔叶林：分布在暖温带地区和北亚热带地区，主要群落类型由栓皮栎、麻栎和白栎构成，还有以黄檀、化香树及槐为主的次生林，在石灰岩丘陵地区形成以朴树、榆树等榆科树种为主的杂木林。位于江苏省东北部的云台山地区因受海洋性气候的影响，林中往往含有较多的亚热带落叶树种，如盐肤木、黄檀等。此外，在苏北平原和丘陵地区还广泛分布有银杏、山楂、玫瑰、桑等人工林。

（3）落叶阔叶-常绿阔叶混交林：在江苏省北部地区以落叶栎类为主，混有少量常绿树种。在南部的中亚热带地区，一部分是因原生的常绿阔叶林被

破坏后演替而形成的次生林，主要群落类型由白栎、苦槠及青冈等壳斗科树种构成；此外，在石灰岩低山丘陵地区往往形成包含铜钱树、女贞、青冈栎以及榆科树种等常绿树种的混交林。

（4）常绿阔叶林：分布在江苏省南部的中亚热带地区。群落主要由青冈栎、苦槠、石栎以及岩青冈、青栲、小红栲等壳斗科树种构成。在太湖东岸的丘陵地带局部还出现了包含马尾松的木荷林。

（5）竹林：分布在江苏省的亚热带地区。主要建群种有毛竹、刚竹、淡竹、粉绿竹、桂竹、箬竹、水竹及篌竹等，其他地区也有零星分布。

（6）灌丛：在全省低山丘陵地区均有分布，通常为在森林严重破坏后出现的次生植被类型。在酸性基岩山地灌丛中，往往含有牡荆、珍珠绣球。在石灰岩为基岩的山地灌丛则常含有圆叶鼠李和一叶荻等药用植物群落。

（7）草丛：在全省各地丘陵山地有广泛分布。以黄背草为主体，其次还有桔草、刺野古草等组成的群落。在石灰岩为基岩的山地则常见由狗尾草为主、白尾草为次而组成的草丛群落，此外还有以白茅为主要组成的群落。

（8）沙生植被：分布在海滨沙滩的药用植物群落多以单叶蔓荆及筛草为主体，面积小；广泛分布在黄河故道地区的优势群落多由白茅、马唐、节节草组成。

（9）滨海盐生植被：全省沿海地区均有广泛分布，以盐蒿、碱蒿、大穗结缕草及獐茅草为建群种，分别组成单种优势群落。

（10）沼泽植被：主要分布在江、湖沿岸的低洼湿地，形成以芦苇、菰、香蒲等为主体的药用植物群落。

（11）水生植被：主要生长分布于湖泊及大小沟浜与池塘里。分布面积较大的为以竹叶眼子菜为主体的群落，常见的有荇菜、菰、莲、芡等为主体的药用植物群落。

2. 以自然植被为主的地带性植被 植被类型是多种自然因素综合影响的结果，在以气候为主的地带性因素，以及地形、水文等非地带性因素作用

下,江苏省自然植被可分为南北水平地带性植被、山体垂直地带性植被、东西海陆地带性植被和水域的自然植被。

（1）南北过渡的水平地带性植被

1）暖温带的落叶阔叶林和半旱生落叶阔叶林植被:主要分布在淮河、苏北灌溉总渠以北地区。大致以京杭大运河为界,以东属暖温带湿润气候条件下的落叶阔叶林,典型的以桦林占优势。主要树种有栓皮栎、麻栎、白栎等,也有南方亚热带树种,如枫香树、刺槐、山槐、盐肤木、黄檀、黄连木、茅粟、五角枫等,并有大面积的人工赤松林、侧柏林。灌木层中常见的药用植物有野蔷薇、牡荆、野山楂和小叶女贞等,藤本药用植物有木通、菝葜、木防己、海金沙、爬山虎、络石藤等,侧柏林下有远志、马兜铃等药用植物;京杭大运河以西属暖温带半湿润气候条件下落叶阔叶林。平原上多见栽培的刺槐、山槐、苦楝、臭椿、桑、榆树等,果树有桃、杏、柿、枣、葡萄等,还有枸杞、白蜡树、杞柳及白茅、蒺藜、苍耳、藜、蒲公英等药用植物。

2）北亚热带落叶阔叶与常绿阔叶混交林植被:在宜溧山区山麓至淮河,苏北灌溉总渠一线为北亚热带湿润气候条件下的植被类型,主要是落叶阔叶林,常绿阔叶林零星或小面积分散分布在小气候比较温暖的地方。其中在通扬运河以北,仅有少数人工栽培的常绿阔叶林树种,如石楠、女贞等;在通扬运河以南,自北向南常绿阔叶林树种则明显增加,并能自然繁殖和演替。长江以北仪征、六合、浦口、盱眙一带低山丘陵有残生的落叶阔叶次生林,主要由多种栎类树种组成,其他落叶阔叶树种有黄檀、黄连木、山合欢、枫香、苦木、八角枫、苦槠、野山楂等。常绿阔叶林树仅有小叶女贞、胡颓子、竹叶椒等,草本药用植物有野菊、委陵菜、土牛膝、马兰等;长江以南的宁镇山脉和茅山山脉的植被,以落叶栎林类为主,其他种属与江北低山丘陵相同,药用植物有枸骨、南天竹等。

3）中亚热带常绿阔叶林植被:主要包括宜溧山区及东沿至太湖洞庭山以南。由于气候温暖湿润和地形复杂,有利于各种常绿阔叶植物正常生长和植被保存。宜溧山区除分布有北亚热带落叶阔叶和常绿阔叶林混交树种外,还有岩青刚、青栲等栲类组成的植物群落,其覆盖率达80%,药用植物有冬青、海桐、猕猴桃、山木通、乌药、清风藤等,远志、仙茅、绞股蓝等草本植物主要分布在该区宜兴市。人工栽培的毛竹、杉木林是本区特色,此外茶树、油茶、板栗、油桐、柑橘等栽培历史悠久,成为本区主要的林特产品。

（2）过渡性的滨海盐生植被:沿海滩涂受海水长期浸渍形成南北向的盐生植被类型。主要有盐蒿、大穗结缕草、獐茅草、中华补血草、二色补血草、滨鸦葱、盐角草等;在积水洼地有大片的芦苇、香蒲分布;处于中盐土、轻盐土阶段的土壤,盐生植被逐步演体为菊科、禾本科、蔷薇科等植物群落。

（3）沿江、沿湖等抵御性湿生和水生植被:江苏省水域面积广,集中有众多大中型湖泊的太湖、洪泽湖和里下河地区,水面湿地孕育有湿生和水生植被。主要有莲、芡实、菰、芦苇、水烛香蒲、慈姑、荸荠、菱、凤眼莲、水芹等,其中大部分水生、湿生植物的花、果、种子、根及根茎等是常用的药材。

（二）栽培植被

1. 栽培植被情况　药用植物的生长是与区域植被紧密联系在一起的。江苏省农业开发历史悠久,自然植被大量被开发利用,仅在小面积低山丘陵中存在天然植被,且以次生植被居多,呈现林相混杂、优势种不明显、层次结构不清楚的特点;而在绝大部分地区,栽培植被类型广泛分布。旱地农作物植被主要有以小麦、玉米、甘薯、大豆、棉花为主体的多种套作、间作类型,分布于淮北、沿海、沿江高沙土地区以及丘陵地带;以水稻为主体的农作物植被包括水稻-小麦、水稻-油菜、水稻-棉花等轮作类型,主要分布于太湖平原、里下河平原以及水利条件较好的其他地区。随着农业生产结构的调整和耕作制度的变化,各地果木、园艺植被不断扩大,江南丘陵的茶园面积有所增加,桑园在苏中、苏北各地都有较大发展,丰富多样的药食两用经济植物种植则遍及城郊与各地,成为江苏省除粮食以外的特色经济作物。

江苏省共有高等植物2350余种,其中具有重要经济价值的栽培植物 854 种,包括纤维类 69 种、脂肪类 89 种、芳香油类 29 种、淀粉与糖类 61 种、鞣料类 24 种、常用药用类 500 余种、饲料绿肥类 82 种;可利用与具开发前景的野生植物资源 600 余种。

2. **栽培植被类型**　江苏省栽培植被类型总体上可以分为三类,即以旱作为主、水田为主和城郊蔬菜为主的人工栽培植被。目前在大面积的耕地上发展有农田林网,对改善农业生态环境、发展木本药用植物有一定的有利条件。

(1)以旱作为主的栽培植被类型:此类植被旱作熟制结构较多,较易在药材生产的套间作安排,而水田生产以稻麦和油菜熟制为主体。田间边地往往生长有益母草、葛缕子、猫眼草、地锦、蒲公英、委陵菜、堇菜等草本药用植物。旱作区域主要分布在徐淮平原北部,以玉米、甘薯、大豆、花生、小麦、棉花等植物占优势;在沿海、通东及高沙土地区,则以各种常见的药食两用豆类、谷物等作物占优势;而在宁镇扬丘陵地区的山坡岗地,则以茅苍术、夏枯草、延胡索、菘蓝等药用植物栽培为特色。

(2)以水田为主的栽培植被类型:此类植被主要在水田上生长,广泛分布于太湖平原、江淮平原、徐淮平原、里下河平原。其优势作物主要为水稻、小麦、油菜等,其中里下河平原和太湖平原的低洼区有较大面积的水生经济作物。随着农业结构的调整,药用或药食两用水生经济作物品种将会得到重视和快速发展。

(3)城镇周围以蔬菜为主的栽培植被类型:江苏省现有蔬菜、瓜类栽培面积约 9 651.2 km²。其中大部分集中在城镇周围,以时鲜蔬菜、特种健康蔬菜为主,如南京八卦洲已建成芦蒿基地。目前政府和生产者十分重视具有保健功能的高附加值药食两用经济作物的发展。

■ 六、动物资源

江苏省共发现野生动物 604 种,其中兽类 79 种,爬行类 56 种,两栖类 21 种,鸟类 448 种。鸟类主要是野鸡、野鸭,沿海有丹顶鹤、白鹤、天鹅等珍稀飞禽,沿海地区还建有世界上第一个野生麋鹿保护区。水生动物资源十分丰富,东部沿海有吕四、海州湾、长江口、大沙等四大渔场,盛产黄鱼、带鱼、鲳鱼、虾类、蟹类及贝类、藻类等水产。内陆水面有 17 342 km²(2600 万亩)以上,养殖面积 7 603.8 km²(1 140 万亩)。有淡水鱼类 140 余种,是中国河蟹、鳗鱼苗的主要产地。被称为"长江三鲜"的鲥鱼、刀鱼、河豚和"太湖三白"的白鱼、银鱼、白虾,均为水中珍品,也具有较高的滋补药用价值。

■ 七、矿产资源

江苏省地处华北地台和扬子地台两大地质构造单元。全省矿产资源主要表现为"三多三少":矿产种类多,人均储量少;小型矿多,大型矿少;非金属矿多,金属矿少。矿产资源主要分布在苏南和苏北,苏中仅占 2%。有色金属类、建材类、膏盐类、特种非金属类矿产构成江苏省矿产资源的特色和优势。

江苏省大部分金属矿产和非金属矿产资源分布在占总面积不足 10% 的低山丘陵区,在苏中平原及沿海海域还蕴藏有石油、天然气资源。

江苏省矿业历史悠久,矿产种类齐全,总量不大,分布相对集中。现已查明的矿产共有 133 种,各类矿床、矿点 1400 余处,其中有一定资源储量的矿产 65 种,大小矿床 568 处。按其成分可分为能源矿产、金属矿产和非金属及其他矿产三大类,其中能源矿产 155 处,金属矿产 128 处,非金属及其他矿产 285 处。能源矿产主要有煤炭、石油和天然气;非金属矿产有硫、磷、钠盐、水晶、蓝宝石、金刚石等;金属矿产有铜、铅、锌、银、金等。黏土类、建材类、化工原料类、冶金铺料矿产和特种用途矿产是江苏省矿产资源的优势,其中 34 种单矿储量列全国前 10 位。

江苏省已探明的固体矿产排名前 10 位的有煤炭、盐矿、芒硝、石膏、水泥灰岩、铁矿、饰面大理石、溶剂灰岩、制碱灰岩、硫铁矿。此外铌钽矿、方解石、泥灰石等 9 种矿产已探明资源储量居全国第一位。

黏土矿中的凹凸棒石储量占全国总储量的 63% 以上，天然水晶年产量居全国之首。以石膏、芒硝、盐矿等非金属矿种，以及锌、铜、铁等金属矿种，也是重要的矿物药资源。

江苏省的矿产储藏以盱眙-响水断裂带为界分为两大部分：①北部属中朝准地台，其中郯庐断裂带以东为胶辽台隆南缘，东北部的低山丘陵由前震旦变质岩系构成，富含磷灰岩等沉积变质矿床，现已探明的巨型磷矿带储量在 1×10^{11} kg（1 亿吨）以上，特大型金红石矿床亦位于此区；郯庐断裂带以西属鲁西断隆，丘陵山地多为震旦系和寒武系、奥陶系灰岩，石炭系、二叠系煤层分布较广；郯庐断裂带沿线形成的丘陵则由一系列白垩系砂砾岩构成。②盱眙-响水断裂带以南属扬子准地台的下扬子台褶带和苏北断凹。下扬子台褶带位于江苏省西南部，系古生代至中生代三叠纪的坳陷带，岩层经受印支、燕山运动形成构造复杂的褶皱带，并随多期岩浆活动而产生多种金属矿产，如铁、铜、钼、铅、锌、锰等。苏北断凹是白垩纪以来的陆相断陷盆地，地面不断下陷经受后期沉积而成为平原，局部地区具有良好的储油构造和盐矿层地藏。栖霞山已探明拥有华东地区最大的铅锌银多金属矿床和独立金银矿床以及伴生硫铁矿。在中国现代地质学史上，栖霞山是"栖霞灰岩"的命名地、"南象山运动"的创名地，其地质构造与矿床特征倍受国际地质学界关注。

江苏省地质遗迹丰富，根据近年来开展的地质遗迹普查成果，在全省有近百处地质遗迹。这是在地球演化的漫长历史过程中由于内外地质营力作用，形成、发展并保留下来的不可再生的自然遗产，同时也是大自然鬼斧神工塑造并赋予人类的壮美景观。江苏省地质遗迹具有华北与华南两大地质构造板块的过渡性特征，通常可归纳为七大类：地质剖面、古生物景观、地质地貌景观、水体景观、地质灾害遗迹景观、地学人文景观和典型矿产景观。

江苏省具有代表性的各类地质遗迹主要有句容茅山顶宫中志留统地层剖面、南京紫金山地质剖面、溧阳上黄水母山高级灵长类与古哺乳动物化石、南京汤山猿人遗址、宜兴牛犊山恐龙蛋化石、郯庐断裂带、南京桂子山石柱林火山地质景观、无锡鼋头渚波痕地质景观、连云港变质岩地质地貌景观、新沂马陵山丹霞地貌景观、东海大陆科学钻探、宜兴善卷洞、栖霞山铅锌银矿、浦口珍珠泉、太湖、东西连岛、秦山岛"神路"、镇江云台山滑坡地质灾害遗迹、苏州天平山-灵岩山花岗岩地质地貌景观以及沿海的地质地貌景观、沙堤等。近年来，江苏省加强了对地质遗迹的保护工作，先后建立了太湖西山国家地质公园、南京六合国家地质公园、盱眙象山国家矿山公园及其他一批省级地质公园和保护区。

第二节·江苏省社会经济发展现状

改革开放以来，江苏省坚持走规模与质量齐头并进的发展之路，形成了完善的工业体系，积累了较为充裕的物质资本、科技基础和管理经验。与全国平均水平相比，江苏省具有"高起点开局"的优势，发展水平、产业基础和创新能力居全国前列。因此，推动高质量发展，走在全国前列，是江苏省的能力所及，也是江苏省的责任所在。

一、社会经济发展

（一）人均 GDP 已跨越高收入门槛

2017 年江苏省实现人均地区生产总值 107 189

元,按汇率折算约为 15 876 美元,高于全球平均水平,约为发达经济体平均水平的 35%。与全国相比,江苏省人均 GDP 具有水平高、增速快的特点。20 世纪 90 年代初,江苏省人均 GDP 为全国人均的 1.27 倍,2017 年已达全国人均的 1.8 倍,其中苏南地区按汇率折算已超 2.2 万美元,约为全国人均的 2.5 倍。

与世界主要经济体相比较而言,江苏省目前还处在不断赶超的进程之中。20 世纪 90 年代,江苏省人均 GDP 还不到全球平均水平的 1/10,约为发展中经济体平均水平的 1/3;到 21 世纪开端,江苏省已经实现了对发展中经济体的赶超,人均 GDP 约为全球平均水平的 1/4;2012 年,江苏省人均 GDP 首次超过全球平均水平。站在当前的起点上,江苏省下一阶段的主要目标应是达到发达经济体人均 GDP 平均水平的 1/2,不断向韩国、西班牙、意大利等二线发达国家看齐。

(二) 产业发展步入后工业化阶段

改革开放至今,江苏省经历了完整的工业化进程,产业结构变迁的轨迹清晰地勾勒出江苏省经济发展的轮廓:产能强大、门类齐全的工业体系积累物质资本,推动道路、仓储、信息网络等基础设施建设,并进一步推动服务经济全面发展。改革开放之初,江苏省产业结构尚为"二一三"结构,农业增加值占 GDP 比重超过 1/3,工业经济发展水平较低;1990 年前后,第三产业经济规模已超越了第一产业,形成"二三一"结构;到 2015 年,产业格局进一步转变为"三二一"结构,第一产业占比降至 5% 左右,第三产业占比增至 48.6%;2016 年,第三产业占比首次超过 50%,江苏省跨进服务经济主导的后工业化阶段。

除"三产"结构外,江苏省产业内部更替也在持续进行中。2017 年江苏省高新技术产业产值占全省规模以上工业比重达 42.7%,比 2010 年提高了 9.7 个百分点;信息传输、软件和信息技术服务业增加值占 GDP 比重达 3.3%,比 2010 年增加了 1 倍有余。

在全国范围内对比,除北京、上海、天津 3 个直辖市外,只有江苏、广东和浙江 3 个省份步入后工业化阶段,发展程度居全国前列。

(三) 科技活动和企业创新较为活跃

产业发展的过程也是科技投入持续增长的过程。2017 年,江苏省科技机构达 2.54 万个,比 2011 年(规模以上工业企业科技统计开始实施)增长了 1.8 倍;科技活动人员达 122 万人,比 2011 年增长了 49.5%;全省研发经费支出占 GDP 比重达 2.7%,比 2011 年提高了 0.5 个百分点。2016 年规模以上工业企业中有研发活动的企业为 1.9 万家,占比达 40.1%,分别比 2011 年提高了 264.4% 和 28 个百分点;企业专利申请数为 13.1 万件,其中发明专利申请数为 4.9 万件,分别比 2011 年提高了 77.6% 和 119.7%;企业拥有有效发明专利数为 11.8 万件,约为 2011 年的 4 倍。

国内横向对比显示,江苏省区域创新能力综合排名连续多年位居全国榜首。其中研发经费投入连续多年保持全国前列,超过全国研发投入总额的八分之一。此外,江苏省每千人就业中研发人员折合全时当量为 11.77 人/年,强度超全国的 2 倍。2014 年,苏南自主创新示范区成为第 5 个国家自主创新示范区,是中国首个以城市群为基本单元的国家自主创新示范区。

(四) 国际贸易总量结构持续优化

对外贸易顺差是国际贸易竞争力的重要体现。江苏省作为沿海外贸大省,出口需求是经济增长的重要动力之一。2017 年江苏省实现出口额达 2.46 万亿元,占全国出口额的比重为 16.0%,仅次于广东(4.22 万亿元,27.4%)。此外,江苏省贸易顺差额为 9192.3 亿元,居全国第三,低于广东(1.62 万亿元)和浙江(1.33 万亿元)。

对外贸易结构能够反映全球价值链分工所处的位置。改革开放早期,我国主要通过附加值较低的加工贸易参与全球经济,加工贸易进出口额占总货物贸易比重在 2000 年高达 48.5%;随着产业竞争力的提高,产业链更长的一般贸易快速发展,一般贸易占比自 2006 年开始逐步提升。与全国发展步调相符,江苏省的贸易方式近年来持续改善,2017 年一般贸易进出口额占总货物贸易比重为 48.1%,比 2006 年累计提高了 19.4 个百分点;国际贸易产品结构也不断优化,2017 年机电产品出口占全省出口总额比重为 65.8%,占全国机电产品出口比重为 18.1%;高新技术产品出口占全省出口总额比重达 37.9%,占全国高新技术产品出口比重为 20.7%。

(五) 成本结构改善促企业利润提升

市场经济推动优质企业在竞争中发展,从而产业集聚程度和市场组织结构不断优化。集聚带来的规模优势对企业成本结构具有正面影响,内部管理改善和透明市场有助于各项费用下降,共同推动企业盈利能力提升。

以江苏省规模以上工业企业为例,2000 年至今规模以上工业企业主营业务毛利润率(毛利润占主营业务收入的比重)随宏观市场变化在 11.4%～14.6% 的区间小幅波动,但反映盈利能力的息税前利润率指标始终保持稳中向好,从 2000 年的 5.4% 提高到 2017 年的 7.6%。从成本结构看,2000 年企业主营业务毛利润率为 14.4%,但销售和管理费用高企,占主营业务收入的比重高达 8.6%,扣除费用后企业息税前利润率仅为 5.4%(含营业外收支),相对较低。随着销售和管理费用占比得到控制,企业利润水平也相应回升。具备合理的盈利能力是企业健康发展的前提,也是预防系统性风险的重要内容。近年来,江苏省规模以上工业企业息税前利润率始终保持在 7% 以上,即使在金融危机冲击最为严重的 2009 年也实现了 6.6% 的利润率,说明企业已具备较强的盈利能力和抗风险能力。

■ 二、县级行政区划

江苏省总面积 10.72×10⁴ km²,辖 13 个地级市。截止到 2020 年 3 月,全省辖 55 个市辖区、22 个县级市、19 个县,合计 96 个县级区划(图 1-11)。

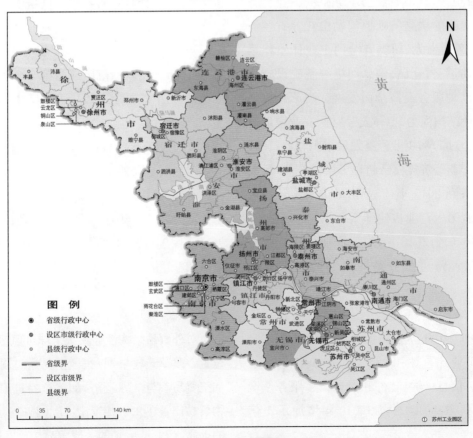

图 1-11 江苏省行政区划

江苏省行政区划,即江苏省所管辖范围,包括1个副省级城市(省会城市),12个地级市,22个县级市,55个市辖区,503个街道、718个镇、39个乡、1个民族乡,7321个居委会、14203个村委会(表1-1)。

表1-1 江苏省行政区划详情

地级市	行政代码	所辖县(区、市)
南京市(11区)	3201	玄武区、秦淮区、建邺区、鼓楼区、浦口区、栖霞区 雨花台区、江宁区、六合区、溧水区、高淳区
无锡市(5区2市)	3202	锡山区、惠山区、滨湖区、梁溪区、新吴区 江阴市、宜兴市
徐州市(5区3县2市)	3203	鼓楼区、云龙区、贾汪区、泉山区、铜山区 丰县、沛县、睢宁县 新沂市、邳州市
常州市(5区1市)	3204	天宁区、钟楼区、新北区、武进区、金坛区 溧阳市
苏州市(5区4市)	3205	虎丘区、吴中区、相城区、姑苏区、吴江区 常熟市、张家港市、昆山市*、太仓市
南通市(3区1县3市)	3206	崇川区、通州区、海门区 如东县 启东市、如皋市、海安市
连云港市(3区3县)	3207	连云区、海州区、赣榆区 东海县、灌云县、灌南县
淮安市(4区3县)	3208	淮安区、淮阴区、清江浦区、洪泽区 涟水县、盱眙县、金湖县
盐城市(3区5县1市)	3209	亭湖区、盐都区、大丰区 响水县、滨海县、阜宁县、射阳县、建湖县 东台市
扬州市(3区1县2市)	3210	广陵区、邗江区、江都区 宝应县 仪征市、高邮市
镇江市(3区3市)	3211	京口区、润州区、丹徒区 丹阳市、扬中市、句容市
泰州市(3区3市)	3212	海陵区、高港区、姜堰区* 兴化市、靖江市、泰兴市
宿迁市(2区3县)	3213	宿城区、宿豫区 沭阳县*、泗阳县、泗洪县

注:"*"为省直管试点县(市)。

三、县域人口概况

（一）人口

2019 年末，江苏省常住人口 8 070.0 万人，比上年末增加 19.3 万人，增长 0.2%。在常住人口中，男性人口 4 060.5 万人，女性人口 4 009.5 万人；0～14 岁人口 1 124.6 万人，15～64 岁人口 5 759.9 万人，65 岁及以上人口 1 185.5 万人。全年人口出生率 9.12‰，比上年下降 0.2‰；人口死亡率 7.04‰，比上年上升 0.01‰；人口自然增长率 2.08‰，比上年下降 0.21‰。江苏省 96 个县级行政区划人口数量及排名见图 1 - 12 及表 1 - 2。

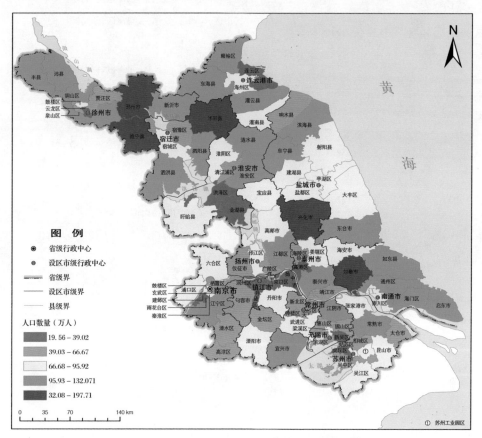

图 1 - 12　江苏省县级行政区划人口数量分布

表 1 - 2　江苏省 96 个县级行政区划人口数量排名(2019 年)

排名	县（市、区）	人口数量（万人）	排名	县（市、区）	人口数量（万人）
1	沭阳县	197.71	11	滨海县	122.52
2	邳州市	193.76	12	丰县	120.97
3	兴化市	156.55	13	赣榆区	119.58
4	睢宁县	144.00	14	泰兴市	118.56
5	如皋市	142.55	15	淮安区	115.42
6	铜山区	132.07	16	涟水县	113.61
7	通州区	126.06	17	新沂市	112.93
8	江阴市	125.49	18	阜宁县	112.72
9	沛县	124.11	19	启东市	111.59
10	东海县	123.91	20	东台市	110.56

（续表）

排名	县（市、区）	人口数量（万人）	排名	县（市、区）	人口数量（万人）
21	泗洪县	109.90	59	靖江市	66.17
22	宜兴市	108.33	60	宿豫区	66.16
23	江宁区	107.90	61	响水县	62.40
24	泗阳县	107.06	62	鼓楼区	61.52
25	常熟市	106.91	63	句容市	58.95
26	江都区	105.21	64	新北区	58.44
27	灌云县	104.10	65	泉山区	56.52
28	如东县	102.79	66	清江浦区	56.47
29	海门市	99.82	67	仪征市	56.30
30	武进区	95.92	68	金坛区	55.00
31	射阳县	95.61	69	贾汪区	52.12
32	宿城区	95.09	70	滨湖区	51.21
33	海安市	93.25	71	广陵区	49.44
34	张家港市	92.90	72	栖霞区	49.24
35	鼓楼区	92.54	73	太仓市	48.69
36	六合区	92.28	74	惠山区	48.16
37	淮阴区	91.72	75	玄武区	47.75
38	宝应县	89.49	76	天宁区	47.31
39	昆山市	86.27	77	锡山区	45.51
40	吴江区	83.27	78	高淳区	44.63
41	灌南县	81.91	79	溧水区	43.81
42	高邮区	81.18	80	钟楼区	43.07
43	丹阳市	80.83	81	海陵区	42.83
44	盱眙县	79.86	82	相城区	42.45
45	溧阳市	79.11	83	虎丘区	39.02
46	建湖县	78.77	84	洪泽区	37.04
47	邗江区	78.35	85	云龙区	35.62
48	姜堰区	78.25	86	新吴区	35.44
49	海州区	77.99	87	金湖区	35.19
50	梁溪区	77.81	88	建邺区	33.17
51	姑苏区	73.33	89	京口区	31.27
52	大丰区	71.45	90	丹徒区	29.02
53	盐都区	71.15	91	雨花台区	28.71
54	浦口区	71.08	92	扬中市	28.19
55	亭湖区	70.01	93	高港区	26.28
56	秦淮区	69.46	94	连云区	25.05
57	崇川区	68.85	95	润州区	21.36
58	吴中区	66.67	96	港闸区	19.56

注：另有不参加县（区、市）排名的，苏州工业园区515 563人，盐城城南新区205 200人，镇江镇江新区184 016人，淮安开发区174 500人，泰州医药高新区165 613人，宿迁经济开发区150 900人，盐城开发区104 300人。

（二）少数民族

江苏省主体民族为汉族，占比约 99.5%。江苏省是少数民族散居地区，55 个少数民族齐全。全省少数民族常住人口 38.49 万人，占全省总人口的 0.49%，其中男性 18.38 万人，女性 20.11 万人。少数民族常住人口最多的是南京市，有 9.91 万人，占全市总人口的 1.37%。江苏省超过万人的少数民族有：苗族 49535 人、土家族 41258 人、壮族 20880 人、彝族 18896 人、满族 18074 人、布依族 16 689 人、水族 13 089 人、侗族 12280 人、蒙古族 10691 人，另回族是江苏省世居少数民族，有 130757 人，占全省少数民族总数的 33.97%。少数民族流动人口 60 多万。现有 1 个民族乡（高邮市菱塘回族乡）、1 个享受民族乡待遇的镇（南京市六合区竹镇镇）、39 个民族村（社区、居委会）和 39 个民族组。全省有 100 个清真食品基本供应点、47 家少数民族特需商品定点生产企业、18 所民族中小学、2 所内地西藏民族中学、2 个西藏内地高中班、11 个新疆内地高中班、12 个省级少数民族传统体育项目训练基地、

72 处回民墓地。全省有在校少数民族大学生 79 772 余人、西藏及新疆中职班学生 1 718 人、西藏民族中学在校生 1 108 人、西藏及新疆内高班在校生 5 617 人。

四、县域经济概况

2019 年，江苏省全面落实党中央、国务院和省委省政府各项决策部署，坚持稳中求进工作总基调，深入贯彻新发展理念，统筹做好稳增长、促改革、调结构、惠民生、防风险、保稳定各项工作，扎实推进供给侧结构性改革，全力推动高质量发展走在前列，经济运行总体平稳、稳中有进，产业发展基础稳固，结构调整稳步推进，民生福祉不断增强，生态环境持续改善，高水平全面建成小康社会取得新进展，向"强富美高"的新江苏建设迈出新步伐。

综合实力持续增强。经济总量再上新台阶，经过初步核算，江苏省 2019 年全年实现地区生产总值 99 631.5 亿元（图 1 - 13），按可比价格计算，比上年增

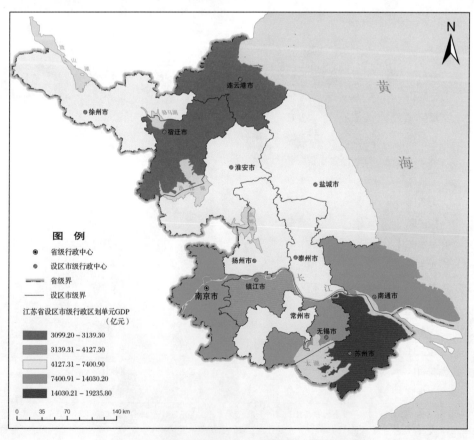

图 1 - 13　江苏省设区市级行政区划单元 GDP 分布

长 6.1%。其中,第一产业增加值 4 296.3 亿元,增长 1.3%;第二产业增加值 44 270.5 亿元,增长 5.9%;第三产业增加值 51 064.7 亿元,增长 6.6%。全省人均地区生产总值 123 607 元,比上年增长 5.8%(表 1-3)。劳动生产率持续提高,平均每位从业人员创造的增加值达 209 837 元,比上年增加 13 790 元。产业结构加快调整,全年三次产业增加值比例调整为 4.3∶44.4∶51.3,服务业增加值占 GDP 比重比上年提高 0.9 个百分点。经济活力增强,全年非公有制经济实现增加值 74 125.9 亿元,占

GDP 比重达 74.4%,较上年提高 0.9 个百分点;私营个体经济增加值占 GDP 比重达 51.2%,民营经济增加值占 GDP 比重达 55.9%。2019 年末全省工商部门登记的私营企业 312.0 万户;全年新登记私营企业 49.1 万户,注册资本 170 616.8 亿元。年末个体户 685.8 万户,全年新登记 129.4 万户。区域协调发展有力推进,扬子江城市群对全省经济增长的贡献率达 78.4%;沿海经济带对全省经济增长的贡献率达 16.5%。新型城镇化建设步伐加快,年末城镇化率达 70.61%,比上年提高 1 个百分点。

表 1-3 2019 年江苏省 13 个地级市 GDP 排名及增速

2019 年排名	城市	2019 年 GDP (亿元)	名义增速	2018 年排名	2018 年 GDP (亿元)	2018 年常住人口 (万)
1	苏州	19 235.80	3.43%	1	18 597.47	1 072.17
2	南京	14 030.20	9.53%	2	12 820.40	843.62
3	无锡	11 852.30	3.62%	3	11 438.62	657.45
4	南通	9 383.40	11.35%	4	8 427.00	731.00
5	常州	7 400.90	4.97%	5	7 050.27	472.90
6	徐州	7 151.40	5.86%	6	6 755.23	880.20
7	扬州	5 850.10	7.02%	8	5 466.17	453.10
8	盐城	5 702.30	3.93%	7	5 487.08	720.00
9	泰州	5 133.40	0.50%	9	5 107.63	463.57
10	镇江	4 127.30	1.91%	10	4 050.00	319.64
11	淮安	3 871.40	7.50%	11	3 601.25	492.50
12	连云港	3 139.30	13.26%	12	2 771.70	452.00
13	宿迁	3 099.20	12.67%	13	2 750.72	492.59

新兴动能不断壮大。全年高新技术产业产值比上年增长 6.0%,占规模以上工业总产值比重达 44.4%,比上年提高 0.7 个百分点;战略性新兴产业产值比上年增长 7.6%,占规模以上工业总产值比重达 32.8%,比上年提高 0.8 个百分点。限额以上批发和零售业通过公共网络实现零售额比上年增长 6.3%;住宿和餐饮业通过公共网络实现餐费收入比上年增长 13.5%。商务服务业、软件和信息技术服务业、互联网和相关服务业营业收入比上年分别增长 9.4%、18.8% 和 23.4%。

就业形势持续向好。年末全省就业人口 4 745.2

万人,第一产业就业人口 734.5 万人,第二产业就业人口 2 012.0 万人,第三产业就业人口 1 998.7 万人。城镇就业人口 3 282.7 万人,城镇新增就业 148.3 万人。失业保持较低水平,年末全省城镇登记失业率 3.03%,比上年提高 0.06 个百分点。全年新增转移农村劳动力 22.0 万人,转移率达 76.1%,比上年末提高 0.9 个百分点。城镇失业人员再就业 94.8 万人,比上年增长 6.0%。

物价水平总体稳定。全年居民消费价格比上年上涨 3.1%,其中城市上涨 3.1%,农村上涨 3.4%。分类别看,食品烟酒类上涨 7.1%,衣着类上涨

2.8%,居住类上涨 1.9%,生活用品及服务类上涨 2.3%,教育文化和娱乐类上涨 2.6%,医疗保健类上涨 1.0%,其他用品和服务类上涨 4.2%;交通和通信类下跌 1.1%。食品中,粮食上涨 1.1%,食用油上涨 1.8%,鲜菜上涨 3.8%,畜肉类上涨 28.0%,蛋类上涨 5.9%,鲜瓜果上涨 12.6%;水产品下跌 0.9%(表1-4)。工业生产者价格有所走低,全年工业生产者出厂价格下降 1.1%,工业生产者购进价格下降 2.8%。

表1-4 居民消费价格指数及其构成情况(2019年)

指标（以上年为100）	全省	城市	农村
居民消费价格	103.1	103.1	103.4
食品烟酒	107.1	107.0	107.4
衣着	102.8	102.7	103.1
居住	101.9	101.9	101.7
生活用品及服务	102.3	102.3	102.5
交通和通信	98.9	98.7	99.8
教育文化和娱乐	102.6	102.8	102.1
医疗保健	101.0	100.8	101.6
其他用品和服务	104.2	104.3	103.6

经济社会发展取得成绩的同时,仍面临一些困难和问题,如经济下行压力持续加大,实体经济发展困难较多,自主创新能力还不够强,结构性矛盾依然突出,生态保护和污染防治任务艰巨繁重,教育、医疗、养老、托育、住房等民生领域存在短板等。

■ 五、土地利用概况

截至2018年4月,江苏省耕地面积 45 822.9 km²(6870万亩),人均占有耕地 573.3 m²(0.86亩)。全省海域面积 3.75×10⁴ km²,共 26 个海岛。沿海未围滩涂面积 5 001.67 km²,约占全国滩涂总面积的 1/4,居全国首位。

江苏省湿地资源丰富,全省湿地面积为 28 219 km²,其中自然湿地 19 532 km²,人工湿地 8 687 km²。湿地的分布,沿海以近海与海岸湿地为主,苏南以湖泊、河流、沼泽类型为主,里下河地区以河流湖泊为主,苏北以人工输水河与运河为主。

(一) 土地资源特点

江苏省光热水资源的时空组合相宜,自然地理条件良好,土地具有较高的自然生产力,土地资源利用的适宜性较强。全省土地总面积为 10.26×10⁴ km²,以平原辽阔、河网稠密、湖荡众多为特征,海岸线总长近 1000 km,管辖近岸海域 3.8×10⁴ km²,浅海面积 2.4×10⁴ km²,沿海滩涂湿地 4.4×10⁴ km²,其面积位列全国沿海各省市之先。江苏省土地后备资源总量为 3 220 km²(2001年数据,含沿海可围未围荒滩地 690 km²),约占全省土地总面积的 3.1%,其中以荒滩面积最大,占 53%;荒地次之,占 32%;荒山较少,占 15%。但无论从总量还是从人均数量上看,江苏省都是全国土地后备资源最少的省区之一。不同的自然地理条件,形成了生态类型多样的土地资源,苏南、苏中和苏北土地资源的禀赋存在着明显的区域差异。同时,生态多样性也为药用生物的多样性和发展药材生产提供载体。

依照全国土地资源评价体系的统一规范,江苏省土地资源可归属 2 个潜力区、6 个上地资源类、8 个限制型、112 个土地资源类型。

1. 宜农土地 江苏省最主要的土地资源类型,分布遍及平原、岗地与丘陵。占土地总面积的 84.4%,主要限制因素为水源与土质,局部还有土层与土壤盐碱化的限制。其中一等宜农地占 46%,二等宜农地占 30%,三等宜农地占 1%。

2. 宜林土地 为现有林地和部分退耕还林的土地。主要分布在盱眙西南部山地、宁镇扬丘陵、茅山、宜溧山地、太湖周边丘陵以及云台山和徐州丘陵岗地。主要限制因素取决于土层、土质与水分。其中一等宜林地占 3%,二等宜林地占 0.3%。

3. 宜农宜林土地 主要分布在徐淮黄泛平原的黄河故道及其两侧的扇形地带,还包括部分低山丘陵的灌丛草地。此类土地资源数量较少,占全省土地总量的 2.1%。

4. 宜农宜牧土地 主要分布在苏北滨海平原

的沿海地带,约占土地总面积的 2%。其主要限制因素为土壤盐碱化,目前的利用方式以农业为主,以牧业为辅。

5. 宜林宜牧土地　因受土层、坡度与盐碱等因素的限制,不宜开垦作为农田,适宜造林种草,可用于林间放牧并保持水土。分布在低山丘陵地带的宜林宜牧土地资源,通常受到坡度与土层等因素的限制;分布在滨海低地的宜林宜牧土地资源,通常受到盐碱与水分等因素的限制。这一类土地资源仅占土地总面积的 1%。

6. 宜农宜林宜牧土地　此类土地资源的分布范围与低山丘陵区基本一致。目前利用方式以旱作栽培、经营林地与灌丛草地为主,限制因素较多,因地域而异。可依据此类土地条件特性,遴选适宜药材品种,发展生态中药农业,有利于提高土地利用水平、生产效率和经济效益。

7. 暂不宜农林牧土地　此类土地资源包括部分因长期积水而无法用于农垦、放牧以及植树造林的河湖滩地中的芦苇地、部分丘陵山地的裸岩荒漠以及矿山用地等。

(二) 土地利用情况

江苏省土地面积为全国总面积的 1.1%,人口则占全国的 5.7%,人均土地面积 1430 m²,约为全国平均水平的 1/6。江苏省土地利用的主要特征是:自然属性好,土地综合产出率高,建设用地比重大。

江苏省土地垦殖系数、复种指数以及粮食单产均高于全国平均水平。据全国土地资源评价结果,宜农一等耕地面积占土地总面积的 35.7%,高于其他省份。2002 年江苏省单位土地面积的全社会固定资产投资额达 226.7 万元/km²,是全国平均强度的 8 倍,实现的人均国内生产总值也为全国平均水平的 8 倍多。

2005 年江苏省各类建设用地比例达 17.2%。随着经济社会的高速发展,尤其是城镇建设与交通基础设施建设进程的加快,各项建设用地呈现快速扩展的趋势。

半个世纪以来,全省耕地数量呈明显递减趋势,尤其最近 20 年来工业化、城市化的快速推进在促进区域经济快速发展的同时,土地利用的非农化速率增长较快,土地供需矛盾十分尖锐。

江苏省有农用地 67 750 km²,建设用地 18 310 km²,未利用地 20 670 km²。其中,耕地 48 010 km²,园地 3180 km²,林地 3280 km²,牧草地 30 km²,其他农用地 13 260 km²,居民点及工矿用地 15 230 km²,交通运输用地 1130 km²,水利设施用地 1950 km²。全省耕地占土地总面积的 45%,居民点及工矿用地占总面积的 14.3%。

■ 六、农业生态分区

江苏省是我国农业大省,位于东部沿海中心,南北跨度 460 km,东西跨度 320 km。江苏省的气候特点是:季风显著、四季分明、雨量集中、雨热同季、冬冷夏热、春温多变、秋高气爽、光能充足、热量富裕。江苏省适宜的气候条件使得精确农业气候规划的研究往往被人忽略。因此,为了充分利用良好资源,优化结构,提高农业生产效率,有必要结合地形和气候两个要素,开展更为精确的农业生态区划。

江苏省作为农业、经济、人口大省,农业生产水平、农产品产量在全国都居先进水平,特别是乡镇企业很发达,在全国处于领先地位。由于乡镇工业和农业生产发展中不可避免地带来环境污染,制约着农业的持续稳定发展。因此,在江苏省发展生态农业有着更加重要的意义。发展生态农业,必须坚持因地制宜的原则,做好分区规划,选定适宜模式,才能充分开发利用自然资源优势,使其转为商品优势,进而发展为经济优势。

按照农业区划的划分原则,依据江苏省各区域农业自然资源特点、农业生产发展水平和社会经济条件等,将江苏省划分为徐淮农业区、沿海农业区、里下河农业区、宁镇扬农业区、沿江农业区、太湖农业区等 6 个农业区划分区(图 1-14),制定分区规划,各区域立足本区域所处旱地、湿地、沿海滩涂、宁

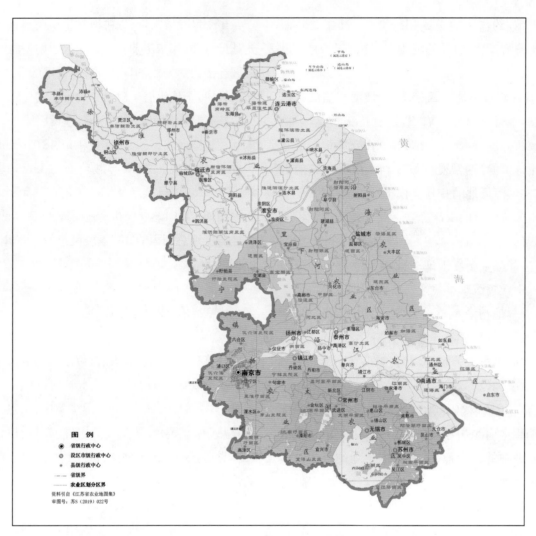

图 1‑14 江苏省农业区划分区

镇扬丘陵等生态特点及经济条件,选定适宜生态模式。

江苏省地处南北气候过渡地带,生态类型多样,农业生产条件得天独厚,素有"鱼米之乡"的美誉。作为全国 13 个粮食主产省之一,是南方最大的粳稻生产省份,也是全国优质弱筋小麦生产优势区,玉米、花生、油菜及多种杂粮杂豆等特色粮经作物遍布全省,棉花、蚕桑生产稳定,药用植物种类超千余种。

园艺蔬菜是江苏省第一大经济作物。地方畜禽种质资源丰富,拥有畜禽遗传资源保护名录品种 30 个,其中 15 个被列入国家级畜禽遗传资源保护名录,国家级保种单位数量全国第一。

江苏省渔业资源丰富,仅鱼类就有 500 多种。江苏省近岸海域是黄海和东海渔业资源的重要产卵场,沿海有吕四、海州湾、长江口和大沙等四大渔场,盛产黄鱼、带鱼、鲳鱼、虾类、蟹类和贝藻类等水产品。有久负盛名"太湖三白"白鱼、白虾、银鱼,有号称"长江三鲜"的刀鱼、鲥鱼、河鲀等。

2018 年,江苏省农业农村经济发展稳中向好、稳中向优,乡村振兴实现良好开局。

(1) 农业生产稳中调优。全年粮食播种面积 54760 km², 总产 366.03×10¹² kg,位居全国第 6 位,其中夏粮 132.64×10¹² kg,秋粮 227.92×10¹² kg;蔬菜总产 562.59×10¹² kg,肉类总产 32.19×10¹² kg,水产品总产量 49.34×10¹² kg。优质食味稻、名特优水产、农田复合经营等优势特色产业规模扩大 2801.4 km²(420 万亩),绿色优质农产品比重达 57.8%,名特优水产品养殖面积占比达 77%。

（2）农业现代化水平逐步提升。全省高效设施农业面积占比 19.6%，高标准农田占比达 61%，农业机械化水平达 84%，农业科技进步贡献率提高到 68%。全省有效灌溉面积达 41800 km²，新增有效灌溉面积 480 km²，新增节水灌溉面积 1530 km²；新增设施农业面积 340 km²。年末农业机械总动力 50.42×10^6 kW。

（3）新产业新业态保持高速增长。实施"百园千村万点"休闲农业精品行动，创意休闲农业年综合收入 535 亿元，新增 6 个中国美丽休闲乡村。农业信息化覆盖率 64%，农产品网络营销额 470 亿元。建成运营益农信息社 1.47 万个，实现涉农行政村全覆盖。

（4）农业绿色发展呈现新气象。秸秆综合利用率 93%，畜禽养殖废弃物综合利用率 82.7%。省级耕地轮作休耕试点 306.7 km²（46 万亩），苏南地区轮作休耕启动整体推进，力争三年轮作休耕一遍。

（5）农村创业创新主体培育加快。全省新培育职业农民 20 万人，省级以上农业产业化龙头企业总数达 836 家，家庭农场 4.8 万家，农民合作社 9.9 万家。新组建各级农业产业化联合体 259 家。

（6）农民收入持续增长。2018 年农民人均可支配收入 20845 元，增长 8.8%，城乡居民收入差距持续缩小到 2.26∶1，是全国城乡收入差距最小的省份之一。

（一）旱地生态区

该区位于淮河和灌溉总渠线以北，涉及徐州、淮阴、盐城、连云港四地。该区主要立足于土地资源和劳动力两大优势，改变单一的产业结构，发展以种植业为主的"农牧型"、以林为主的"林牧型"和以占地少、投资省、见效快为主的"庭院型"的生态农业建设模式。

1. 农牧型　该区平原地区应主要围绕粮食生产，发展多种经济作物，同时把种植业与养殖业有机地结合起来，形成以农户为单位、耕地种植为主体的农牧型生态农业模式。

2. 林牧型　该区山区荒地和废黄河区较贫瘠，由于土壤有机质含量低，水资源不足，抗旱能力差，发展农业生产宜以草、灌起步，以养殖业为主导，形成"林-草-牧"型生态农业模式，改善土壤，培肥地力。

3. 庭院型　该区在沼气较普及的地方主要发展以沼气为纽带、以家畜禽饲养为主的小型庭院式生态养殖场，注重废弃物的循环利用，挖掘生态农业内部的潜在效益。

（二）湿地生态区

该区位于长江以北，涉及盐城、扬州、泰州、南通四地的部分地区，是典型的里下河网湿润地区，主要发展水网地区和湖荡滩地生态农业。

1. 水网地区生态农业　宜利用水域充裕优势，把传统的渔业生产同种植业、畜禽饲养业结合起来，发展以水禽、水产养殖为主体的劳动密集型的"农禽渔型"生态农业。

2. 湖荡滩地生态农业　该区由于水系变化，以往生长芦苇的沼泽地已变为滩地，且面积逐年增加，开发潜力大，可在滩地实行垛上造林、林间种植粮食作物和经济作物，沟里养鱼或种植水生作物生态模式，其经济效益极为明显。

（三）沿海滩涂生态区

该区是一个成陆较晚的滨海平原，主要包括射阳、大丰、如东、东台及滨海等县（区、市）的部分地区。该区拥有高潮区以上滩地 1080 km²，潮间带滩涂约 1533 km²，而且每年向外延伸 200～300 m，年淤长面积约 6.67 km²。这一潜在的国土资源是解决江苏省人多地少矛盾，振兴江苏省经济的希望所在。

江苏省沿海海岸线绵长，滩涂面积居全国之首，有着复杂多样的自然条件和丰富特有的自然资源。但滩涂土壤含盐量高、肥力差、植被稀疏、生产力低。因此，首先要兴修水利、淋盐洗碱、种植绿肥、改良土壤、培肥地力，开展区域性的生态环境整治。生态农业建设要先抓堤内滩涂的利用，有计划地进行潮上带的新匡围，积极开发利用潮间带药用等生物经济资源。

1. 堤内滩涂的垦殖利用　在淡水资源较丰富

的射阳、大丰等县,以发展淡水养殖及种植业为主,兼林、牧、副各业。在淡水资源贫乏的地区以种植绿肥、牧草等为主,发展"绿肥(牧草)-畜禽养殖"生态模式。在新围垦区主要兴修水利,淋盐洗碱,适当发展淡水养殖和水生、耐盐药用资源的生产等模式。

2. 堤外滩涂的开发利用 堤外滩涂区的开发利用途径:一是发展海水养殖,可引进海水发展对虾、海鳗及贝类养殖等。二是发展畜牧业,利用草滩地大力发展湖羊、四季鹅、肉牛等食草动物,特别是要注重适生药用海藻、耐盐药用植、动物的合理布局与开发利用,以提高特殊生态区域的经济贡献度。

(四) 宁镇扬丘陵生态区

该区位于江苏省西南部,包括南京、镇江、扬州等地的丘陵山区。该区土地资源广阔,但土壤贫瘠。农业地貌复杂,低洼地与丘陵缓坡交错分布,生物资源丰富,但因开发利用不当,造成林木稀疏、水土流失,水资源严重短缺,抗旱能力差,制约着农业结构的调整和药用生物资源的生产布局。

该区适宜发展生态农业模式,即从改善丘陵山区生态环境大循环着眼,以牧草起步,草灌林结合;从改善生态小循环入手,改良土壤,防止水土流失;逐步形成以牧草开道的山上乔木林、山下经济林(银杏、板栗、山楂等)的山地立体林业结构,建立岗坡开辟茶园,旁田种植旱作物和经济作物的农业结构,发展符合山区资源特点的中药材生态种(养)殖和仿生栽培,形成农-药间作、林-药套种的高效特色经济发展模式,促进药食两用品种向多元化健康产品群迈进,从而带动"农-林-药"产业结构的调整和深加工产业的提质增效,推动丘陵山区农业高质量发展。

(五) 湿地发达生态区

该区位于江苏省东南部,主要包括苏州、无锡、常州 3 个经济发达城市,总土地面积为 86 158 km²(包括太湖水体),其中平原约占 67.0%,丘陵约占 3.0%,水面约占 30.0%。该区主要发展专业生产与规模服务相结合、土地集约化的生态农业模式。

1. 专业生产与规模服务结合的生态农业模式 在乡镇企业发达及有较强的社会化服务体系的地区,开展以专业化生产为主体的生态农业建设,在稳定粮食生产的基础上,大力发展多种养殖业,稳步发展农副产品加工业,形成以规模服务为主的区域性生态农业模式。

2. 土地集约化的生态农业模式 该区发展以土地集约化经营为基础,以养殖业生产为主体,以中小型农副产品加工为辅,以美丽乡村建设为目标的生态农业,形成内部资源的多层次综合利用,节约能源和饲料,改善基地的生态环境,提高生态系统的综合效益。

生态农业建设是一个系统工程,需要多部门多学科协同作战,农业部门应主动和环保、林业、水利、财政、计划以及有关科研部门密切配合,紧密协作;生态农业的试点应严格遵循"规划、论证、实施、检验"程序,深入扎实地工作,推广不同类型、不同层次、不同形式的生态农业模式,一定要坚持因地制宜的原则,不能盲目照搬;生态农业建设应尽可能同各种商品生产基地建设相结合,同国民经济和社会发展第十四个五年规划和二○三五年远景目标相适应,对有基础有经验的试点要有计划、有步骤地加快普及和推广的步伐。

江苏省自然环境系统特点为单一而脆弱,表现为以平原为主、水域面积较大、山地少、森林覆盖率低、生物种类少;江苏省社会环境特点为人均资源少、经济基础好、交通发达、城市密集、科技和人才优势明显;江苏省的废气、废水、固体、噪声污染日益严重。江苏省农业机械化、现代化程度较高、水产养殖业发达,但应进一步提高农业集约化程度和大力推广生态农业,整治环境污染,利用天然河道进一步发展养殖业;江苏省工业轻、重并举,以轻为主,应进一步进行工业内部产业结构调整,尤其对乡村工业,并发展高科技产业,大力治理污染,为工业可持续发展创造良好环境条件。

■ 七、自然保护区

自然保护区,是指对有代表性的自然生态系统、珍稀濒危野生动植物物种的天然集中分布区、有特殊意义的自然遗迹等保护对象所在的陆地、陆地水体或者海域,依法划出一定面积予以特殊保护和管理的区域。从级别上,自然保护区分为国家级自然保护区和地方级自然保护区;从空间构成上,自然保护区分为核心区、缓冲区和实验区。自然保护区内保存完好的天然状态的生态系统以及珍稀、濒危动植物的集中分布地,应当划为核心区,禁止任何单位和个人进入,也不允许进入从事科学研究活动。核心区外围可以划定一定面积的缓冲区,只准进行从事科学研究观测活动。缓冲区外围划为实验区,可以进行从事科学试验、教学实习、参观考察、旅游以及驯化、繁殖珍稀、濒危野生动植物等活动。江苏省境内自然保护区分布见图1-15和表1-5。

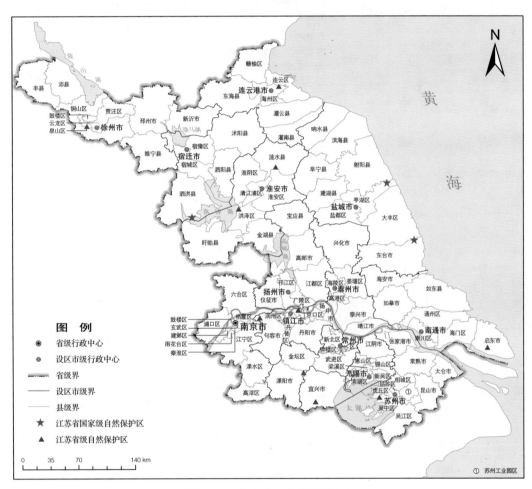

图 1-15 江苏省自然保护区分布

表 1-5 江苏省自然保护区目录

序号	保护区名称	行政区域	面积（km²）	主要保护对象	类型	级别	始建时间	主管部门
1	盐城湿地珍禽	盐城市	2841.79	丹顶鹤等珍禽及沿海滩涂湿地生态系统	野生动物	国家级	1983-02-25	环保
2	大丰麋鹿	大丰区	26.67	麋鹿、丹顶鹤及沿海滩涂湿地生态系统	野生动物	国家级	1986-02-08	林业
3	泗洪洪泽湖湿地	泗洪县	493.65	湿地生态系统、大鸨等鸟类、鱼类产卵场及地质剖面	内陆湿地	国家级	1985-07-01	环保

（续表）

序号	保护区名称	行政区域	面积（km²）	主要保护对象	类型	级别	始建时间	主管部门
4	龙池山	宜兴市	1.23	中亚热带常绿落叶阔叶混交林及金钱松、天目玉兰等	森林生态	省级	1981-08-12	林业
5	泉山	泉山区	3.23	暖温带植被、侧柏林及野生动植物	森林生态	省级	1984-12-04	林业
6	上黄水母山	溧阳市	0.4	中华曙猿及其伴生哺乳动物化石	古生物遗迹	省级	1998-11-13	国土
7	光福	吴中区	0.61	北亚热带常绿阔叶林、以木荷为主的常绿阔叶	森林生态	省级	1981-08-12	林业
8	启东长江口北支	启东市	214.91	典型河口湿地生态系统、濒危鸟类、珍稀水生动物及其他经济鱼类、丹顶鹤、白头鹤等珍稀鸟类	野生动物	省级	2002-11-05	环保
9	云台山森林	连云港市	0.67	暖温带针叶落叶阔叶混交林、红楠	森林生态	省级	1981-08-12	林业
10	涟漪湖黄嘴白鹭	涟水县	34.33	黄嘴白鹭等鸟类	野生动物	省级	1993-01-01	环保
11	洪泽湖东部湿地	洪泽区、淮阴区、盱眙县	540	湖泊湿地生态系统及珍禽	内陆湿地	省级	2004-11-24	其他
12	镇江长江豚类	丹徒区	57.3	淡水豚类及其生境	野生动物	省级	2002-08-30	农业
13	宝华山	句容市	1.33	森林及野生动植物北亚热带森林	森林生态	省级	1981-08-12	林业
14	雨花台	南京市	0.0033	地质剖面	地质遗迹	市级	1984-12-06	国土
15	圣人窝	铜山区	153.3	森林生态系统	森林生态	市级	2005-03-23	其他
16	大洞山	贾汪区	38.05	森林生态系统	森林生态	市级	2001-12-26	其他
17	新沂骆马湖湿地	新沂市	22591	湿地生态系统	内陆湿地	市级	2005-12-24	林业
18	陡湖湿地	盱眙县	41	湿地生态系统及鱼类繁殖地	内陆湿地	市级	2003-09-09	林业
19	金湖湿地	金湖县	58	湿地生态系统	内陆湿地	市级	2003-10-14	环保
20	运西	宝应县	175	湿地生态系统	内陆湿地	市级	1996-12-15	环保
21	绿洋	江都区	51.9	鸟类等野生动物、森林及湿地	野生动物	市级	1985-08-24	环保
22	宿迁骆马湖湿地	宿迁市	67	湿地生态系统、鸟类及鱼类产卵场	内陆湿地	市级	2005-08-23	林业
23	固城湖	高淳区	24.2	水产资源及湖泊生态系统	野生动物	县级	1987-07-27	农业
24	艾山九龙沟	邳州市	13.9	森林生态系统	森林生态	县级	2000-06-29	其他
25	黄墩湖	邳州市	53.33	湿地生态系统	内陆湿地	县级	2005-06-01	农业
26	天目湖湿地	溧阳市	6.43	湿地生态系统	内陆湿地	县级	2005-03-15	其他
27	海安沿海防护林和滩涂	海安县	91.13	条斑紫菜、文蛤等浅海水产品及沿海防护林	海洋海岸	县级	2001-10-23	农业
28	铁山寺	盱眙县	32.7	天然次生林、河麂	森林生态	县级	1990-07-23	林业
29	高邮绿洋湖	高邮市	5.18	湿地及野生动植物	内陆湿地	县级	2003-09-05	其他

（续表）

序号	保护区名称	行政区域	面积（km²）	主要保护对象	类型	级别	始建时间	主管部门
30	高邮湖湿地	高邮市	466.67	湿地生态系统	内陆湿地	县级	2005 - 06 - 15	林业
31	东台中华鲟	东台市	5	中华鲟等	野生动物	县级	2000	环保
32	洪泽湖大堤湿地	洪泽区	100	濒危珍禽及其栖息地	湿地生态	县级	2003	其他
33	向阳水库	泗洪县	100	灰鹤等珍禽水鸟	野生动物	县级	1985	环保
34	向东	金湖县	0.04	白鹭等鸟类	野生动物	县级	1992	环保
35	扬州渌洋湖	江都区	3.33	鸟类等野生动物、森林及湿地	野生动物	县级	1985 - 08 - 24	环保
36	马陵山	新沂市	6.89	森林生态系统及名胜古迹	森林生态	县级	1990	其他
37	九龙口	建湖县	23.35	古泻湖湿地	湿地生态	县级	1985	环保
38	洪泽湖	泗洪县	234.53	湿地生态系统及大鸨等珍稀濒危鸟类	湿地生态	省级	1985	其他

■ 八、医药产业情况

生物医药产业关系国计民生，是现代产业体系中成长性好、发展活跃的领域之一。江苏省是经济大省、人口大省，发展生物医药产业，既是加快产业转型升级、推动高质量发展走在前列的重要支撑，也是推进"健康江苏"建设、提升人民群众获得感幸福感安全感的迫切需要。江苏省委、省政府高度重视生物医药产业发展，先后将其纳入"十三五"期间重点培育发展的十大战略性新兴产业和13个先进制造业集群，2018年全省生物医药产业实现产值近4900亿元，产业规模位居全国前列。特别是南京、苏州、泰州、连云港等地生物医药产业发展势头良好，集聚了一批龙头骨干企业，一些生物医药产业集聚区进入全国第一方阵。但总体上看，江苏省生物医药产业原始创新能力还不足，产业规模和质量有待进一步提升，产业结构总体仍处于中低端，企业市场竞争力亟待增强，与全球生物医药产业发展趋势和人民群众日益增长的健康需求还不太适应，新形势下推动江苏省生物医药产业高质量发展，需要进一步加强统筹谋划和政策引导。

在全球生物医药产业格局重塑的重要窗口期，国内领军企业竞争态势愈演愈烈的形势下，江苏省需要将生物医药产业发展提高到新高度，做好顶层设计，产业集聚效应更加凸显，推动区域内各集聚区协同联动发展，形成发展合力，强化领军地位。

（一）医药产业规模经济指标

从2013—2017年全国与江苏省医药制造业基本经济指标统计情况来看，江苏省医药制造业主营业务收入持续增长，近2年间增速有所放缓；利润总额在2013—2016年间持续增长，2016年达到最高占比（15.22%），2017年占比略有下降，但仍维持在14.49%，处于全国领先地位；出口交货值相较于主营业务收入和利润总额的领先优势则更为明显，自2014年开始呈稳定上升趋势，2017年预计出口交货值江苏省占比达18.14%，充分说明江苏省为医药对外出口强省。2013—2017年间江苏省医药制造业发展态势总体平稳向好（表1-6），其中2017年江苏省县域药品收入见图1-16。

2017年1～6月江苏省医药产业总体发展势头良好，主营业务收入、利润、出口交货值占全国比重均达15%以上，其中出口交货值占全国比重高达18.69%。

具体而言，医药工业主营业务收入为2376.27亿元，同比增长9.90%；利润总额为259.48亿元，同比增长13.70%；出口交货值为185.80亿元，同比增长11.10%（表1-7）。

表 1-6 2013—2017 年江苏省医药产业发展情况

年份	主营业务收入（亿元）	同比增长率（%）	利润（亿元）	同比增长率（%）	出口交货值（亿元）	同比增长率（%）
2013	2 813.80	23.43	283.60	16.18		
2014	3 043.50	8.16	318.90	12.45		
2015	3 479.50	14.33	362.89	13.80	330.96	
2016	4 078.43	12.50	451.22	18.40	342.54	3.50
2017	4 592.31	12.60	509.88	13.00	366.93	11.50

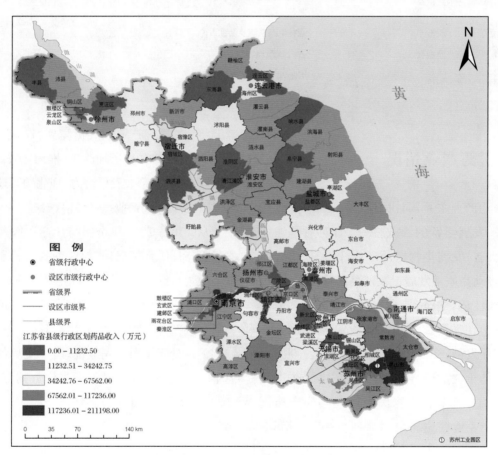

图 1-16 江苏省县域药品收入分布

表 1-7 全国和江苏省医药制造主要经济指标完成情况

指标	全国		江苏省		
	总量（亿元）	同比增长率（%）	总量（亿元）	同比增长率（%）	占全国比重（%）
主营业务收入	15 314.39	12.39	2 376.27	9.90	15.52
利润	1 686.52	15.83	259.48	13.70	15.39
出口交货值	994.11	5.49	185.80	11.10	18.69

数据来源：江苏省医药行业协会。

（二）医药产业规模创新产品

江苏省医药企业重视技术创新和新产品研发，

医药企业创新产品的主要经济指标增幅均高于主产品。2017 年 1～6 月江苏省 138 家重点企业医药产业创新产品的产值、市场占有率和利润增幅分别高于主产品 2.21、1.89 和 1.42 个百分点,其中重点医药企业总产品产值地区分布见图 1-17。

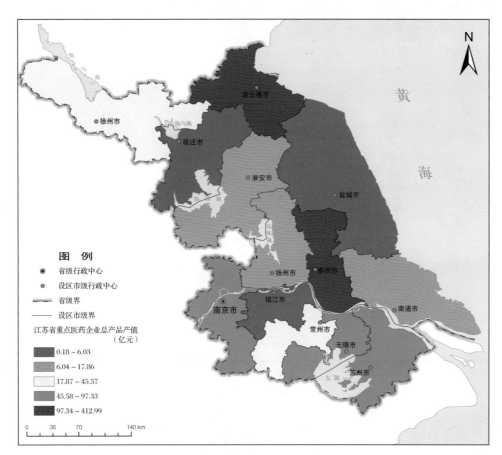

图 1-17　江苏省重点医药企业总产品产值分布

1. 创新产品产值稳中有升　2017 年 1～6 月江苏省医药行业重点企业的工业产值为 1 014.57 亿元,同比增长 10.07%,其中创新产品产值同比增长 12.28%,比全部主产品产值增幅高 2.21 个百分点;重点企业的创新产品产值占总产值的比重为 42.61%,超过四成。创新产品生产规模呈现稳中有升的趋势。2017 年 1～6 月江苏省重点医药企业创新产品产值重地区分布排名前 5 位的地区分别为连云港、泰州、南京、无锡和常州。在这 5 个地区中,创新产品产值同比增长率排名前 3 位的地区是常州(29.59%)、连云港(14.46%)、泰州(14.34%)。2017 年 1～6 月江苏省重点医药企业总产品和创新产品产值地区分布排行见表 1-8。

2. 创新产品市场占有率增速高于同类产品近两成　2017 年 1～6 月,江苏省重点医药企业主要产品的主营业务收入为 997.97 亿元,占全省主要产品相同大类主营业务收入的 56.44%,同比增长 11.96%。其中创新产品主营业务收入同比增长 13.85%,比全部主产品主营业务收入增幅高 1.89 个百分点,占全部产品主营业务收入的比重为 42.31%。2017 年 1～6 月,江苏省重点医药企业总产品主营业务收入地区分布见图 1-18,创新产品收入地区分布见图 1-19。创新产品主营业务收入排名前 5 位的地区是连云港、泰州、南京、徐州和无锡,其中,连云港的创新产品主营业务收入为 155.23 亿元,占全省创新产品主营业务收入的 36.76%。在这 5 个地区中,创新产品主营业务收入增长率排名前 3 位的地区是徐州(44.60%)、泰州(14.28%)、连云港(12.87%)。2017 年 1～6 月江苏省重点医药企业总产品和创新产品主营业务收入地区分布排行见表 1-9。

表1-8 江苏省重点医药企业总产品和创新产品产值地区分布排行

地区	医药工业总产值（亿元）		产值同比增长率（%）		产值占全省比重（%）		产值排名	
	总产品	创新产品	总产品	创新产品	总产品	创新产品	总产品	创新产品
连云港	235.14	168.42	11.85	14.46	23.18	38.96	2	1
泰州	412.99	116.11	14.29	14.34	40.71	26.86	1	2
南京	97.33	46.78	1.15	5.79	9.59	10.82	3	3
无锡	80.00	28.02	4.73	9.76	7.88	6.48	4	4
常州	45.57	23.46	15.87	29.59	4.49	5.43	6	5
徐州	29.34	19.39	−0.97	−1.23	2.89	4.49	7	6
苏州	64.70	16.16	−5.20	−0.42	6.38	3.74	5	7
南通	17.86	5.08	46.50	22.21	1.76	1.17	8	8
盐城	6.03	4.43	1.17	3.56	0.59	1.02	11	9
镇江	3.96	2.65	4.90	−1.85	0.39	0.61	12	10
扬州	11.71	1.00	2.54	8.31	1.15	0.23	9	11
淮安	9.75	0.83	42.65	45.98	0.96	0.19	10	12
宿迁	0.18	0.00	13.01	—	0.02	0.00	13	13
合计	1014.57	432.33	10.07	12.28				

数据来源：江苏省医药行业协会。

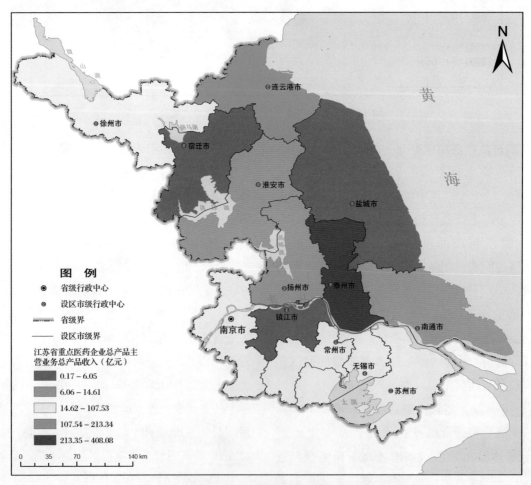

图1-18 江苏省重点医药企业主营业务总产品收入分布

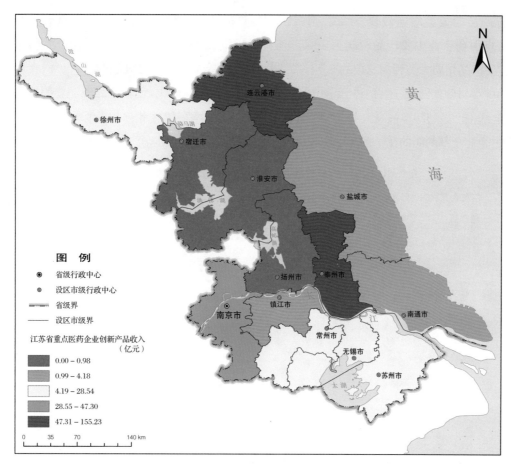

图 1-19　2017 年 1~6 月江苏省重点医药企业创新产品收入分布

表 1-9　江苏省重点医药企业总产品和创新产品主营业务收入地区分布排行

地区	主营业务收入（亿元）		主营业务收入同比增长率（%）		主营业务收入占全省比重（%）		主营业务收入排名	
	总产品	创新产品	总产品	创新产品	总产品	创新产品	总产品	创新产品
连云港	213.34	155.23	13.68	12.87	21.38	36.76	2	1
泰州	408.08	114.39	14.33	14.28	40.89	27.09	1	2
南京	107.53	47.30	7.50	7.20	10.77	11.20	3	3
徐州	41.42	28.54	11.79	44.60	4.15	6.76	7	4
无锡	77.42	28.02	10.29	12.04	7.76	6.64	4	5
常州	41.68	20.80	12.30	22.13	4.18	4.93	6	6
苏州	63.99	15.59	1.35	2.75	6.41	3.69	5	7
南通	14.61	4.18	28.39	7.85	1.46	0.99	8	8
盐城	6.05	4.01	0.16	−8.52	0.61	0.95	11	9
镇江	3.82	2.53	4.50	3.76	0.38	0.60	12	10
扬州	11.59	0.98	4.38	8.80	1.16	0.23	9	11
淮安	8.28	0.68	19.85	15.68	0.83	0.16	10	12
宿迁	0.17	0.00	5.07	—	0.02	0.00	13	13
合计	1014.57	432.33	10.07	12.28				

数据来源：江苏省医药行业协会。

3. 创新产品的效益增速较快。 2017 年 1～6 月,江苏省重点医药企业主要产品利润为 130.54 亿元,占全省主要产品相同大类利润总数的 65.41%,同比增长 17.08%,其中创新产品利润同比增长 18.50%,比全部主产品利润增幅高 1.42 个百分点,创新产品利润占企业全部利润的比重为 53.91%。创新产品利润排名前 5 位的地区是连云港、泰州、南京、常州和徐州,其中,连云港的创新产品利润为 33.49 亿元,占全省创新产品利润的 47.59%;在创新产品利润前 5 位的地区中,创新产品利润增幅排前 3 位的地区是徐州、南京和泰州。2017 年 1～6 月江苏省重点医药企业总产品和创新产品利润地区分布排行见表 1-10。

表 1-10　江苏省重点医药企业总产品和创新产品利润地区分布排行

地区	医药企业利润（亿元）		利润同比增长率（%）		利润占全省比重（%）		利润排名	
	总产品	创新产品	总产品	创新产品	总产品	创新产品	总产品	创新产品
连云港	44.52	33.49	16.44	16.52	34.11	47.59	1	1
泰州	19.44	11.37	22.05	22.97	14.89	16.16	3	2
南京	34.20	11.17	26.24	28.55	26.20	15.87	2	3
常州	6.35	4.20	7.96	12.44	4.87	5.97	5	4
徐州	4.46	3.34	20.63	92.50	3.42	4.75	7	5
苏州	8.18	2.41	6.49	−2.67	6.26	3.42	4	6
无锡	6.77	2.11	5.37	−7.73	5.18	3.00	5	7
南通	2.52	0.80	8.37	16.22	1.93	1.14	8	8
盐城	0.54	0.68	−49.73	−33.62	0.41	0.96	12	9
镇江	0.60	0.46	16.63	0.66	0.46	0.65	11	10
淮安	1.83	0.25	4.21	1.17	1.40	0.36	9	11
扬州	1.15	0.09	22.33	47.10	0.88	0.13	10	12
宿迁	−0.02	0.00	−65.73	—	−0.01	0.00	13	13
合计	130.54	70.38	17.08	18.50				

企业数量与分类截至 2017 年 12 月,江苏省制药企业持有《药品生产许可证》的单位共 540 家,比上年增加了 28 家。按所有制分类,2017 年江苏省制药企业主要包括有限责任公司、中外合资企业、外资企业、港澳台资企业、国有企业和私有企业。

(三) 医药产业体系

江苏省医药制造业按照生产类型可划分为制剂类、原料类、器械类、中成药类、生物制品类、中药饮片类、卫生材料类和制药机械类八大类。根据江苏省医药行业协会统计的 2017 年 1～6 月江苏省医药制造业各大类经济指标数据来看,制剂类、原料类和器械类仍为江苏省医药制造业的重要发展领域(表 1-11)。

表 1-11　江苏省医药制造业八大类指标完成情况

类别	指标			类别	指标		
	主营业务收入（亿元）	利润（亿元）	出口交货值（亿元）		主营业务收入（亿元）	利润（亿元）	出口交货值（亿元）
制剂类	923.70	127.09	17.63	生物制品类	202.56	22.22	22.80
原料类	448.99	31.84	37.43	中药饮片类	80.87	8.18	0.73
器械类	381.63	39.95	74.08	卫生材料类	127.27	10.33	30.96
中成药类	192.92	18.43	0.61	制药机械类	18.34	1.45	1.57

数据来源:江苏省医药行业协会。

总体而言,江苏省医药产业高附加值、高利润领域的占比有所增长,而低附加值类别的比重减少不明显(表1-12)。2012年至2017年6月江苏省医药产业高、低附加值分类的不同变化趋势,反映了江苏省医药产业结构调整的成效,但转型升级的速度较为缓慢。

表1-12　2012年至2017年6月江苏省医药产业八大类主营业务收入占总主营业务收入的比重

类别	占总主营业务收入总额的比重（%）					
	2012年	2013年	2014年	2015年	2016年	2017年（1~6月）
制剂类	41	39	41	39	39	39
器械类	14	14	15	15	16	16
生物制品类	11	11	10	10	9	9
中成药类	6	7	7	8	8	8
原料类	19	19	18	18	18	19
卫生材料类	7	7	6	6	5	5
中药饮片类	1	2	3	3	4	3
制药器械类	0	0	1	1	1	1

2017年江苏省医药产业中西药、中药、中成药的收入分布见图1-20～图1-22。

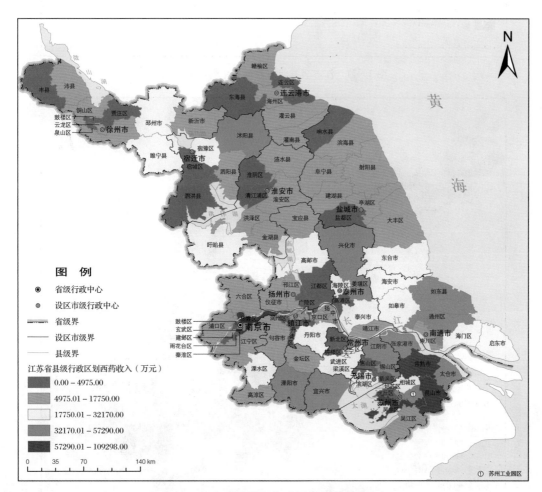

图1-20　江苏省县级行政区划西药收入分布

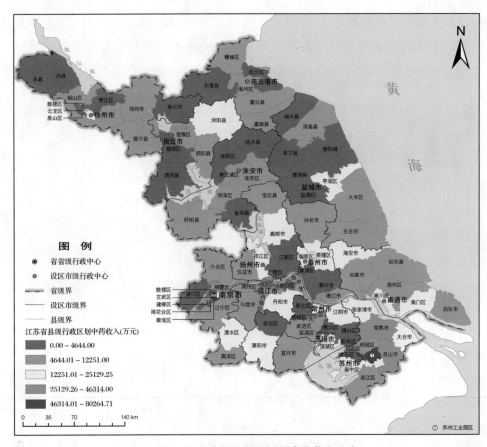

图 1-21　江苏省县级行政区划中药收入分布

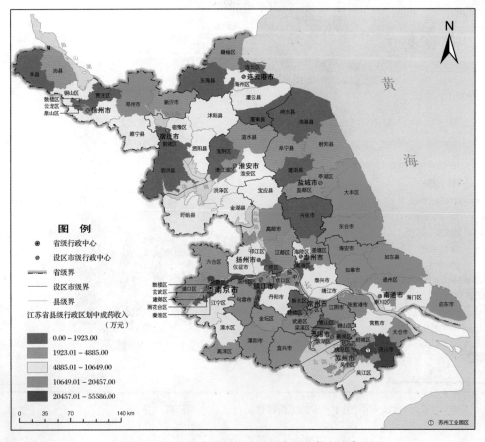

图 1-22　江苏省县级行政区划中成药收入分布

（四）研发创新和产业潜能

1. 医药制造业新产品开发 2012—2016 年全国与江苏省医药制造业在新产品方面的开发经费支出和销售收入数据显示（表 1-13），近年来我国医药行业新产品市场发展迅速，全国医药产业新产品销售收入呈现稳步上升的趋势，由 2012 年的 2 928.60 亿元增长至 2016 年的 5 422.75 亿元，5 年间实现增长 85.17%，增速明显。江苏省在医药新产品方面领先优势明显。江苏省医药制造业新产品销售收入占全国比重在 2014 年前维持在 14%上下，近 2 年占比有了大幅提高，2016 年达 16.69%；销售收入的高占比与江苏省在新产品研发上的开发经费支出关系密切，江苏省新产品开发经费支出在全国占比维持在 15%以上，保持较高的水平，2016 年达 16.43%。

表 1-13 2012—2016 年全国与江苏省医药制造业新产品销售收入及开发经费支出情况

年份	新产品销售收入 （亿元）		新产品开发经费支出 （亿元）	
	全国	江苏省	全国	江苏省
2012	2 928.60	408.77	308.23	52.42
2013	3 606.17	477.02	364.50	56.11
2014	4 301.83	642.20	407.93	61.63
2015	4 736.27	780.74	427.95	65.78
2016	5 422.75	905.21	497.88	81.82

2012—2016 年江苏省医药制造业新产品销售收入和开发经费支出占全国比重变化趋势表明，各指标占比变化不大：新产品销售收入占比保持在 13%～17%，总体呈上升趋势，在 2013—2016 年间稳步提高；江苏省新产品开发经费支出绝对值保持增长，其占比总体呈现先下降后回升的态势。新产品投入产出的不同走势也从一个方面反映出江苏省医药制造业创新转化能力的提升。

2. 人才队伍和科研机构数量 江苏省是全国的医药大省，医疗卫生单位具有规模，截至 2019 年末，江苏省共有各类卫生机构 34 797 个。其中，医院 1 941 个，疾病预防控制中心 118 个，妇幼卫生保健机构 115 个。各类卫生机构拥有病床 51.6 万张，其中医院拥有病床 40.7 万张。共有卫生技术人员 63.1 万人，其中执业医师、执业助理医师 25.0 万人，注册护士 28.0 万人，疾病预防控制中心卫生技术人员 0.7 万人，妇幼卫生保健机构卫生技术人员 1.3 万人。从省到县、乡镇形成了一个完整的医疗、卫生、保健体系，有效地满足了全省人民治病、防病的需要，保障了人民的身体健康。

江苏省中医药科研力量较强，不仅表现在医疗单位具有一定规模，省、市、县均具有中医院，发展有西医、中西医结合，而且有全国一流的南京中医药大学、中国药科大学、南京医科大学以及综合性大学的医学院，不断为中医、中药输送人才，特别是中医药研究单位不断增加，并在江苏众多的大型中药制药企业中建有中药研究开发部门。近年来在江苏又分别建立了江苏省药用植物开发研究中心、江苏省现代中药制剂工程技术中心等，已经初步形成了中药制剂开发、创新的技术体系，并在保留原有传统制剂的基础上，加强新药制剂的开发研制。值得指出的是在现代中医药研究的过程中，中药治疗疑难杂症和特殊保健功能的发现，为新型中药方剂开发开拓了新的途径，也为中药资源生产开拓了发展空间。为实现中药现代化的目标，推行药材生产 GAP 基地建设，使得新型中药方剂开发和药材生产实行了纵向联接，无疑是为中药资源的生产发展注入了新的活力。

从 2012—2016 年全国与江苏省医药制造业研究人员和科研机构数量统计情况来看（表 1-14），江苏省医药制造业研究人员占全国比重维持在 10%以上，2016 年更是达到了 16.39%，显示出江苏省的医药制造业发展在一定程度上受益于江苏省显著的人才优势；相较于研究人员数量，江苏省医药制造业在科研机构数量上的领先优势更为明显，占全国比重由 2012 年的 16.13%稳步上升至 2016 年的 18.83%，仅江苏一省医药制造业科研机构的数量在全国占比接近 1/5，充分说明江苏省医药制造业在研发方面实力强大。

2012—2016 年江苏省研究人员数量占全国比重总体呈上升态势,自 2013 年开始平稳有力增长,2016 年增幅显著。同时,江苏省科研机构数量占全国比重较高,且在 5 年间总体呈现增长趋势,近 2 年增速有所放缓,2016 年与 2015 年相比略有下降。江苏省医药制造业具有优秀的人才基础和研发基础,应当充分发挥这种优势,使其成为江苏省医药制造业发展的一大助力。江苏省中药学相关院校和中药资源学相关研究所分布见图 1-23。

表 1-14　2012—2016 年全国与江苏省医药制造业研究人员和科研机构数量

年份	科研人员数量(人)		科研机构数量(个)	
	全国	江苏省	全国	江苏省
2012	112 722	15 933	2 591	418
2013	163 248	18 490	2 529	476
2014	182 530	20 939	2 572	507
2015	177 028	23 197	2 781	549
2016	133 133	21 821	3 043	573

数据来源:《中国高技术产业统计年鉴》。

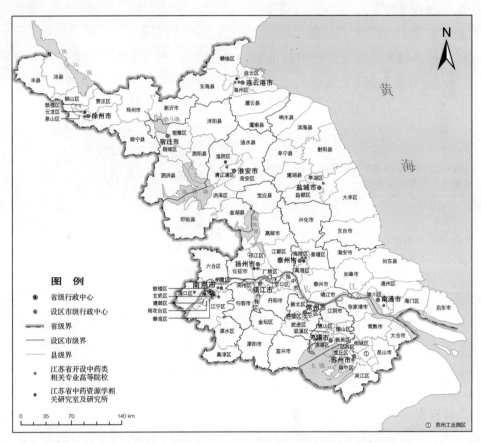

图 1-23　江苏省中药学相关院校和中药资源学相关研究所分布

3. 医药专利情况　江苏省医药制造业研发实力较强。2012—2016 年江苏省医药制造业专利申请数占全国比重在 10% 以上,近 2 年增速明显加快,在全国处于明显的领先地位。有效发明专利数占全国比重稍逊于专利申请数,占比维持在 10% 上下,处于全国前列(表 1-15)。

2012—2016 年江苏省医药制造业专利申请数与有效发明专利数占全国比重总体呈上升趋势:专

表 1-15　2012—2016 年全国与江苏省医药制造业专利申请数与有效发明专利数

年份	专利申请数(件)		有效发明专利数(件)	
	全国	江苏省	全国	江苏省
2012	14 976	1 580	15 058	1 504
2013	17 124	1 889	19 558	1 882
2014	19 354	2 300	24 799	2 663
2015	16 020	2 057	31 259	3 258
2016	17 785	2 729	37 463	4 262

数据来源:《中国高技术产业统计年鉴》。

利申请数自 2012 年稳步加速上升,2016 年占全国比重高达 15.34%;有效发明专利数总体有所上升,但呈一定波动趋势。在近 5 年中,江苏省医药制造业的专利申请数占全国比重一直低于有效发明专利数占全国比重,说明江苏还需要进一步提升医药专利申请的质量和能力。

(五) 加快江苏省医药产业结构调整的对策建议

1. 全面推进特色医药创新体系建设 江苏省在医药创新研发方面走在全国前列,实践证明创新是关键,是核心技术力量,是医药行业发展的第一驱动力。江苏省要进一步重视医药产业的自主研发,利用和发挥科教人才优势,用创新带动产业的升级发展,通过支持企业研发机构建设、推动科技成果转化等方式,来培养医药企业的创新意识,提升创新能力。

一是企业作为创新主体,要加强创新的协同性,优化资源配置,避免低端重复和恶性竞争带来的资源浪费。要鼓励企业优化科技资源配置,增加科研投入与人才投入,建设布局合理、科学高效的研发机构。二是要认清医药产业创新投入高、回报周期长的客观事实。新药研发通常要花七八年甚至更多的时间,投入数亿元。政府应当帮助企业打通融资渠道,借助社会资本度过投入期,同时企业也要磨炼坚持不懈的"工匠精神"。三是创新要进一步加大投入,目前大型骨干企业的研发投入能达到 8% 及以上,更多的企业还缺乏能力。医药企业可以借鉴、利用"百家汇"等助力医药产业创新发展的新平台、新机制,为推进创新研发提供新的动力和活力。政府通过重点搭建一些具有较好技术孵化、科技成果示范、技术转让服务功能的公共技术服务平台,达到资源整合、设备共享、降低成本的目的,帮助医药企业更多、更好地积聚科技创新资源和争取政策支持,进一步提升公司的自主创新能力和科技开发能力,加快公司科技成果的产业化进程,提高科研成果产业化的速度。

2. 调整产业结构,发展集约化经营 目前江苏省的医药产业依然存在多、小、散、乱的情形,面对这些问题,未来企业间的兼并重组势在必行,以进一步整合资源,提高企业竞争力。江苏省政府应当充分发挥市场机制在医药行业资源配置方面的决定性作用,建立良好的市场竞争环境,通过市场机制自然淘汰一批落后的高污染、高能耗、低附加值、低技术含量企业。通过政策机制鼓励并帮助中小型企业实现兼并重组,形成规模效应优势,提高产品的科技含量和附加值,增加企业的核心竞争力。培育江苏省龙头企业,通过龙头企业树立行业标杆,带动其他企业良性竞争、协同发展,提高整体盈利能力和效益水平。

为了促进江苏省医药产业结构调整升级,应当瞄准市场需求以及医药产业未来的发展方向,进一步优化生物技术和新医药产业的资源配置,大力提升产业发展的集约化水平,构建形成差异化竞争的产业集聚与区域分工发展布局。加快建设生物疫苗、新型制剂、生物制药、数字医疗器械、中成药提取五大具有国际竞争力的特色产业基地。充分发挥各地区优势,重点发展生物技术药、现代中药、生物试剂或发酵工程等高技术产品群,大力建设生物技术创新及产业化平台,突破关键技术,壮大骨干企业,提高资源配置,优化产业布局,成为全国有影响的医药产业综合发展基地。

◇参◇考◇文◇献◇

[1] 江苏省人民政府. 江苏省政区沿革[EB/OL]. (2019-04-15). http://www.jiangsu.gov.cn/col/col31363/index.html.

[2] 江苏省人民政府. 江苏省自然地理[EB/OL]. (2020-03-24). http://www.jiangsu.gov.cn/col/col31360/index.html.

[3] 江苏省人民政府. 江苏省自然资源[EB/OL]. (2020-03-24). http://www.jiangsu.gov.cn/col/col31361/index.html.

[4] 江苏省人民政府. 江苏省行政区划[EB/OL]. (2020-07-20). http://www.jiangsu.gov.cn/col/col31362/index.html.

[5] 中国科学院南京地理与湖泊研究所. 江苏省资源环境与发展地图集[M]. 北京:科学出版社,2009.

[6] 江苏省地方志编纂委员会. 江苏省志:气象事业志

[M].南京:江苏科学技术出版社,1996.

［7］江苏省地方志编纂委员会.江苏省志：地理志[M].南京:江苏古籍出版社,1999.

［8］江苏省地方志编纂委员会.江苏省志：土壤志[M].南京:江苏古籍出版社,2002.

［9］江苏省地方志编纂委员会.江苏省志：生物志 植物篇[M].南京:凤凰出版社,2005.

［10］江苏省地方志编纂委员会.江苏省志：生物志 动物篇[M].南京:凤凰出版社,2005.

［11］江苏省地方志编纂委员会.江苏省志：农业志[M].南京:凤凰出版社,2005.

［12］江苏省中医药管理局.岐黄振兴七十载 护佑健康立功勋——江苏省中医药事业发展成就纪实[N].新华日报,2019-10-18(9).

［13］王建.江苏省海岸滩涂及其利用潜力[M].北京:海洋出版社,2012.

［14］江苏省人民政府.江苏省民族宗教事务委员会[DB/OL].(2019-09-23).http://mzw.jiangsu.gov.cn/art/2019/9/23/art_39726_8718031.html.

［15］江苏省统计局,江苏省人民政府.2019年江苏省国民经济和社会发展统计公报[EB/OL].(2020-03-03).http://www.jiangsu.gov.cn/art/2020/3/3/art_34151_8994782.html.

［16］中国自然保护区标本资源共享平台.保护区目录·江苏省[DB/OL].(2013-10-09).http://www.papc.cn/html/folder/13100755-1.htm?city=32.

第二章

江苏省中药资源概况

江苏省自然条件较为优越,人多地少,土地利用率高,具有优越的平原环境和处于过渡、交汇的复杂生态系统,孕育着丰富的药用植物、动物资源种类。但长期以来,由于经济快速发展,土地开垦、森林砍伐、围滩围湖造田,以及工业化水平的逐年升高,导致孕育药用生物资源的多元生态环境大幅度减少,野生药用植物、动物资源蕴藏量显著减少,人工种植药材种类少且优势不显著,中药资源整体呈现出野生资源种类多,但分布稀疏,储量少的特点。

第一节 · 江苏省中药资源种类与分布

一、自然资源药用种类

第四次江苏省中药资源普查调查结果显示,江苏省植物药、动物药、矿物药资源空间分布情况如图2-1所示。

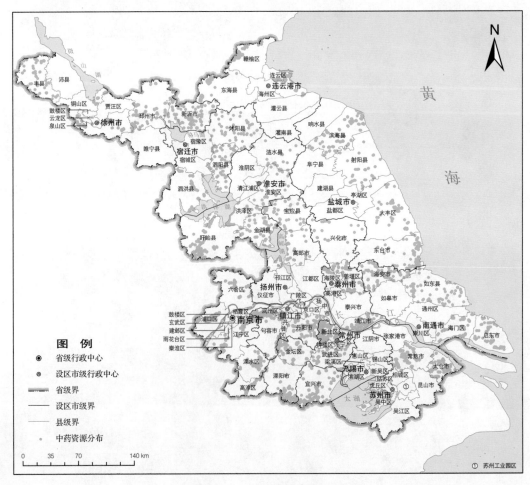

图2-1 江苏省药用资源分布

（一）药用植物资源

江苏省自 2014 年至今开展中药资源普查，已经全面覆盖全省 96 个县（市、区），现已普查到的药用植物种类详见表 2-1。

表 2-1　江苏省中药资源普查植物种类统计

序号	类别	科名	属名	中文名	拉丁学名	药材名
1		双星藻科	水绵属	光洁水绵	*Spirogyra nitida*（Dillw.）Link	水绵
2		海带科	海带属	海带	*Laminaria japonica* Aresch.	昆布
3	藻类植物	翅藻科	裙带菜属	裙带菜	*Undaria pinnatifida*（Harv.）Sur.	
4		马尾藻科	马尾藻属	马尾藻	*Sargassum enerve* C. Ag.	海茜
5				海蒿子	*Sargassum pallidum*（Turr.）C. Ag.	海藻
6		麦角菌科	虫草属	蝉花	*Isaria cicadae* Miquel	蝉花
7		羊肚菌科	羊肚菌属	尖顶羊肚菌	*Morchella conica* Pers.	羊肚菌
8	菌类植物	木耳科	木耳属	木耳	*Auricularia auricula*（L. ex Hook.）Underw.	木耳
9		多孔菌科	灵芝属	灵芝	*Ganoderma lucidum*（Leyss. ex Fr.）Karst.	灵芝
10		马勃科	脱皮马勃属	脱皮马勃	*Lasiosphaera fenzlii* Lloyd	马勃
11		地钱科	地钱属	地钱	*Marchantia polymorpha* L.	地钱
12	苔藓植物	葫芦藓科	葫芦藓属	葫芦藓	*Funaria hygrometrica* Hedw.	葫芦藓
13		金发藓科	金发藓属	金发藓	*Polytrichum commune* L. ex Hedw.	土马鬃
14		石松科	石杉属	蛇足石杉	*Huperzia serrata*（Thunb. ex Murray）Trev.	千层塔
15				江南卷柏	*Selaginella moellendorffi* Hieron.	地柏枝
16		卷柏科	卷柏属	伏地卷柏	*Selaginella nipponica* Franch. et Sav.	小地柏
17				中华卷柏	*Selaginella sinensis*（Desv.）Spring	中华卷柏
18				卷柏	*Selaginella tamariscina*（P. Beauv.）Spring	卷柏
19				问荆	*Equisetum arvense* L.	问荆
20				草问荆	*Equisetum pratense* Ehrh.	草问荆
21		木贼科	木贼属	节节草	*Equisetum ramosissimum* Desf.	笔筒草
22				笔管草	*Equisetum ramosissimum* Desf. subsp. *debile*（Roxb. ex Vauch.）Hauke	土木贼
23		阴地蕨科	阴地蕨属	华东阴地蕨	*Botrychium japonicum*（Prantl）Underw.	华东阴地蕨
24	蕨类植物			阴地蕨	*Botrychium ternatum*（Thunb.）Sw.	阴地蕨
25		瓶尔小草科	瓶尔小草属	瓶尔小草	*Ophioglossum vulgatum* L.	瓶尔小草
26		紫萁科	紫萁属	紫萁	*Osmunda japonica* Thunb.	紫萁贯众
27		里白科	芒萁属	芒萁	*Dicranopteris dichotoma*（Thunb.）Bernh.	芒萁骨
28			里白属	里白	*Hicriopteris glauca*（Thunb.）Ching	里白
29		海金沙科	海金沙属	海金沙	*Lygodium japonicum*（Thunb.）Sw.	海金沙
30			姬蕨属	姬蕨	*Hypolepis punctata*（Thunb.）Mett.	姬蕨
31		碗蕨科	鳞盖蕨属	边缘鳞盖蕨	*Microlepia marginata*（Panz.）C. Chr.	边缘鳞盖蕨
32				粗毛鳞盖蕨	*Microlepia strigosa*（Thunb.）Presl	粗毛鳞盖蕨
33		鳞始蕨科	乌蕨属	乌蕨	*Stenoloma chusanum* Ching	大叶金花草
34		蕨科	蕨属	蕨	*Pteridium aquilinum*（L.）Kuhn var. *latiusculum*（Desv.）Underw. ex Heller	蕨

（续表）

序号	类别	科名	属名	中文名	拉丁学名	药材名
35				刺齿半边旗	*Pteris dispar* Kze.	刺齿凤尾蕨
36		凤尾蕨科	凤尾蕨属	井栏边草	*Pteris multifida* Poir.	凤尾草
37				蜈蚣草	*Pteris vittata* L.	蜈蚣草
38		中国蕨科	碎米蕨属	毛轴碎米蕨	*Cheilosoria chusana*（Hook.）Ching et Shing	川层草
39			金粉蕨属	野雉尾金粉蕨	*Onychium japonicum*（Thunb.）Kze.	小野鸡尾
40		水蕨科	水蕨属	水蕨	*Ceratopteris thalictroides*（L.）Brongn.	水蕨
41		凤丫蕨科	凤丫蕨属	凤丫蕨	*Coniogramme japonica*（Thunb.）Diels	散血莲
42		蹄盖蕨科	蹄盖蕨属	禾秆蹄盖蕨	*Athyrium yokoscense*（Franch. et Sav.）Christ	蹄盖蕨
43			毛蕨属	渐尖毛蕨	*Cyclosorus acuminatus*（Houtt.）Nakai	渐尖毛蕨
44		金星蕨科	针毛蕨属	雅致针毛蕨	*Macrothelypteris oligophlebia*（Bak.）Ching var. *elegans*（Koidz.）Ching	金鸡尾巴草根
45			金星蕨属	金星蕨	*Parathelypteris glanduligera*（Kze.）Ching	金星蕨
46			卵果蕨属	延羽卵果蕨	*Phegopteris decursive-pinnata*（van Hall）Fée	小叶金鸡尾巴草
47				虎尾铁角蕨	*Asplenium incisum* Thunb.	岩春草
48		铁角蕨科	铁角蕨属	华中铁角蕨	*Asplenium sarelii* Hook.	孔雀尾
49				铁角蕨	*Asplenium trichomanes* L.	铁角凤尾草
50		乌毛蕨科	狗脊属	狗脊	*Woodwardia japonica*（L. f.）Sm.	狗脊贯众
51	蕨类植物		复叶耳蕨属	斜方复叶耳蕨	*Arachniodes rhomboidea*（Wall. ex Mett.）Ching	大叶鸭脚莲
52				异羽复叶耳蕨	*Arachniodes simplicior*（Makino）Ohwi	长尾复叶耳蕨
53		鳞毛蕨科	贯众属	贯众	*Cyrtomium fortunei* J. Sm.	小贯众,公鸡头叶
54			鳞毛蕨属	阔鳞鳞毛蕨	*Dryopteris championii*（Benth.）C. Chr.	毛贯众
55				黑足鳞毛蕨	*Dryopteris fuscipes* C. Chr.	黑色鳞毛蕨
56			耳蕨属	戟叶耳蕨	*Polystichum tripteron*（Kunze）Presl	三叉耳蕨根状茎
57		骨碎补科	骨碎补属	骨碎补	*Davallia mariesii* Moore ex Bak.	海州骨碎补
58			槲蕨属	槲蕨	*Drynaria roosii* Nakaike	骨碎补
59			骨牌蕨属	抱石莲	*Lepidogrammitis drymoglossoides*（Baker）Ching	鱼鳖金星
60			瓦韦属	瓦韦	*Lepisorus thunbergianus*（Kaulf.）Ching	瓦韦
61		水龙骨科		阔叶瓦韦	*Lepisorus tosaensis*（Makino）H. Itô	拟瓦韦
62			星蕨属	江南星蕨	*Microsorium fortunei*（T. Moore）Ching	大叶骨牌草
63			盾蕨属	盾蕨	*Neolepisorus ovatus*（Bedd.）Ching	大金刀
64			石韦属	石韦	*Pyrrosia lingua*（Thunb.）Farw.	石韦
65				有柄石韦	*Pyrrosia petiolosa*（Christ）Ching	
66		蘋科	蘋属	蘋	*Marsilea quadrifolia* L.	蘋
67		槐叶蘋科	槐叶蘋属	槐叶蘋	*Salvinia natans*（L.）All.	蜈蚣萍
68	裸子植物	苏铁科	苏铁属	苏铁	*Cycas revoluta* Thunb.	苏铁根,苏铁果,苏铁花,苏铁叶

（续表）

序号	类别	科名	属名	中文名	拉丁学名	药材名
69		银杏科	银杏属	银杏	*Ginkgo biloba* L.	白果,银杏叶
70			雪松属	雪松	*Cedrus deodara*（Roxb.）G. Don	香柏叶,香柏
71				赤松	*Pinus densiflora* Sieb. et Zucc.	松花,松根,松油,松香,松节油
72		松科	松属	马尾松	*Pinus massoniana* Lamb.	松花粉,松节油,松叶,松根,松球
73				油松	*Pinus tabulaeformis* Carr.	松花粉,油松节
74				黑松	*Pinus thunbergii* Parl.	松花,松根,松油,松香,松节油
75			金钱松属	金钱松	*Pseudolarix amabilis*（Nelson）Rehd.	土荆皮
76			杉木属	杉木	*Cunninghamia lanceolata*（Lamb.）Hook.	衫材,杉木根,杉木节,杉皮,杉叶,杉塔,杉子,杉木油
77	裸子植物	杉科	水松属	水松	Glyptostrobus pensilis（staunt.）Koch	水松皮,水松球果,水松枝叶
78			水杉属	水杉	*Metasequoia glyptostroboides* Hu et Cheng	水杉叶,水杉果实
79			刺柏属	刺柏	*Juniperus formosana* Hayata	山刺柏
80		柏科	侧柏属	侧柏	*Platycladus orientalis*（L.）Franco	侧柏叶,柏子仁
81			圆柏属	圆柏	*Sabina chinensis*（L.）Ant.	桧叶
82		罗汉松科	罗汉松属	罗汉松	*Podocarpus macrophyllus*（Thunb.）D. Don	罗汉松实,罗汉松根皮,罗汉松叶
83				竹柏	*Podocarpus nagi*（Thunb.）Zoll. et Mor. ex Zoll.	竹柏,竹柏根
84		三尖杉科	三尖杉属	粗榧	*Cephalotaxus sinensis*（Rehd. et Wils.）Li	粗榧枝叶,粗榧根
85		红豆杉科	红豆杉属	南方红豆杉	*Taxus chinensis*（Pilger）Rehd. var. *mairei*（Lemée et Lévl.）Cheng et L. K. Fu	血榧,南方红豆杉叶
86				曼地亚红豆杉	*Taxus × media* Rehder	曼地亚红豆杉
87		杨梅科	杨梅属	杨梅	*Myrica rubra*（Lour.）Siebold. et Zucc.	杨梅
88			山核桃属	山核桃	*Carya cathayensis* Sarg.	山核桃仁
89				美国山核桃	*Carya illinoensis*（Wangenh.）K. Koch	美国山核桃
90	被子植物·双子叶植物	胡桃科	胡桃属	野核桃	*Juglans cathayensis* Dode	野核桃仁
91				胡桃	*Juglans regia* L.	核桃仁
92			化香树属	化香树	*Platycarya strobilacea* Sieb. et Zucc.	化香树叶,化香树果
93			枫杨属	枫杨	*Pterocarya stenoptera* C. DC.	枫柳皮

（续表）

序号	类别	科名	属名	中文名	拉丁学名	药材名
94				响叶杨	*Populus adenopoda* Maxim.	
95				加杨	*Populus × canadensis* Moench	
96			杨属	钻天杨	*Populus nigra* L. var. *italica* （Muench） Koehne	杨柳花
97		杨柳科		毛白杨	*Populus tomentosa* Carr.	
98				垂柳	*Salix babylonlca* L.	
99			柳属	杞柳	*Salix integra* Thunb.	柳枝,柳絮
100				旱柳	*Salix matsudana* Koidz.	
101				紫柳	*Salix wilsonii* Seemen.	
102			桤木属	桤木	*Alnus cremastogyne* Burk.	桤木皮
103		桦木科	鹅耳枥属	鹅耳枥	*Carpinus turczaninowii* Hance	鹅耳枥
104			榛属	川榛	*Corylus heterophylla* Fisch. var. *szechuenensis* Franch.	榛子
105			栗属	锥栗	*Castanea henryi* （Skan） Rehd. et Wils.	锥栗
106				栗	*Castanea mollissima* Bl.	栗子
107			青冈属	青冈	*Cyclobalanopsis glauca* （Thunb.） Oerst.	槠子
108				麻栎	*Quercus acutissima* Carruth.	橡实
109		壳斗科		槲栎	*Quercus aliena* Bl.	槲栎
110			栎属	白栎	*Quercus fabri* Hance	白栎蔀
111	被子植物· 双子叶植物			短柄枹栎	*Quercus serrata* Thunb. var. *brevipetiolata* （A. DC.） Nakai	短柄枹栎
112				栓皮栎	*Quercus variabilis* Bl.	青杠碗
113			糙叶树属	糙叶树	*Aphananthe aspera* （Thunb.） Planch.	糙叶树皮
114		大麻科	朴属	紫弹树	*Celtis biondii* Pamp.	紫弹树叶
115				朴树	*Celtis sinensis* Pers.	朴树皮
116			葎草属	葎草	*Humulus scandens* （Lour.） Merr.	葎草
117			刺榆属	刺榆	*Hemiptelea davidii* （Hance） Planch.	刺榆皮
118				大果榆	*Ulmus macrocarpa* Hance	芜荑
119		榆科	榆属	榔榆	*Ulmus parvifolia* Jacq.	榔榆皮,榔榆 叶,榔榆茎
120				榆树	*Ulmus pumila* L.	榆白皮
121			榉属	大叶榉树	*Zelkova schneideriana* Hand. -Mazz.	榉树皮
122				榉树	*Zelkova serrata* （Thunb.） Makino	榉树皮,榉树叶
123		杜仲科	杜仲属	杜仲	*Eucommia ulmoides* Oliver	杜仲皮,杜仲叶
124			构属	构树	*Broussonetia papyrifera* （L.） L'Hér. ex Vent.	楮实子
125				楮	*Broussonetia kazinoki* Sieb.	构皮麻
126			水蛇麻属	水蛇麻	*Fatoua villosa* （Thunb.） Nakai	水蛇麻
127		桑科		无花果	*Ficus carica* L.	无花果,奶浆叶
128			榕属	薜荔	*Ficus pumila* L.	薜荔
129				爬藤榕	*Ficus sarmentosa* Buch. -Ham. ex J. E. Sm. var. *impressa* （Champ.） Corner	爬藤榕

（续表）

序号	类别	科名	属名	中文名	拉丁学名	药材名
130			柘属	柘树	*Cudrania tricuspidata* (Carr.) Bur. ex Lavallee	柘木
131		桑科	桑属	桑	*Morus alba* L.	桑叶,桑白皮,桑枝,桑椹
132				鸡桑	*Morus australis* Poir.	桑叶
133				大叶苎麻	*Boehmeria longispica* Steud.	大叶苎麻
134			苎麻属	苎麻	*Boehmeria nivea* (L.) Gaudich.	苎麻根
135				悬铃木叶苎麻	*Boehmeria tricuspis* (Hance) Makino	赤麻,山麻根
136			糯米团属	糯米团	*Gonostegia hirta* (Bl.) Miq.	糯米藤
137		荨麻科	艾麻属	珠芽艾麻	*Laportea bulbifera* (Siebold. et Zucc.) Wedd.	野绿麻根
138			花点草属	花点草	*Nanocnide japonica* Bl.	幼油麻
139				毛花点草	*Nanocnide lobata* Wedd.	雪药
140				小叶冷水花	*Pilea microphylla* (L.) Liebm.	透明花
141			冷水花属	冷水花	*Pilea notata* C. H. Wrigh	冷水花
142				透茎冷水花	*Pilea pumila* (L.) A. Gray	透茎冷水花
143		檀香科	百蕊草属	百蕊草	*Thesium chinense* Turcz.	百蕊草,百蕊草根
144				金线草	*Antenoron filiforme* (Thunb.) Rob. et Vaut.	
145			金线草属	短毛金线草	*Antenoron filiforme* (Thunb.) Rob. et Vaut. var. *neofiliforme* (Nakai) A. J. Li	金线草
146	被子植物·双子叶植物		荞麦属	金荞麦	*Fagopyrum dibotrys* (D. Don) Hara	金荞麦,金荞麦根
147				荞麦	*Fagopyrum esculentum* Moench	荞麦
148			首乌属	何首乌	*Fallopia multiflora* (Thunb.) Harald.	何首乌,首乌藤
149				萹蓄	*Polygonum aviculare* L.	萹蓄
150				丛枝蓼	*Polygonum posumbu* Buch.-Ham. ex D. Don	丛枝蓼
151				蓼子草	*Polygonum criopolitanum* Hance	蓼子草
152				愉悦蓼	*Polygonum jucundum* Meisn.	黑果拔毒散
153				拳参	*Polygonum bistorta* L.	拳参
154		蓼科		水蓼	*Polygonum hydropiper* L.	水蓼
155				蚕茧草	*Polygonum japonicum* Meisn.	蚕茧草
156				酸模叶蓼	*Polygonum lapathifolium* L.	鱼蓼
157			蓼属	绵毛酸模叶蓼	*Polygonum lapathifolium* L. var. *salicifolium* Sibth.	辣蓼草
158				长鬃蓼	*Polygonum longisetum* De Br.	白辣蓼
159				红蓼	*Polygonum orientale* L.	水红花子
160				杠板归	*Polygonum perfoliatum* L.	杠板归
161				春蓼	*Polygonum persicaria* L.	马蓼
162				习见蓼	*Polygonum plebeium* R. Br.	小萹蓄
163				箭叶蓼	*Polygonum sieboldii* Meisn.	雀翘,雀翘实
164				刺蓼	*Polygonum senticosum* (Meisn.) Franch. et Sav.	廊茵

（续表）

序号	类别	科名	属名	中文名	拉丁学名	药材名
165			蓼属	戟叶蓼	*Polygonum thunbergii* Sieb. et Zucc.	水麻芌
166				香蓼	*Polygonum viscosum* Buch.-Ham. ex D. Don	香蓼
167			虎杖属	虎杖	*Reynoutria japonica* Houtt.	虎杖
168				酸模	*Rumex acetosa* L.	酸模
169				网果酸模	*Rumex chalepensis* Mill.	血当归
170		蓼科		皱叶酸模	*Rumex crispus* L.	牛耳大黄,牛耳大黄叶
171			酸模属	齿果酸模	*Rumex dentatus* L.	牛舌草
172				羊蹄	*Rumex japonicus* Houtt.	羊蹄
173				刺酸模	*Rumex maritimus* L.	野菠菜
174				钝叶酸模	*Rumex obtusifolius* L.	土大黄,土大黄叶
175				巴天酸模	*Rumex patientia* L.	牛西西
176		商陆科	商陆属	商陆	*Phytolacca acinosa* Roxb.	商陆
177				垂序商陆	*Phytolacca americana* L.	
178		紫茉莉科	叶子花属	光叶子花	*Bougainvillea glabra* Choisy	叶子花
179			紫茉莉属	紫茉莉	*Mirabilis jalapa* L.	紫茉莉根
180		番杏科	粟米草属	粟米草	*Mollugo stricta* L.	粟米草
181			马齿苋属	大花马齿苋	*Portulaca grandiflora* Hook.	午时花
182	被子植物·双子叶植物	马齿苋科		马齿苋	*Portulaca oleracea* L.	马齿苋
183			土人参属	土人参	*Talinum paniculatum*（Jacq.）Gaertn.	土人参,土人参叶
184		落葵科	落葵薯属	落葵薯	*Anredera cordifolia*（Tenore）Steenis	藤三七
185			落葵属	落葵	*Basella alba* L.	落葵
186			无心菜属	无心菜	*Arenaria serpyllifolia* L.	小无心菜
187			卷耳属	球序卷耳	*Cerastium glomeratum* Thuill.	婆婆指甲菜
188			狗筋蔓属	狗筋蔓	*Cucubalus baccifer* L.	狗筋蔓
189				须苞石竹	*Dianthus barbatus* L.	须苞石竹
190			石竹属	香石竹	*Dianthus caryophyllus* L.	麝香石竹
191				石竹	*Dianthus chinensis* L.	瞿麦
192				瞿麦	*Dianthus superbus* L.	
193			石头花属	长蕊石头花	*Gypsophila oldhamiana* Miq.	山银柴胡
194		石竹科	剪秋罗属	剪秋罗	*Lychnis fulgens* Fisch.	剪红纱花
195			鹅肠菜属	鹅肠菜	*Myosoton aquaticum*（L.）Moench	鹅肠草
196			孩儿参属	孩儿参	*Pseudostellaria heterophylla*（Miq.）Pax ex Pax	太子参
197			漆姑草属	漆姑草	*Sagina japonica*（Sw.）Ohwi	漆姑草
198				女娄菜	*Silene aprica* Turcz. ex Fisch. et Mey.	女娄菜,女娄菜根
199			蝇子草属	麦瓶草	*Silene conoidea* L.	麦瓶草,麦瓶草种子
200			拟漆姑草属	拟漆姑	*Spergularia salina* J. et C. Presl	拟漆姑

（续表）

序号	类别	科名	属名	中文名	拉丁学名	药材名
201				中国繁缕	*Stellaria chinensis* Regel	繁缕
202		石竹科	繁缕属	繁缕	*Stellaria media*（L.）Cyr.	
203				雀舌草	*Stellaria uliginosu* Murr.	天蓬草
204			麦蓝菜属	麦蓝菜	*Vaccaria segetalis*（Neck.）Garcke	王不留行
205			甜菜属	甜菜	*Beta vulgaris* L.	甜菜根
206				藜	*Chenopodium album* L.	藜,灰灰菜
207				土荆芥	*Chenopodium ambrosioides* L.	土荆芥
208			藜属	刺藜	*Chenopodium aristatum* L.	刺藜
209				灰绿藜	*Chenopodium glaucum* L.	藜,灰灰菜
210				细穗藜	*Chenopodium gracilispicum* Kung	细穗藜
211		藜科		小藜	*Chenopodium serotinum* L.	灰藋
212			虫实属	软毛虫实	*Corispermum puberulum* Iljin	兴安虫实
213			地肤属	地肤	*Kochia scoparia*（L.）Schrad.	地肤子
214			盐角草属	盐角草	*Salicornia europaea* L.	海蓬子
215			猪毛菜属	猪毛菜	*Salsola collina* Pall.	猪毛菜
216			菠菜属	菠菜	*Spinacia oleracea* L.	菠菜
217			碱蓬属	碱蓬	*Suaeda glauca*（Bunge）Bunge	碱蓬
218			牛膝属	土牛膝	*Achyranthes aspera* L.	倒扣草,土牛膝
219				牛膝	*Achyranthes bidentata* Blume	牛膝
220	被子植物·双子叶植物			锦绣苋	*Alternanthera bettzickiana*（Regel）Nichols.	红莲子草
221			莲子草属	喜旱莲子草	*Alternanthera philoxeroides*（Mart.）Griseb.	空心苋
222				莲子草	*Alternanthera sessilis*（L.）DC.	节节花
223				绿穗苋	*Amaranthus hybridus* L.	绿穗苋
224		苋科		凹头苋	*Amaranthus lividus* L.	野苋菜,野苋子
225			苋属	反枝苋	*Amaranthus retroflexus* L.	
226				刺苋	*Amaranthus spinosus* L.	簕苋菜
227				苋	*Amaranthus tricolor* L.	苋,苋实,苋根
228				皱果苋	*Amaranthus viridis* L.	白苋
229			青葙属	青葙	*Celosia argentea* L.	青葙子
230				鸡冠花	*Celosia cristata* L.	鸡冠花
231			千日红属	千日红	*Gomphrena globosa* L.	千日红
232			昙花属	昙花	*Epiphyllum oxypetalum*（DC.）Haw.	昙花,昙花茎
233		仙人掌科	仙人掌属	仙人掌	*Opuntia stricta*（Haw.）Haw. var. *dillenii*（Ker-Gawl.）Benson	仙人掌,神仙掌花,仙掌子,玉芙蓉
234			南五味子属	南五味子	*Kadsura longipedunculata* Finet et Gagnep.	红木香
235		木兰科	鹅掌楸属	鹅掌楸	*Liriodendron chinense*（Hemsl.）Sargent.	凹朴皮,鹅掌楸根
236				北美鹅掌楸	*Liriodendron tulipifera* L.	凹朴皮
237			木兰属	望春玉兰	*Magnolia biondii* Pampan.	辛夷

（续表）

序号	类别	科名	属名	中文名	拉丁学名	药材名
238				玉兰	*Magnolia denudata* Desr.	辛夷
239				荷花玉兰	*Magnolia grandiflora* L.	广玉兰
240			木兰属	紫玉兰	*Magnolia liliiflora* Desr.	辛夷
241		木兰科		凹叶厚朴	*Magnolia officinalis* Rehd. et Wils. subsp. *biloba*（Rehd. et Wils.）Law	厚朴,厚朴花
242				含笑花	*Michelia figo*（Lour.）Spreng.	含笑花
243			含笑属	金叶含笑	*Michelia foveolata* Merr. ex Dandy	金叶含笑
244				深山含笑	*Michelia maudiae* Dunn	深山含笑
245			五味子属	华中五味子	*Schisandra sphenanthera* Rehd. et Wils.	南五味子
246		蜡梅科	蜡梅属	蜡梅	*Chimonanthus praecox*（L.）Link.	蜡梅花,铁筷子
247			樟属	樟	*Cinnamomum camphora*（L.）Presl	樟木,樟树皮,樟树叶,香樟根,樟木子,樟梨子,樟脑
248				狭叶山胡椒	*Lindera angustifolia* Cheng	见风消
249			山胡椒属	山胡椒	*Lindera glauca*（Siebold et Zucc.）Bl.	山胡椒
250		樟科		三桠乌药	*Lindera obtusiloba* Bl.	三钻风
251			木姜子属	山鸡椒	*Litsea cubeba*（Lour.）Pers.	澄茄子,山苍子叶,豆豉姜
252			润楠属	红楠	*Machilus thunbergii* Siebold et Zucc.	红楠皮
253	被子植物·双子叶植物		楠属	紫楠	*Phoebe sheareri*（Hemsl.）Gamble	紫楠叶,紫楠根
254			檫木属	檫木	*Sassafras tzumu*（Hemsl.）Hemsl.	檫树
255				乌头	*Aconitum carmichaelii* Debx.	川乌,附子
256			乌头属	展毛乌头	*Aconitum carmichaelii* Debx. var. *truppelianum*（Ulbr.）W. T. Wang et Hsiao	乌头根,乌头叶
257			侧金盏花属	辽吉侧金盏花	*Adonis pseudoamurensis* W. T. Wang	侧金盏花
258			银莲花属	鹅掌草	*Anemone flaccida* Fr. Schmidt	地乌
259				女萎	*Clematis apiifolia* DC.	女萎
260				威灵仙	*Clematis chinensis* Osbeck	威灵仙
261				毛叶威灵仙	*Clematis chinensis* Osbeck f. *vestita* Rehd. et Wils.	毛叶威灵仙
262		毛茛科		山木通	*Clematis finetiana* Lévl. et Vant.	山木通,山木通根
263			铁线莲属	大叶铁线莲	*Clematis heracleifolia* DC.	草牡丹
264				长冬草	*Clematis hexapetala* Pall. var. *tchefouensis*（Debeaux）S. Y. Hu	长冬草
265				太行铁线莲	*Clematis kirilowii* Maxim.	太行铁线莲
266				圆锥铁线莲	*Clematis terniflora* DC.	铜脚威灵仙
267				柱果铁线莲	*Clematis uncinata* Champ.	威灵仙
268				还亮草	*Delphinium anthriscifolium* Hance	还亮草
269			翠雀属	卵瓣还亮草	*Delphinium anthriscifolium* Hance var. *calleryi*（Franch.）Finet et Gagnep.	卵瓣还亮草

（续表）

序号	类别	科名	属名	中文名	拉丁学名	药材名
270			獐耳细辛属	獐耳细辛	*Hepatica nobilis* Schreb. var. *asiatica*（Nakai）Hara	獐耳细辛
271			芍药属	芍药	*Paeonia lactiflora* Pall.	白芍,赤芍
272				牡丹	*Paeonia suffruticosa* Andr.	牡丹皮
273			白头翁属	白头翁	*Pulsatilla chinensis*（Bunge）Regel	白头翁
274				禺毛茛	*Ranunculus cantoniensis* DC.	自扣草
275				茴茴蒜	*Ranunculus chinensis* Bunge	回回蒜
276				毛茛	*Ranunculus japonicus* Thunb.	毛茛
277		毛茛科	毛茛属	刺果毛茛	*Ranunculus muricatus* L.	刺果毛茛
278				石龙芮	*Ranunculus sceleratus* L.	石龙芮
279				扬子毛茛	*Ranunculus sieboldii* Miq.	鸭脚板草
280				猫爪草	*Ranunculus ternatus* Thunb.	猫爪草
281			天葵属	天葵	*Semiaquilegia adoxoides*（DC.）Makino	天葵子
282				华东唐松草	*Thalictrum fortunei* S. Moore	马尾连
283			唐松草属	东亚唐松草	*Thalictrum minus* L. var. *hypoleucum*（Sieb. et Zucc.）Miq.	烟窝草
284				瓣蕊唐松草	*Thalictrum petaloideum* L.	马尾黄连
285			十大功劳属	阔叶十大功劳	*Mahonia bealei*（Fort.）Carr.	功劳木,功劳叶
286		小檗科		十大功劳	*Mahonia fortunnei*（Lindl.）Fedde	
287	被子植物·双子叶植物		南天竹属	南天竹	*Nandina domestica* Thunb.	南天竹子
288		大血藤科	大血藤属	大血藤	*Sargentodoxa cuneata*（Oliv.）Rehd. et Wils.	大血藤
289		木通科	木通属	木通	*Akebia quinata*（Houtt.）Decne.	木通
290			木防己属	木防己	*Cocculus orbiculatus*（L.）DC.	木防己
291			蝙蝠葛属	蝙蝠葛	*Menispermum dauricum* DC.	北豆根
292		防己科	千金藤属	金线吊乌龟	*Stephania cepharantha* Hayata	白药子
293				千金藤	*Stephania japonica*（Thunb.）Miers	千金藤
294			莼属	莼菜	*Brasenia schreberi* J. F. Gmel.	莼
295			芡属	芡实	*Euryale ferox* Salisb. ex König & Sims	芡实
296		睡莲科	莲属	莲	*Nelumbo nucifera* Gaertn.	荷叶,藕节,莲须,莲子,莲房,莲子心
297			睡莲属	睡莲	*Nymphaea tetragona* Georgi	睡莲
298		金鱼藻科	金鱼藻属	金鱼藻	*Ceratophyllum demersum* L.	金鱼藻
299		三白草科	蕺菜属	蕺菜	*Houttuynia cordata* Thunb.	鱼腥草
300			三白草属	三白草	*Saururus chinensis*（Lour.）Baill.	三白草
301		金粟兰科	金粟兰属	丝穗金粟兰	*Chloranthus fortunei*（A. Gray）Solm-Lamb.	剪草
302				及己	*Chloranthus serratus*（Thunb.）Roem. et Schult.	及己
303		马兜铃科	马兜铃属	马兜铃	*Aristolochia debilis* Sieb. et Zucc.	马兜铃,天仙藤
304				寻骨风	*Aristolochia mollissima* Hance	寻骨风
305			细辛属	杜衡	*Asarum forbesii* Maxim.	杜衡

（续表）

序号	类别	科名	属名	中文名	拉丁学名	药材名
306		猕猴桃科	猕猴桃属	软枣猕猴桃	*Actinidia arguta*（Sieb. et Zucc.）Planch. ex Miq.	软枣子,猕猴梨根,猕猴梨叶
307				中华猕猴桃	*Actinidia chinensis* Planch.	猕猴桃,猕猴桃根,猕猴桃藤,猕猴桃枝叶
308				山茶	*Camellia japonica* L.	山茶花,山茶根,山茶叶,山茶子
309		山茶科	山茶属	油茶	*Camellia oleifera* Abel.	油茶子,油茶根,油茶叶,油茶花,茶油
310				茶树	*Camellia sinensis*（L.）O. Kuntze	茶叶,茶树根,茶花,茶子
311			木荷属	木荷	*Schima superba* Gardn. et Champ.	木荷,木荷叶
312				黄海棠	*Hypericum ascyron* L.	红旱莲
313				赶山鞭	*Hypericum attenuatum* Choisy	赶山鞭
314				小连翘	*Hypericum erectum* Thunb. ex Murray	直立金丝桃
315		藤黄科	金丝桃属	地耳草	*Hypericum japonicum* Thunb. ex Murray	田基黄
316				金丝桃	*Hypericum monogynum* L.	金丝桃
317				金丝梅	*Hypericum patulum* Thunb. ex Murray	金丝梅
318	被子植物・双子叶植物			贯叶连翘	*Hypericum perfoliatnm* L.	贯叶金丝桃
319				元宝草	*Hypericum sampsonii* Hance	元宝草
320				夏天无	*Corydalis decumbens*（Thunb.）Pers.	夏天无
321				地丁草	*Corydalis bungeana* Turcz.	苦地丁
322				紫堇	*Corydalis edulis* Maxim.	紫堇
323			紫堇属	刻叶紫堇	*Corydalis incisa*（Thunb.）Pers.	紫花鱼灯草
324				黄堇	*Corydalis pallida*（Thunb.）Pers.	深山黄堇
325		罂粟科		全叶延胡索	*Corydalis repens* Mandl. et Mühld.	东北延胡索
326				延胡索	*Corydalis yanhusuo* W. T. Wang ex Z. Y. Su et C. Y. Wu	延胡索
327			花菱草属	花菱草	*Eschscholtzia californica* Cham.	花菱草
328			博落回属	博落回	*Macleaya cordata*（Willd.）R. Br.	博落回
329			罂粟属	虞美人	*Papaver rhoeas* L.	丽春花
330				罂粟	*Papaver somniferum* L.	罂粟壳
331			南芥属	匍匐南芥	*Arabis flagellosa* Miq.	匍匐南芥
332				芸薹	*Brassica campestris* L.	芸薹子
333		十字花科	芸薹属	青菜	*Brassica chinensis* L.	崧菜
334				芥菜	*Brassica juncea*（L.）Czern. et Coss.	黄芥子,白芥子
335				白菜	*Brassica pekinensis*（Lour.）Rupr.	黄芽白菜
336				芜青	*Brassica rapa* L.	芜菁

（续表）

序号	类别	科名	属名	中文名	拉丁学名	药材名
337			荠属	荠	*Capsella bursa-pastoris*（L.）Medik.	荠菜
338				弯曲碎米荠	*Cardamine flexuosa* With.	白带草
339			碎米荠属	碎米荠	*Cardamine hirsuta* L.	
340				弹裂碎米荠	*Cardamine impatiens* L.	碎米荠
341			碎米荠属	白花碎米荠	*Cardamine leucantha*（Tausch）O. E. Schulz	菜子七
342			播娘蒿属	播娘蒿	*Descurainia sophia*（L.）Webb ex Prantl	葶苈子
343			花旗杆属	花旗杆	*Dontostemon dentatus*（Bunge）Lédeb.	花旗杆
344			葶苈属	葶苈	*Draba nemorosa* L.	葶苈
345			糖芥属	糖芥	*Erysimum bungei*（Kitag.）Kitag.	糖芥
346				小花糖芥	*Erysimum cheiranthoides* L.	桂竹糖芥
347			菘蓝属	菘蓝	*Isatis indigotica* Fortune	大青叶，板蓝根
348		十字花科		独行菜	*Lepidium apetalum* Willd.	北葶苈子
349			独行菜属	抱茎独行菜	*Lepidium perfoliatum* L.	抱茎独行菜
350				家独行菜	*Lepidium sativum* L.	独行菜
351				北美独行菜	*Lepidium virginicum* L.	葶苈子
352			涩荠属	涩荠	*Malcolmia africana*（L.）R. Br.	紫花芥子
353			豆瓣菜属	豆瓣菜	*Nasturtium officinale* R. Br.	西洋菜干
354			萝卜属	萝卜	*Raphanus sativus* L.	莱菔子
355	被子植物·双子叶植物			广州蔊菜	*Rorippa cantoniensis*（Lour.）Ohwi	广东蔊菜
356				无瓣蔊菜	*Rorippa dubia*（Pers.）Hara	蔊菜
357			蔊菜属	风花菜	*Rorippa globosa*（Turcz.）Hayek	风花菜
358				蔊菜	*Rorippa indica*（L.）Hiern	蔊菜
359				沼生蔊菜	*Rorippa islandica*（Oed.）Borb.	水前草
360			菥蓂属	菥蓂	*Thlaspi arvense* L.	菥蓂
361		悬铃木科	悬铃木属	二球悬铃木	*Platanus × acerifolia*（Ait.）Willd.	悬铃木，梧桐皮
362			蚊母树属	蚊母树	*Distylium racemosum* Sieb. et Zucc.	蚊母树
363			牛鼻栓属	牛鼻栓	*Fortunearia sinensis* Rehd. et Wils.	牛鼻栓
364		金缕梅科	枫香属	枫香树	*Liquidambar formosana* Hance	枫香脂，路路通
365			檵木属	檵木	*Loropetalum chinense*（R. Br.）Oliver	檵花，檵木根，檵木叶
366				红花檵木	*Loropetalum chinensis*（R. Br.）Oliver var. *rubrum* Yieh	红花檵木
367			瓦松属	晚红瓦松	*Orostachys erubescens*（Maxim.）Ohwi	瓦松
368				费菜	*Sedum aizoon* L.	景天三七
369				珠芽景天	*Sedum bulbiferum* Makino	珠芽半支
370		景天科	景天属	凹叶景天	*Sedum emarginatum* Migo	马牙半支
371				佛甲草	*Sedum lineare* Thunb.	佛甲草
372				垂盆草	*Sedum sarmentosum* Bunge	垂盆草

（续表）

序号	类别	科名	属名	中文名	拉丁学名	药材名
373			溲疏属	大花溲疏	*Deutzia grandiflora* Bge.	溲疏
374			绣球属	绣球	*Hydrangea macrophylla*（Thunb.）Ser.	绣球
375			扯根菜属	扯根菜	*Penthorum chinense* Pursh	水泽兰
376		虎耳草科	山梅花属	山梅花	*Philadelphus henryi* Koehne	山梅花
377			茶藨子属	华蔓茶藨子	*Ribes fasciculatum* Sieb. et Zucc. var. *chinense* Maxim.	三升米
378			虎耳草属	虎耳草	*Saxifraga stolonifera* Curt.	虎耳草
379			钻地风属	钻地风	*Schizophragma integrifolium* Oliv.	钻地风
380		海桐花科	海桐花属	海桐	*Pittosporum tobira*（Thunb.）Ait.	海桐枝叶
381			龙牙草属	龙芽草	*Agrimonia pilosa* Ldb.	仙鹤草,鹤草芽
382			桃属	桃	*Amygdalus persica* L.	桃仁,桃枝
383			杏属	杏	*Armeniaca vulgaris* Lam.	苦杏仁
384				梅	*Armeniaca mume* Sieb.	乌梅,梅花
385				麦李	*Cerasus glandulosa*（Thunb.）Lois.	麦李种子
386				欧李	*Cerasus humilis*（Bge.）Sok.	郁李仁
387			樱属	樱桃	*Cerasus pseudocerasus*（Lindl.）G. Don	樱桃核,樱桃叶,樱桃枝,樱桃根,樱桃花
388				山樱花	*Cerasus serrulata*（Lindl.）G. Don ex Loudon	山樱花
389	被子植物・双子叶植物			毛樱桃	*Cerasus tomentosa*（Thunb.）Wall.	山樱桃
390			木瓜属	木瓜	*Chaenomeles sinensis*（Thouin）Koehne	榠楂
391				皱皮木瓜	*Chaenomeles speciosa*（Sweet）Nakai	宣木瓜
392			栒子属	平枝栒子	*Cotoneaster horizontalis* Dcne.	水莲沙
393		蔷薇科		野山楂	*Crataegus cuneata* Sieb. et Zucc.	野山楂
394			山楂属	山里红	*Crataegus pinnatifida* Bunge var. *major* N. E. Br.	山楂,山楂叶
395				山楂	*Crataegus pinnatifiola* Bunge	山楂,山楂叶
396			蛇莓属	蛇莓	*Duchesnea indica*（Andr.）Focke	蛇莓,蛇莓根
397			枇杷属	枇杷	*Eriobotrya japonica*（Thunb.）Lindl.	枇杷叶
398			白鹃梅属	白鹃梅	*Exochorda racemosa*（Lindl.）Rehd.	茧子花
399			草莓属	草莓	*Fragaria × ananassa* Duch.	草莓
400			棣棠花属	棣棠花	*Kerria japonica*（L.）DC.	棣棠花,棣棠枝叶,棣棠根
401				重瓣棣棠花	*Kerria japonica*（L.）DC. f. *pleniflora*（Witle）Rehd.	棣棠花
402				垂丝海棠	*Malus halliana* Koehne	垂丝海棠
403				湖北海棠	*Malus hupehensis*（Pamp.）Rehd.	湖北海棠,湖北海棠根
404			苹果属	西府海棠	*Malus × micromalus* Makino	海红
405				苹果	*Malus pumila* Mill.	苹果,苹果皮,苹果叶

（续表）

序号	类别	科名	属名	中文名	拉丁学名	药材名
406			苹果属	三叶海棠	*Malus sieboldii*（Regel）Rehd.	三叶海棠
407				海棠花	*Malus spectabilis*（Ait.）Borkh.	海棠花
408				光叶石楠	*Photinia glabra*（Thunb.）Maxim.	醋林子,石楠
409			石楠属	小叶石楠	*Photinia parvifolia*（Pritz.）Schneid.	小叶石楠
410				石楠	*Photinia serrulata* Lindl.	石南,石南实,石楠根
411				毛叶石楠	*Photinia villosa*（Thunb.）DC.	毛叶石楠
412				委陵菜	*Potentilla chinensis* Ser.	委陵菜
413				翻白草	*Potentilla discolor* Bge.	翻白草
414				莓叶委陵菜	*Potentilla fragarioides* L.	雉子筵
415			委陵菜属	三叶委陵菜	*Potentilla freyniana* Bornm.	地蜂子
416				蛇含委陵菜	*Potentilla kleiniana* Wight et Arn.	蛇含
417				绢毛匍匐委陵菜	*Potentilla reptans* L. var. *sericophylla* Franch.	金金棒,匍匐委陵菜
418				朝天委陵菜	*Potentilla supina* L.	朝天委陵菜
419			李属	李	*Prunus salicina* Lindl.	李子,李核仁,李树叶,李子花,李根,李根皮,李树胶
420	被子植物·双子叶植物	蔷薇科		樱桃李	*Prunus cerasifera* Ehrhart	樱桃李
421			火棘属	火棘	*Pyracantha fortuneana*（Maxim.）Li	赤阳子,红子根,救军粮叶
422				杜梨	*Pyrus betulaefolia* Bge.	棠梨,棠梨枝叶,棠梨树皮
423			梨属	白梨	*Pyrus bretschneideri* Rehd.	梨,梨皮,梨花,梨叶,梨枝,梨木皮,梨木灰,梨树根
424				豆梨		鹿梨,鹿梨果皮,鹿梨叶,鹿梨枝,鹿梨根,鹿梨根皮
425			鸡麻属	鸡麻	*Rhodotypos scandens*（Thunb.）Makino	鸡麻
426				木香花	*Rosa banksiae* Ait.	木香花
427				月季	*Rosa chinensis* Jacq.	月季花
428			蔷薇属	小果蔷薇	*Rosa cymosa* Tratt.	小果蔷薇根,小果蔷薇茎,小果蔷薇叶,小果蔷薇果,小果蔷薇花
429				金樱子	*Rosa laevigata* Michx.	金樱子
430				粉团蔷薇	*Rosa muitiflora* Thunb. var. *cathayensis* Rehd. et Wils.	红刺玫花,红刺玫根

（续表）

序号	类别	科名	属名	中文名	拉丁学名	药材名
431				野蔷薇	*Rosa multiflora* Thunb.	蔷薇花,蔷薇露,蔷薇叶,蔷薇枝,蔷薇根,营实
432			蔷薇属	七姊妹	*Rosa multiflora* Thunb. var. *carnea* Thory	十姊妹
433				缫丝花	*Rosa roxburghii* Tratt.	刺梨,刺梨根,刺梨叶
434				玫瑰	*Rosa rugosa* Thunb.	玫瑰花
435				寒莓	*Rubus buergeri* Miq.	寒莓
436				掌叶覆盆子	*Rubus chingii* Hu	覆盆子
437				山莓	*Rubus corchorifolius* L. f.	山莓
438			悬钩子属	插田泡	*Rubus coreanus* Miq.	倒生根,插田泡果,插田泡叶
439		蔷薇科		蓬蘽	*Rubus hirsutus* Thunb.	蓬蘽
440				高粱泡	*Rubus lambertianus* Ser.	高粱泡
441				太平莓	*Rubus pacificus* Hance	太平莓
442				茅莓	*Rubus parvifolius* L.	薅田藨
443				地榆	*Sanguisorba officinalis* L.	地榆
444			地榆属	长叶地榆	*Sanguisorba officinalis* L. var. *longifolia* (Bertol.) Yü et Li	绵地榆
445			花楸属	水榆花楸	*Sorbus alnifolia* (Siebold et Zucc.) K. Koch	水榆果
446	被子植物·			绣球绣线菊	*Spiraea blumei* G. Don	麻叶绣球
447	双子叶植物		绣线菊属	中华绣线菊	*Spiraea chinensis* Maxim.	中华绣线菊
448				华北绣线菊	*Spiraea fritschiana* Schneid.	桦叶绣线菊
449				李叶绣线菊	*Spiraea prunifolia* Sieb. et Zucc.	笑靥花
450			小米空木属	小米空木	*Stephanandra incisa* (Thunb.) Zabel	小米空木
451			合萌属	合萌	*Aeschynomene indica* L.	梗通草,合萌
452				山槐	*Albizia kalkora* (Roxb.) Prain	合欢皮
453			合欢属	合欢	*Albizia julibrissin* Durazz.	合欢皮,合欢花
454			紫穗槐属	紫穗槐	*Amorpha fruticosa* L.	紫穗槐
455			土圞儿属	土圞儿	*Apios fortunei* Maxim.	土圞儿
456			落花生属	落花生	*Arachis hypogaea* L.	落花生
457		豆科		华黄芪	*Astragalus chinensis* L.	华黄芪
458				黄芪	*Astragalus membranaceus* (Fisch.) Bunge	黄芪
459			紫云英属	蒙古黄芪	*Astragalus membranaceus* (Fisch.) Bunge var. *mongholicus* (Bunge) P. K. Hsiao	
460				糙叶黄芪	*Astragalus scaberrimus* Bunge	糙叶黄芪
461				紫云英	*Astragalus sinicus* L.	红花菜,紫云英子
462			云实属	云实	*Caesalpinia decapetala* (Roth) Alston	云实
463			杭子梢属	杭子梢	*Campylotropis macrocarpa* (Bunge) Rehd.	壮筋草

（续表）

序号	类别	科名	属名	中文名	拉丁学名	药材名
464			刀豆属	刀豆	*Canavalia gladiata*（Jacq.）DC.	刀豆
465			锦鸡儿属	锦鸡儿	*Caragana sinica*（Buc'hoz）Rehd.	锦鸡儿
466			决明属	望江南	*Cassia occidentalis* L.	望江南
467				决明	*Cassia tora* L.	决明子
468			紫荆属	紫荆	*Cercis chinensis* Bunge	紫荆
469			猪屎豆属	野百合	*Crotalaria sessiliflora* L.	农吉利
470				猪屎豆	*Crotalaria pallida* Ait.	太阳麻根
471			黄檀属	黄檀	*Dalbergia hupeana* Hance	檀根,黄檀叶
472			小槐花属	小槐花	*Desmodium caudatum*（Thunb.）DC.	清酒缸
473			野扁豆属	野扁豆	*Dunbaria villosa*（Thunb.）Makino	野扁豆
474			皂荚属	山皂荚	*Gleditsia japonica* Miq.	皂角刺
475				皂荚	*Gleditsia sinensis* Lam.	大皂角,皂角刺,猪牙皂
476			大豆属	大豆	*Glycine max*（L.）Merr.	大豆黄卷,淡豆豉,黑豆
477				野大豆	*Glycine soja* Sieb. et Zucc.	穭豆,野大豆藤
478			甘草属	刺果甘草	*Glycyrrhiza pallidiflora* Maxim.	狗甘草
479			米口袋属	少花米口袋	*Gueldenstaedtia verna*（Georgi）Boriss.	甜地丁
480			木蓝属	多花木蓝	*Indigofera amblyantha* Craib	木蓝山豆根
481	被子植物·双子叶植物	豆科		苏木蓝	*Indigofera carlesii* Craib	苏木蓝
482				华东木蓝	*Indigofera fortunei* Craib	木蓝山豆根
483				马棘	*Indigofera pseudotinctoria* Mastum.	马棘
484			鸡眼草属	长萼鸡眼草	*Kummerowia stipulacea*（Maxim.）Makino	鸡眼草
485				鸡眼草	*Kummerowia striata*（Thunb.）Schindl.	
486			扁豆属	扁豆	*Lablab purpureus*（L.）Sweet	白扁豆
487			胡枝子属	胡枝子	*Lespedeza bicolor* Turcz.	胡枝子
488				绿叶胡枝子	*Lespedeza buergeri* Miq.	女金丹,三叶青
489				截叶铁扫帚	*Lespedeza cuneata*（Dum.-Cours.）G. Don	夜关门
490				大叶胡枝子	*Lespedeza davidii* Franch.	和血丹
491				兴安胡枝子	*Lespedeza daurica*（Laxm.）Schindl.	枝儿条
492				多花胡枝子	*Lespedeza floribunda* Bunge	铁马鞭
493				美丽胡枝子	*Lespedeza formosa*（Vog.）Koehne	马扫帚,马扫帚花,马扫帚根
494				绒毛胡枝子	*Lespedeza tomentosa*（Thunb.）Sieb. ex Maxim.	小雪人参
495				细梗胡枝子	*Lespedeza virgata*（Thunb.）DC.	掐不齐
496			马鞍树属	光叶马鞍树	*Maackia tenuifolia*（Hemsl.）Hand.-Mazz.	铜身铁骨
497			苜蓿属	南苜蓿	*Medicago polymorpha* L.	苜蓿
498				天蓝苜蓿	*Medicago lupulina* L.	老蜗生

（续表）

序号	类别	科名	属名	中文名	拉丁学名	药材名
499			苜蓿属	紫苜蓿	*Medicago sativa* L.	苜蓿
500				小苜蓿	*Medicago minima*（L.）Grufb.	小苜蓿
501				白花草木樨	*Melilotus albus* Medic. ex Desr.	白花辟汗草
502			草木樨属	印度草木樨	*Melilotus indicus*（L.）All.	辟汗草
503				草木樨	*Melilotus officinalis*（L.）Pall.	草木樨
504			含羞草属	含羞草	*Mimosa pudica* L.	含羞草，含羞草根
505			菜豆属	菜豆	*Phaseolus vulgaris* L.	菜豆
506			豌豆属	豌豆	*Pisum sativum* L.	豌豆
507				羽叶长柄山蚂蝗	*Podocarpium oldhamii*（Oliv.）Yang et Huang	羽叶山蚂蝗
508			长柄山蚂蝗属	长柄山蚂蝗	*Podocarpium podocarpum*（DC.）Yang et Huang	菱叶山蚂蝗
509			葛属	葛	*Pueraria lobata*（Willd.）Ohwi	葛根，葛花
510			鹿藿属	渐尖叶鹿藿	*Rhynchosia acuminatifolia* Makino	黑药豆
511				鹿藿	*Rhynchosia volubilis* Lour.	鹿藿
512			刺槐属	刺槐	*Robinia pseudoacacia* L.	刺槐花，刺槐根
513			田菁属	田菁	*Sesbania cannabina*（Retz.）Poir.	向天蜈蚣，向天蜈蚣根
514			槐属	苦参	*Sophora flavescens* Ait.	苦参
515	被子植物·双子叶植物	豆科		槐	*Sophora japonica* L.	槐花，槐角
516				绛车轴草	*Trifolium incarnatum* L.	绛车轴草
517			车轴草属	红车轴草	*Trifolium pratense* L.	红车轴草
518				白车轴草	*Trifolium repens* L.	三消草
519				大花野豌豆	*Vicia bungei* Ohwi	三齿萼野豌豆
520				广布野豌豆	*Vicia cracca* L.	落豆秧
521				蚕豆	*Vicia faba* L.	蚕豆
522				小巢菜	*Vicia hirsuta*（L.）S. F. Gray	小巢菜
523			野豌豆属	确山野豌豆	*Vicia kioshanica* Bailey	野豌豆
524				救荒野豌豆	*Vicia sativa* L.	大巢菜
525				四籽野豌豆	*Vicia tetrasperma*（L.）Schreber	野豌豆
526				歪头菜	*Vicia unijuga* A. Br.	歪头菜
527				长柔毛野豌豆	*Vicia villosa* Roth	毛叶豌豆
528				赤豆	*Vigna angularis*（Willd.）Ohwi et Ohashi	赤小豆
529				贼小豆	*Vigna minima*（Roxb.）Ohwi et Ohashi	山绿豆
530				绿豆	*Vigna radiata*（L.）Wilczek	绿豆
531			豇豆属	赤小豆	*Vigna umbellata*（Thunb.）Ohwi et Ohashi	赤小豆
532				豇豆	*Vigna unguiculata*（L.）Walp.	豇豆，豇豆壳，豇豆叶，豇豆根
533				野豇豆	*Vigna vexillata*（L.）Rich.	野豇豆

（续表）

序号	类别	科名	属名	中文名	拉丁学名	药材名
534		豆科	紫藤属	紫藤	*Wisteria sinensis*（Sims）Sweet	紫藤
535				藤萝	*Wisteria villosa* Rehd.	藤萝
536				大花酢浆草	*Oxalis bowiei* Lindl.	大花酢浆草
537		酢浆草科	酢浆草属	酢浆草	*Oxalis corniculata* L.	酢浆草
538				红花酢浆草	*Oxalis corymbosa* DC.	铜锤草,铜锤草根
539			牻牛儿苗属	牻牛儿苗	*Erodium stephanianum* Willd.	
540		牻牛儿苗科	老鹳草属	野老鹳草	*Geranium carolinianum* L.	老鹳草
541				老鹳草	*Geranium wilfordii* Maxim.	
542			天竺葵属	天竺葵	*Pelargonium hortorum* Bailey	石蜡红
543		旱金莲科	旱金莲属	旱金莲	*Tropaeolum majus* L.	旱金莲
544		蒺藜科	白刺属	小果白刺	*Nitraria sibirica* Pall.	卡密
545			蒺藜属	蒺藜	*Tribulus terrester* L.	白蒺藜,蒺藜花
546		亚麻科	亚麻属	亚麻	*Linum usitatissimum* L.	亚麻子
547			铁苋菜属	铁苋菜	*Acalypha australis* L.	铁苋
548			山麻杆属	山麻杆	*Alchornea davidii* Franch.	山麻杆
549			变叶木属	变叶木	*Codiaeum variegatum*（L.）A. Juss.	洒金榕
550				甘肃大戟	*Euphorbia kansuensis* Prokh.	月腺大戟
551				乳浆大戟	*Euphorbia esula* L.	乳浆大戟
552	被子植物·双子叶植物			泽漆	*Euphorbia helioscopia* L.	泽漆
553				地锦	*Euphorbia humifusa* Willd. ex Schlecht.	地锦草
554				湖北大戟	*Euphorbia hylonoma* Hand.-Mazz.	九牛造,九牛造茎叶
555			大戟属	通奶草	*Euphorbia hypericifolia* L.	大地锦
556				续随子	*Euphorbia lathyris* L.	千金子
557				斑地锦	*Euphorbia maculata* L.	地锦草
558		大戟科		大戟	*Euphorbia pekinensis* Rupr.	京大戟
559				匍匐大戟	*Euphorbia prostrata* Ait.	铺地草
560				一品红	*Euphorbia pulcherrima* Willd. et Kl.	一品红
561				钩腺大戟	*Euphorbia sieboldiana* Morr. et Decne.	钩腺大戟
562				千根草	*Euphorbia thymifolia* L.	小飞羊草
563			野桐属	白背叶	*Mallotus apelta*（Lour.）Muell. Arg.	白背叶,白背叶根
564				野梧桐	*Mallotus japonicus*（Thunb.）Muell. Arg.	野梧桐
565			蓖麻属	蓖麻	*Ricinus communis* L.	蓖麻子,蓖麻油,蓖麻叶,蓖麻根
566			乌桕属	白木乌桕	*Sapium japonicum*（Sieb. et Zucc.）Rax. et Hoffm.	白木乌桕
567				乌桕	*Sapium sebiferum*（L.）Roxb.	乌桕木根皮,乌桕叶,乌桕子

（续表）

序号	类别	科名	属名	中文名	拉丁学名	药材名
568			地构叶属	地构叶	*Speranskia tuberculata*（Bunge）Baill.	地构叶
569		大戟科	油桐属	油桐	*Vernicia fordii*（Hemsl.）Airy Shaw	油桐子,桐油,桐子花,油桐叶,油桐根
570			秋枫属	重阳木	*Bischofia polycarpa*（Lév.）Airy Shaw	重阳木,重阳木叶
571			白饭树属	一叶萩	*Flueggea suffruticosa*（Pall.）Baill.	一叶萩
572			算盘子属	革叶算盘子	*Glochidion daltonii*（Muell. Arg.）Kurz	革叶算盘子
573		叶下珠科		算盘子	*Glochidion puberum*（L.）Hutch.	算盘子,算盘子根,算盘子叶
574				青灰叶下珠	*Phyllanthus glaucus* Wall. ex Muell. Arg.	青灰叶下珠
575			叶下珠属	蜜柑草	*Phyllanthus ussuriensis* Rupr. et Maxim.	蜜柑草
576				叶下珠	*Phyllanthus urinaria* L.	叶下珠
577				黄珠子草	*Phyllanthus virgatus* Forst. f.	黄珠子草
578				酸橙	*Citrus aurantium* L.	枳壳,枳实
579				金柑	*Citrus japonica*（Thunb.）Swingle	金橘
580			柑橘属	佛手	*Citrus medica* L. var. *sarcodatylis*（Noot.）Swingle	佛手
581				柑橘	*Citrus reticulata* Blanco	橘红,橘络,陈皮
582	被子植物·双子叶植物	芸香科		香圆	*Citrus grandis* × *junos*	香橼
583			白鲜属	白鲜	*Dictamnus dasycarpus* Turcz.	白鲜皮
584			吴茱萸属	吴茱萸	*Euodia rutaecarpa*（Juss.）Benth.	吴茱萸
585			枳属	枳	*Poncirus trifoliata*（L.）Raf.	枸橘
586				竹叶花椒	*Zanthoxylum armatum* DC.	竹叶椒
587			花椒属	花椒	*Zanthoxylum bungeanum* Maxim.	花椒,椒目
588				青花椒	*Zanthoxylum schinifolium* Sieb. et Zucc.	
589				野花椒	*Zanthoxylum simulans* Hance	野花椒
590		苦木科	臭椿属	臭椿	*Ailanthus altissima*（Mill.）Swingle	椿皮,凤眼草
591			苦木属	苦树	*Picrasma quassioides*（D. Don）Benn.	苦木
592			楝属	楝	*Melia azedarach* L.	苦楝皮
593		楝科		川楝	*Melia toosendan* Sieb. et Zucc.	川楝子,苦楝皮
594			香椿属	香椿	*Toona sinensis*（A. Juss.）M. Roem.	椿白皮,春尖油,椿叶,香椿子,椿树花
595				狭叶香港远志	*Polygala hongkongensis* Hemsl. var. *stenophylla*（Hayata）Migo	狭叶远志
596		远志科	远志属	瓜子金	*Polygala japonica* Houtt.	瓜子金
597				西伯利亚远志	*Polygala sibirica* L.	远志
598				远志	*Polygala tenuifolia* Willd.	

（续表）

序号	类别	科名	属名	中文名	拉丁学名	药材名
599			黄连木属	黄连木	*Pistacia chinensis* Bunge	黄连木
600			盐肤木属	盐肤木	*Rhus chinensis* Mill.	五倍子
601		漆树科	漆属	野漆	*Toxicodendron succedaneum*（L.）O. Kuntze	野漆树,野漆树根
602				木蜡树	*Toxicodendron sylvestre*（Siebold et Zucc.）O. Kuntze	木蜡树叶,木蜡树根
603				三角槭	*Acer buergerianum* Miq.	三角槭
604				苦茶槭	*Acer ginnala* Maxim. subsp. *theiferum*（Fang）Fang	桑芽
605		槭树科	槭属	建始槭	*Acer henryi* Pax	三叶槭根
606				鸡爪槭	*Acer palmatum* Thunb.	鸡爪槭
607				元宝槭	*Acer truncatum* Bunge	元宝槭
608			栾树属	复羽叶栾树	*Koelreuteria bipinnata* Franch.	摇钱树根,摇钱树
609				栾树	*Koelreuteria paniculata* Laxm.	栾华
610		无患子科	无患子属	无患子	*Sapindus mukorossi* Gaertn.	无患子,无患子中仁,无患子皮,无患子叶,无患子树皮,无患子蔃
611		七叶树科	七叶树属	七叶树	*Aesculus chinensis* Bunge	婆娑子
612	被子植物·双子叶植物	清风藤科	泡花树属	多花泡花树	*Meliosma myriantha* Sieb. et Zucc.	多花泡花树
613				红柴枝	*Meliosma oldhamii* Maxim.	红枝柴
614			清风藤属	清风藤	*Sabia japonica* Maxim.	清风藤
615		凤仙花科	凤仙花属	凤仙花	*Impatiens balsamina* L.	急性子,指甲花
616				枸骨	*Ilex cornuta* Lindl. et Paxt.	枸骨叶
617		冬青科	冬青属	大叶冬青	*Ilex latifolia* Thunb.	苦丁茶
618				大果冬青	*Ilex macrocarpa* Oliv.	大果冬青
619				冬青	*Ilex chinensis* Sims	冬青叶
620				苦皮藤	*Celastrus angulatus* Maxim.	吊干麻
621			南蛇藤属	大芽南蛇藤	*Celastrus gemmatus* Loes.	霜红藤
622				南蛇藤	*Celastrus orbiculatus* Thunb.	南蛇藤,南蛇藤根,南蛇藤叶,南蛇藤果
623				卫矛	*Euonymus alatus*（Thunb.）Sieb.	鬼箭羽
624		卫矛科		白杜	*Euonymus maackii* Rupr.	丝绵木,丝绵木叶
625				扶芳藤	*Euonymus fortunei*（Turcz.）Hand.-Mazz.	扶芳藤
626			卫矛属	冬青卫矛	*Euonymus japonicus* Thunb.	大叶黄杨根,大叶黄杨,大叶黄杨叶
627				胶州卫矛	*Euonymus kiautschovicus* Loes.	胶州卫矛
628				肉花卫矛	*Euonymus carnosus* Hemsl.	野杜仲,野杜仲果

（续表）

序号	类别	科名	属名	中文名	拉丁学名	药材名
629		省沽油科	野鸦椿属	野鸦椿	*Euscaphis japonica*（Thunb.）Dippel	野鸦椿子,野鸦椿根,野鸦椿花,野鸦椿叶,野鸦椿皮
630			省沽油属	省沽油	*Staphylea bumalda* DC.	省沽油,省枯油根
631		黄杨科	黄杨属	雀舌黄杨	*Buxus dodinieri* lévl.	匙叶黄杨,黄杨叶,黄杨根
632				匙叶黄杨	*Buxus harlandii* Hance	匙叶黄杨
633				小叶黄杨	*Buxus sinica*（Rehd. et Wils.）Cheng var. *parvifolia* M. Cheng	小叶黄杨
634				黄杨	*Buxus sinica*（Rehd. et Wils.）Cheng	黄杨木,黄杨叶,山黄杨子,黄杨根
635			板凳果属	顶花板凳果	*Pachysandra terminalis* Sieb. et Zucc.	雪山林
636			勾儿茶属	多花勾儿茶	*Berchemia floribunda*（Wall.）Brongn.	黄鳝藤
637				牯岭勾儿茶	*Berchemia kulingensis* Schneid.	紫青藤
638			枳椇属	枳椇	*Hovenia acerba* Lindl.	枳椇子,枳椇叶,枳椇木皮,枳椇木汁,枳椇根
639		鼠李科	马甲子属	铜钱树	*Paliurus hemsleyanus* Rehd.	金钱木根
640	被子植物·		猫乳属	猫乳	*Rhamnella franguloides*（Maxim.）Weberb.	猫乳
641	双子叶植物		鼠李属	长叶冻绿	*Rhamnus crenata* Sieb. et Zucc.	黎辣根
642				圆叶鼠李	*Rhamnus globosa* Bunge	冻绿刺
643			雀梅藤属	雀梅藤	*Sageretia thea*（Osbeck）Johnst.	雀梅藤,雀梅藤叶
644			枣属	枣	*Ziziphus jujuba* Mill.	大枣
645				无刺枣	*Ziziphus jujuba* Mill. var. *inermis*（Bunge）Rehd.	无刺枣
646				酸枣	*Ziziphus jujuba* Mill. var. *spinosa*（Bunge）Hu ex H. F. Chow	酸枣仁
647		葡萄科	蛇葡萄属	东北蛇葡萄	*Ampelopsis heterophylla*（Thunb.）Sieb. et Zucc. var. *brevipedunculata*（Regel）C. L. Li	蛇葡萄,蛇葡萄根
648				三裂蛇葡萄	*Ampelopsis delavayana* Planch.	三裂叶蛇葡萄
649				光叶蛇葡萄	*Ampelopsis heterophylla*（Thunb.）Sieb. et Zucc. var. *hancei* Planch.	蛇葡萄
650				葎叶蛇葡萄	*Ampelopsis humulifolia* Bunge	葎叶蛇葡萄
651				白蔹	*Ampelopsis japonica*（Thunb.）Makino	白蔹
652			乌蔹莓属	乌蔹莓	*Cayratia japonica*（Thunb.）Gagnep.	乌蔹莓
653			地锦属	地锦	*Parthenocissus tricuspidata*（Sieb. et Zucc.）Planch.	地锦
654			葡萄属	蘡薁	*Vitis bryoniifolia* Bge.	蘡薁,蘡薁茎,蘡薁根

（续表）

序号	类别	科名	属名	中文名	拉丁学名	药材名
655				山葡萄	*Vitis amurensis* Rupr.	山藤藤秧,山藤藤果
656				刺葡萄	*Vitis davidii*（Roman. du Caill.）Foex	刺葡萄
657		葡萄科	葡萄属	葛藟葡萄	*Vitis flexuosa* Thunb.	葛藟汁,葛藟果实,葛藟叶,葛藟
658				毛葡萄	*Vitis heyneana* Roem. et Schult.	毛葡萄根皮,毛葡萄叶
659				葡萄	*Vitis vinifera* L.	葡萄,葡萄藤叶,葡萄根
660				咖啡黄葵	*Abelmoschus esculentus*（L.）Moench	秋葵
661			秋葵属	黄蜀葵	*Abelmoschus manihot*（L.）Medicus	黄蜀葵花
662				黄葵	*Abelmoschus moschatus* Medicus	黄葵
663			苘麻属	苘麻	*Abutilon theophrasti* Medicus	苘麻子
664			蜀葵属	蜀葵	*Althaea rosea*（L.）Cavan.	蜀葵花,蜀葵苗,蜀葵叶,蜀葵子,蜀葵根
665		锦葵科	棉属	陆地棉	*Gossypium hirsutum* L.	棉花,棉花子,棉花壳,棉花根
666	被子植物·双子叶植物			木芙蓉	*Hibiscus mutabilis* L.	木芙蓉花
667			木槿属	木槿	*Hibiscus syriacus* L.	木槿花,木槿根,木槿皮,木槿叶,木槿子
668				野西瓜苗	*Hibiscus trionum* L.	野西瓜苗,野西瓜苗子
669			锦葵属	锦葵	*Malva sinensis* Cavan.	锦葵花,锦葵子
670				中华野葵	*Malva verticillata* L. var. *chinensis*（Miller）S. Y. Hu	华冬葵
671			田麻属	田麻	*Corchoropsis crenata* Sieb. et Zucc.	田麻
672				光果田麻	*Corchoropsis psilocarpa* Harms et Loes. ex Loes.	光果田麻
673			黄麻属	甜麻	*Corchorus aestuans* L.	野黄麻
674		椴树科	扁担杆属	扁担杆	*Grewia biloba* G. Don	娃娃拳
675				小花扁担杆	*Grewia biloba* G. Don var. *parviflora*（Bunge）Hand.-Mazz.	吉利子树
676			椴属	辽椴	*Tilia mandshurica* Rupr. et Maxim.	紫椴
677				南京椴	*Tilia miqueliana* Maxim.	菩提树花,菩提树皮
678		梧桐科	梧桐属	梧桐	*Firmiana platanifolia*（L. f.）Marsili	梧桐子,梧桐花,梧桐叶,梧桐白皮,梧桐根
679			马松子属	马松子	*Melochia corchorifolia* L.	木达地黄

（续表）

序号	类别	科名	属名	中文名	拉丁学名	药材名
680		瑞香科	芫花属	芫花	*Daphne genkwa* Sieb. et Zucc.	芫花
681			结香属	结香	*Edgeworthia chrysantha* Lindl.	梦花,梦花根
682				佘山羊奶子	*Elaeagnus argyi* Lévl.	佘山羊奶子
683				大叶胡颓子	*Elaeagnus macrophylla* Thunb.	大叶胡颓子
684				木半夏	*Elaeagnus multiflora* Thunb.	木半夏果实,木半夏根,木半夏叶
685				胡颓子	*Elaeagnus pungens* Thunb.	胡颓子,胡颓子叶,胡颓子根
686		胡颓子科	胡颓子属	牛奶子	*Elaeagnus umbellata* Thunb.	牛奶子
687				戟叶堇菜	*Viola betonicifolia* J. E. Smith	铧头草
688				南山堇菜	*Viola chaerophylloides* (Regel) W. Beck.	冲天伞
689				球果堇菜	*Viola collina* Bess.	地核桃
690				心叶堇菜	*Viola concordifolia* C. J. Wang	犁头草
691				紫花堇菜	*Viola grypoceras* A. Gray	地黄瓜
692				长萼堇菜	*Viola inconspicua* Blume	铧尖草
693				如意草	*Viola hamiltoniana* D. Don	如意草
694				犁头草	*Viola japonica* Langsd. ex DC.	犁头草
695				白花堇菜	*Viola lactiflora* Nakai	白花堇菜
696	被子植物·双子叶植物	堇菜科	堇菜属	东北堇菜	*Viola mandshurica* W. Beck.	东北堇菜
697				白花地丁	*Viola patrinii* DC. ex Ging.	
698				紫花地丁	*Viola philippica* Cav. Icons et Descr.	紫花地丁
699				斑叶堇菜	*Viola variegata* Fisch. ex Link	斑叶堇菜
700				堇菜	*Viola verecunda* A. Gray	犁头草,如意草
701		柽柳科	柽柳属	柽柳	*Tamarix chinensis* Lour.	西河柳
702				多枝柽柳	*Tamarix ramosissima* Ledeb.	多枝柽柳
703		秋海棠科	秋海棠属	四季海棠	*Begonia semperflorens* Link et Otto	四季秋海棠
704			盒子草属	盒子草	*Actinostemma tenerum* Griff.	盒子草
705			冬瓜属	冬瓜	*Benincasa hispida* (Thunb.) Cogn.	冬瓜皮,冬瓜子
706			西瓜属	西瓜	*Citrullus lanatus* (Thunb.) Matsum. et Nakai	西瓜霜,翠衣
707			黄瓜属	黄瓜	*Cucumis sativus* L.	黄瓜
708			南瓜属	南瓜	*Cucurbita moschata* (Duch. ex Lam.) Duch. ex Poiret	南瓜,盘肠草,南瓜仁
709		葫芦科		西葫芦	*Cucurbita pepo* L.	西葫芦
710			绞股蓝属	绞股蓝	*Gynostemma pentaphyllum* (Thunb.) Makino	绞股蓝
711				喙果绞股蓝	*Gynostemma yixingense* (Z. P. Wang et Q. Z. Xie) C. Y. Wu et S. K. Chen	喙果绞股蓝
712			葫芦属	葫芦	*Lagenaria siceraria* (Molina) Standl.	壶卢,陈壶卢瓢,壶卢秧
713				瓠瓜	*Lagenaria siceraria* (Molina) Standl. var. *depressa* (Ser.) H. Hara	

（续表）

序号	类别	科名	属名	中文名	拉丁学名	药材名
714			葫芦属	瓠子	*Lagenaria siceraria*（Molina）Standl. var. *hispida*（Thunb.）Hara	瓠子
715			丝瓜属	丝瓜	*Luffa cylindrica*（L.）Roem.	丝瓜络
716			苦瓜属	苦瓜	*Momordica charantia* L.	苦瓜
717			佛手瓜属	佛手瓜	*Sechium edule*（Jacq.）Swartz	佛手瓜
718		葫芦科	赤瓟属	赤瓟	*Thladiantha dubia* Bunge	赤瓟
719				南赤瓟	*Thladiantha nudiflora* Hemsl. ex Forbes et Hemsl.	南赤瓟
720			栝楼属	栝楼	*Trichosanthes kirilowii* Maxim.	瓜蒌,瓜蒌子,天花粉,瓜蒌皮
721				长萼栝楼	*Trichosanthes laceribractea* Hayata	天花粉
722			马㼎儿属	马㼎儿	*Zehneria indica*（Lour.）Keraudren	马㼎儿
723			水苋菜属	耳基水苋	*Ammannia arenaria* H. B. K.	耳基水苋菜
724		千屈菜科	紫薇属	紫薇	*Lagerstroemia indica* L.	紫薇花,紫薇叶,紫薇根,紫薇皮
725			千屈菜属	千屈菜	*Lythrum salicaria* L.	千屈菜
726				乌菱	*Trapa bicornis* Osbeck	菱,菱粉,菱壳,菱蒂,菱叶,菱茎
727	被子植物·双子叶植物	菱科	菱属	四角刻叶菱	*Trapa incisa* Sieb. et Zucc.	四角刻叶菱
728				野菱	*Trapa incisa* Sieb. et Zucc. var. *quadricaudata* Gluck.	野菱,野菱根
729		石榴科	石榴属	石榴	*Punica granatum* L.	石榴皮
730		野牡丹科	金锦香属	金锦香	*Osbeckia chinensis* L.	天香炉
731			柳叶菜属	柳叶菜	*Epilobium hirsutum* L.	柳叶菜,柳叶菜花,柳叶菜根
732			山桃草属	小花山桃草	*Gaura parviflora* Dougl.	小花山桃草
733				水龙	*Ludwigia adscendens*（L.）Hara	过塘蛇
734		柳叶菜科	丁香蓼属	假柳叶菜	*Ludwigia epilobioides* Maxim.	假柳叶菜
735				丁香蓼	*Ludwigia prostrata* Roxb.	丁香蓼,丁香蓼根
736				月见草	*Oenothera biennis* L.	月见草,月见草子
737			月见草属	黄花月见草	*Oenothera glazioviana* Mich.	月见草
738				粉花月见草	*Oenothera rosea* L'Herit. ex Ait.	红花月见草
739		小二仙草科	小二仙草属	小二仙草	*Haloragis micrantha*（Thunb.）R. Br. ex Sieb. et Zucc.	小二仙草
740			狐尾藻属	穗状狐尾藻	*Myriophyllum spicatum* L.	聚藻
741		八角枫科	八角枫属	八角枫	*Alangium chinense*（Lour.）Harms	八角枫根,八角枫叶,八角枫花
742				毛八角枫	*Alangium kurzii* Craib	毛八角枫

（续表）

序号	类别	科名	属名	中文名	拉丁学名	药材名
743		蓝果树科	喜树属	喜树	*Camptotheca acuminata* Decne.	喜树子,喜树叶,喜树皮
744			山茱萸属	梾木	*Cornus macrophylla*（Wall.）Sojak	椋子木,白对节子叶,丁榔皮,梾木根
745		山茱萸科		山茱萸	*Cornus officinalis* Sieb. et Zucc.	山茱萸肉
746			梾木属	红瑞木	*Swida alba*（L.）Opiz	红瑞木,红瑞木果
747				毛梾	*Swida walteri*（Wanger.）Sojak	毛梾
748			五加属	五加	*Acanthopanax gracilistylus* W. W. Smith	五加皮
749				楤木	*Aralia chinensis* L.	楤木,楤木叶,楤木花,楤根
750			楤木属	白背叶楤木	*Aralia chinensis* L. var. *nuda* Nakai	楤木
751				湖北楤木	*Aralia hupehensis* Hoo	湖北楤木
752		五加科	八角金盘属	八角金盘	*Fatsia japonica*（Thunb.）Decne. et Planch.	八角金盘
753			常春藤属	常春藤	*Hedera nepalensis* K. Koch. var. *sinensis*（Tobl.）Rehd.	常春藤,常春藤子
754			刺楸属	刺楸	*Kalopanax septemlobus*（Thunb.）Koidz.	刺楸树皮,刺楸树根,刺楸茎,刺楸树叶
755			通脱木属	通脱木	*Tetrapanax papyrifer*（Hook.）K. Koch	通草
756	被子植物·双子叶植物			骨缘当归	*Angelica cartilaginomarginata*（Makino）Nakai var. *foliosa* Yuan et Shan	骨缘当归
757			当归属	杭白芷	*Angelica dahurica*（Fisch. ex Hoffm.）Benth. et Hook. f. ex Franch. et Sav. 'Hangbaizhi'	白芷
758				紫花前胡	*Angelica decursiva*（Miq.）Franch. et Sav.	前胡
759				拐芹	*Angelica polymorpha* Maxim.	拐芹
760			峨参属	峨参	*Anthriscus sylvestris*（L.）Hoffm.	峨参
761			芹属	旱芹	*Apium graveolens* L.	旱芹
762				北柴胡	*Bupleurum chinense* DC.	柴胡
763			柴胡属	红柴胡	*Bupleurum scorzonerifolium* Willd.	
764		伞形科		少花红柴胡	*Bupleurum scorzonerifolium* Willd. f. *pauciflorum* Shan et Y. Li	少花红柴胡
765			积雪草属	积雪草	*Centella asiatica*（L.）Urban	积雪草
766			明党参属	明党参	*Changium smyrnioides* Wolff	明党参
767			蛇床属	蛇床	*Cnidium monnieri*（L.）Cuss.	蛇床子
768			芫荽属	芫荽	*Coriandrum sativum* L.	胡荽,芫荽茎,胡荽子
769			鸭儿芹属	鸭儿芹	*Cryptotaenia japonica* Hassk.	鸭儿芹,鸭儿芹果,鸭儿芹根
770				野胡萝卜	*Daucus carota* L.	南鹤虱
771			胡萝卜属	胡萝卜	*Daucus carota* L. var. *sativa* Hoffm.	胡萝卜,胡萝卜子,胡萝卜叶

（续表）

序号	类别	科名	属名	中文名	拉丁学名	药材名
772			茴香属	茴香	*Foeniculum vulgare* Mill.	小茴香,茴香茎叶,茴香根
773				天胡荽	*Hydrocotyle sibthorpioides* Lam.	
774			天胡荽属	破铜钱	*Hydrocotyle sibthorpioides* Lam. var. *batrachium* (Hance) Hand.-Mazz. ex Shan	天胡荽
775			水芹属	水芹	*Oenanthe javanica*（Bl.）DC.	水芹,芹花
776			香根芹属	香根芹	*Osmorhiza aristata*（Thunb.）Makino et Yabe	香根芹果,香根芹根
777		伞形科	山芹属	大齿山芹	*Ostericum grosseserratum*（Maxim.）Kitagawa	山水芹菜
778			前胡属	前胡	*Peucedanum praeruptorum* Dunn	前胡
779				泰山前胡	*Peucedanum wawrae*（Wolff）Su	泰前胡
780			变豆菜属	变豆菜	*Sanicula chinensis* Bunge	变豆菜
781			防风属	防风	*Saposhnikovia divaricata*（Turcz.）Schischk.	防风
782			泽芹属	泽芹	*Sium suave* Walt.	泽芹
783			窃衣属	小窃衣	*Torilis japonica*（Houtt.）DC.	窃衣
784				窃衣	*Torilis scabra*（Thunb.）DC.	
785				满山红	*Rhododendron mariesii* Hemsl. et Wils.	满山红
786				羊踯躅	*Rhododendron molle*（Blum.）G. Don	羊踯躅
787			杜鹃属	马银花	*Rhododendron ovatum*（Lindl.）Planch. ex Maxim.	马银花
788	被子植物·双子叶植物	杜鹃花科		杜鹃	*Rhododendron simsii* Planch.	杜鹃花,杜鹃花根,杜鹃花叶,杜鹃花果实
789			越橘属	南烛	*Vaccinium bracteatum* Thunb.	南烛子,南烛叶,南烛根
790		紫金牛科	紫金牛属	朱砂根	*Ardisia crenata* Sims	朱砂根
791				紫金牛	*Ardisia japonica*（Thunb）Blume	平地木
792			点地梅属	点地梅	*Androsace umbellata*（Lour.）Merr.	喉咙草
793				泽珍珠菜	*Lysimachia candida* Lindl.	单条草
794				过路黄	*Lysimachia christinae* Hance	金钱草
795				矮桃	*Lysimachia clethroides* Duby	珍珠菜
796				临时救	*Lysimachia congestiflora* Hemsl.	风寒草
797				红根草	*Lysimachia fortunei* Maxim.	大田基黄
798		报春花科	珍珠菜属	金爪儿	*Lysimachia grammica* Hance	金爪儿
799				点腺过路黄	*Lysimachia hemsleyana* Maxim.	过路黄
800				小茄	*Lysimachia japonica* Thunb.	大散血
801				轮叶过路黄	*Lysimachia klattiana* Hance	黄开口
802				长梗过路黄	*Lysimachia longipes* Hemsl.	长梗排草
803				狭叶珍珠菜	*Lysimachia pentapetala* Bunge	珍珠菜
804			报春花属	藏报春	*Primula sinensis* Sabine ex Lindl.	藏报春
805			假婆婆纳属	假婆婆纳	*Stimpsonia chamaedryoides* Wright ex A. Gray	假婆婆纳

（续表）

序号	类别	科名	属名	中文名	拉丁学名	药材名
806		白花丹科	补血草属	二色补血草	*Limonium bicolor* (Bunge) Kuntze	二色补血草
807				补血草	*Limonium sinense* (Girard) Kuntze	补血草
808		柿科	柿属	柿	*Diospyros kaki* Thunb.	柿蒂,柿叶
809				野柿	*Diospyros kaki* Thunb. var. *silvestris* Makino	野柿子
810				老鸦柿	*Diospyros rhombifolia* Hemsl.	老鸦柿
811		安息香科	安息香属	赛山梅	*Styrax confusus* Hemsl.	赛山梅
812				垂珠花	*Styrax dasyanthus* Perk.	白马克叶
813				白花龙	*Styrax faberi* Perk.	
814				野茉莉	*Styrax japonicus* Sieb. et Zucc.	候风藤
815				玉铃花	*Styrax obassis* Sieb. et Zucc.	玉铃花
816		山矾科	山矾属	山矾	*Symplocos sumuntia* Buch.-Ham. ex D. Don	山矾叶,山矾花,山矾根
817				白檀	*Symplocos paniculata* (Thunb.) Miq.	白檀
818				四川山矾	*Symplocos setchuensis* Brand	山矾
819			流苏树属	流苏树	*Chionanthus retusus* Lindl. et Paxt.	流苏树
820			连翘属	连翘	*Forsythia suspensa* (Thunb.) Vahl	连翘,连翘叶
821				金钟花	*Forsythia viridissima* Lindl.	金钟花
822	被子植物·双子叶植物	木犀科	梣属	白蜡树	*Fraxinus chinensis* Roxb.	虫白蜡,秦皮
823			素馨属	探春花	*Jasminum floridum* Bunge	小柳拐
824				野迎春	*Jasminum mesnyi* Hance	野迎春
825				迎春花	*Jasminum nudiflorum* Lindl.	迎春花,迎春花叶,迎春花根
826				茉莉花	*Jasminum sambac* (L.) Ait.	茉莉花,茉莉叶,茉莉根
827			女贞属	女贞	*Ligustrum lucidum* Ait.	女贞子
828				小叶女贞	*Ligustrum quihoui* Carr.	水白蜡
829				小蜡	*Ligustrum sinense* Lour.	小蜡,虫白蜡
830			木犀属	宁波木犀	*Osmanthus cooperi* Hemsl.	宁波木犀
831				木犀	*Osmanthus fragrans* (Thunb.) Lour.	桂花,桂花子,桂花枝,桂花根
832			丁香属	紫丁香	*Syringa oblata* Lindl.	紫丁香,山沉香
833		马钱科	醉鱼草属	醉鱼草	*Buddleja lindleyana* Fort.	醉鱼草,醉鱼草花,醉鱼草根
834			蓬莱葛属	蓬莱葛	*Gardneria multiflora* Makino	蓬莱葛
835			尖帽草属	水田白	*Mitrasacme pygmaea* R. Br.	水田白
836		龙胆科	龙胆属	条叶龙胆	*Gentiana manshurica* Kitag.	龙胆
837				龙胆	*Gentiana scabra* Bunge	
838				笔龙胆	*Gentiana zollingeri* Fawcett	笔龙胆

（续表）

序号	类别	科名	属名	中文名	拉丁学名	药材名
839			荇菜属	金银莲花	*Nymphoides indica*（L.）O. Kuntze	铜荠菜
840		龙胆科		荇菜	*Nymphoides peltatum*（Gmel.）O. Kuntze	荇菜
841			獐牙菜属	北方獐牙菜	*Swertia diluta*（Turcz.）Benth. et Hook. f.	淡花当药
842				浙江獐牙菜	*Swertia hickinii* Burk.	獐牙菜
843			罗布麻属	罗布麻	*Apocynum venetum* L.	罗布麻叶
844			长春花属	长春花	*Catharanthus roseus*（L.）G. Don	长春花
845		夹竹桃科	夹竹桃属	夹竹桃	*Nerium indicum* Mill.	夹竹桃花
846			络石属	络石	*Trachelospermum jasminoides*（Lindl.）Lem.	络石藤
847			蔓长春花属	蔓长春花	*Vinca major* L.	花叶蔓长春花
848				徐长卿	*Cynanchum paniculatum*（Bunge）Kitagawa	徐长卿
849				白薇	*Cynanchum atratum* Bunge	白薇
850			鹅绒藤属	牛皮消	*Cynanchum auriculatum* Royle ex Wight	白首乌
851				鹅绒藤	*Cynanchum chinense* R. Br.	鹅绒藤
852		萝藦科		变色白前	*Cynanchum versicolor* Bunge	白薇
853				隔山消	*Cynanchum wilfordii*（Maxim.）Hemsl.	隔山消
854			萝藦属	萝藦	*Metaplexis japonica*（Thunb.）Makino	萝藦
855			杠柳属	杠柳	*Periploca sepium* Bunge	香加皮
856			娃儿藤属	七层楼	*Tylophora floribunda* Miq.	七层楼
857	被子植物·		水团花属	细叶水团花	*Adina rubella* Hance	水杨梅
858	双子叶植物			四叶葎	*Galium bungei* Steud.	四叶草
859			拉拉藤属	猪殃殃	*Galium aparine* L. var. *tenerum*（Gren. et Godr）Rchb.	八仙草
860				小叶猪殃殃	*Galium trifidum* L.	猪殃殃
861				蓬子菜	*Galium verum* L.	蓬子菜
862			栀子属	栀子	*Gardenia jasminoides* Ellis	栀子
863		茜草科		狭叶栀子	*Gardenia stenophylla* Merr.	小果栀子
864			耳草属	金毛耳草	*Hedyotis chrysotricha*（Palib.）Merr.	黄毛耳草
865				白花蛇舌草	*Hedyotis diffusa* Willd.	白花蛇舌草
866			鸡矢藤属	鸡矢藤	*Paederia scandens*（Lour.）Merr.	鸡屎藤
867			茜草属	东南茜草	*Rubia argyi*（Lévl. et Vand.）Hara ex L. A. Lauener et D. K. Ferguson	高原茜草
868				茜草	*Rubia cordifolia* L.	茜草
869			白马骨属	六月雪	*Serissa japonica*（Thunb.）Thunb.	白马骨
870				白马骨	*Serissa serissoides*（DC.）Druce	
871				打碗花	*Calystegia hederacea* Wall.	面根藤
872				藤长苗	*Calystegia pellita*（Ledeb.）G. Don	藤长苗
873		旋花科	打碗花属	长裂旋花	*Calystegia sepium*（L.）R. Br. var. *japonica*（Choisy）Makino	打碗花
874				肾叶打碗花	*Calystegia soldanella*（L.）R. Br.	孝扇草根

（续表）

序号	类别	科名	属名	中文名	拉丁学名	药材名
875				南方菟丝子	*Cuscuta australis* R. Br.	
876			菟丝子属	菟丝子	*Cuscuta chinensis* Lam.	菟丝子
877				金灯藤	*Cuscuta japonica* Choisy	
878			马蹄金属	马蹄金	*Dichondra repens* Forst.	小金钱草
879		旋花科	番薯属	蕹菜	*Ipomoea aquatica* Forsk.	蕹菜
880				番薯	*Ipomoea batatas*（L.）Lam.	番薯
881			鱼黄草属	北鱼黄草	*Merremia sibirica*（L.）Hallier f.	北鱼黄草
882			牵牛属	牵牛	*Pharbitis nil*（L.）Choisy	牵牛子
883				圆叶牵牛	*Pharbitis purpurea*（L.）Voisgt	
884			茑萝属	茑萝松	*Quamoclit pennata*（Desr.）Boj.	茑萝松
885			斑种草属	斑种草	*Bothriospermum chinense* Bunge	蛤蟆草
886				多苞斑种草	*Bothriospermum secundum* Maxim.	野山蚂蟥
887				柔弱斑种草	*Bothriospermum tenellum*（Hornem.）Fisch. et Mey.	鬼点灯
888		紫草科	厚壳树属	厚壳树	*Ehretia thyrsiflora*（Sieb. et Zucc.）Nakai	大岗茶
889			紫草属	田紫草	*Lithospermum arvense* L.	田紫草
890				梓木草	*Lithospermum zollingeri* DC.	地仙桃
891			盾果草属	盾果草	*Thyrocarpus sampsonii* Hance	盾果草
892	被子植物·双子叶植物		附地菜属	附地菜	*Trigonotis peduncularis*（Trev.）Benth. ex Baker et Moore	附地菜
893			紫珠属	华紫珠	*Callicarpa cathayana* H. T. Chang	紫珠
894				白棠子树	*Callicarpa dichotoma*（Lour.）K. Koch	
895				日本紫珠	*Callicarpa japonica* Thunb.	
896				窄叶紫珠	*Callicarpa japonica* Thunb. var. *angustata* Rehd.	金刀菜
897			莸属	单花莸	*Caryopteris nepetaefolia*（Benth.）Maxim.	莸
898			大青属	臭牡丹	*Clerodendrum bungei* Steud.	臭牡丹
899		马鞭草科		大青	*Clerodendrum cyrtophyllum* Turcz.	大青
900				尖齿大青	*Clerodendrum lindleyi* Decne. ex Planch.	过墙风
901				海州常山	*Clerodendrum trichotomum* Thunb.	臭梧桐
902			马缨丹属	马缨丹	*Lantana camara* L.	五色梅
903			豆腐柴属	豆腐柴	*Premna microphylla* Turcz.	腐婢
904			马鞭草属	马鞭草	*Verbena officinalis* L.	马鞭草
905			牡荆属	黄荆	*Vitex negundo* L.	黄荆
906				牡荆	*Vitex negundo* L. var. *cannabifolia*（Siebold et Zucc.）Hand.-Mazz.	牡荆叶
907				单叶蔓荆	*Vitex trifolia* L. var. *simplicifolia* Cham.	蔓荆子
908		唇形科	藿香属	藿香	*Agastache rugosa*（Fisch. et Mey.）Ktze.	藿香
909			筋骨草属	筋骨草	*Ajuga ciliata* Bunge	筋骨草
910				金疮小草	*Ajuga decumbens* Thunb.	

(续表)

序号	类别	科名	属名	中文名	拉丁学名	药材名
911			筋骨草属	多花筋骨草	*Ajuga multiflora* Bunge	多花筋骨草
912				紫背金盘	*Ajuga nipponensis* Makino	紫背金盘草
913				风轮菜	*Clinopodium chinense*（Benth.）O. Ktze.	断血流
914				邻近风轮菜	*Clinopodium confine*（Hance）O. Ktze.	剪刀草
915			风轮菜属	细风轮菜	*Clinopodium gracile*（Benth.）Matsum.	
916				灯笼草	*Clinopodium polycephalum*（Vaniot）C. Y. Wu et Hsuan ex Hsu	断血流
917			鞘蕊花属	五彩苏	*Coleus scutellarioides*（L.）Benth.	五彩苏
918			香薷属	紫花香薷	*Elsholtzia argyi* Lévl.	紫花香薷
919				海州香薷	*Elsholtzia splendens* Nakai ex F. Maekawa	海州香薷
920			小野芝麻属	小野芝麻	*Galeobdolon chinense*（Benth.）C. Y. Wu	地绵绵
921			活血丹属	活血丹	*Glechoma longituha*（Nakai）Kupr.	苏金钱
922			夏至草属	夏至草	*Lagopsis supina*（Steph.）Ik. -Gal.	夏至草
923			野芝麻属	宝盖草	*Lamium amplexicaule* L.	宝盖草
924				野芝麻	*Lamium barbatum* Sieb. et Zucc.	野芝麻
925			薰衣草属	薰衣草	*Lavandula angustifolia* Mill.	薰衣草
926			益母草属	益母草	*Leonurus artemisia*（Lour.）S. Y. Hu	益母草，茺蔚子
927				錾菜	*Leonurus pseudomacranthus* Kitagawa	錾菜
928			地笋属	硬毛地笋	*Lycopus lucidus* Turcz. var. *hirtus* Regel	泽兰
929	被子植物·双子叶植物	唇形科	薄荷属	薄荷	*Mentha haplocalyx* Briq.	苏薄荷
930				留兰香	*Mentha spicata* L.	留兰香
931				石香薷	*Mosla chinensis* Maxim.	香薷
932				小鱼仙草	*Mosla dianthera*（Buch. -Ham.）Maxim.	热痱草
933			石荠苎属	荠苎	*Mosla grosseserrata* Maxim.	荠苧
934				石荠苎	*Mosla scabra*（Thunb.）C. Y. Wu et H. W. Li	石荠苧
935				苏州荠苎	*Mosla soochowensis* Matsuda	五香草
936			荆芥属	荆芥	*Nepeta cataria* L.	心叶荆芥
937			罗勒属	罗勒	*Ocimum basilicum* L.	罗勒
938			紫苏属	紫苏	*Perilla frutescens*（L.）Britt.	紫苏子，紫苏叶，紫苏梗
939				野生紫苏	*Perilla frutescens*（L.）Britt. var. *acuta*（Thunb.）Kudo	紫苏叶，紫苏子，紫苏梗，紫苏苞
940			糙苏属	卵叶糙苏	*Phlomis umbrosa* Turcz. var. *ovalifolia* C. Y. Wu	糙苏
941			夏枯草属	夏枯草	*Prunella vulgaris* L.	夏枯草，夏枯球
942				香茶菜	*Rabdosia amethystoides*（Benth.）Hara	香茶菜
943			香茶菜属	蓝萼毛叶香茶菜	*Rabdosia japonica*（Burm. f.）Hara var. *glaucocalyx*（Maxim.）Hara	倒根野苏
944				溪黄草	*Rabdosia serra*（Maxim.）Hara	溪黄草
945				香茶菜	*Rabdosia amethystoides*（Benth.）Hara	香茶菜

（续表）

序号	类别	科名	属名	中文名	拉丁学名	药材名
946			迷迭香属	迷迭香	*Rosmarinus officinalis* L.	迷迭香
947				华鼠尾草	*Salvia chinensis* Benth.	石见穿
948				鼠尾草	*Salvia japonica* Thunb.	鼠尾草
949			鼠尾草属	丹参	*Salvia miltiorrhiza* Bge.	丹参,丹参茎叶
950				荔枝草	*Salvia plebeia* R. Br.	荔枝草
951				红根草	*Salvia prionitis* Hance	红根草
952				一串红	*Salvia splendens* Ker-Gawl.	一串红
953			裂叶荆芥属	裂叶荆芥	*Schizonepeta tenuifolia*（Benth.）Briq.	荆芥,荆芥穗
954				黄芩	*Scutellaria baicalensis* Georgi	黄芩
955		唇形科		半枝莲	*Scutellaria barbata* D. Don	半枝莲
956				韩信草	*Scutellaria indica* L.	韩信草
957			黄芩属	京黄芩	*Scutellaria pekinensis* Maxim.	京黄芩
958				紫茎京黄芩	*Scutellaria pekinensis* Maxim. var. *purpureicaulis*（Migo）C. Y. Wu et H. W. Li	京黄芩
959				假活血草	*Scutellaria tuberifera* C. Y. Wu et C. Chen	假活血草
960			水苏属	水苏	*Stachys japonica* Miq.	水苏
961				针筒菜	*Stachys oblongifolia* Benth.	野油麻
962				穗花香科科	*Teucrium japonicum* Willd.	水藿香
963			香科科属	庐山香科科	*Teucrium pernyi* Franch.	香科科
964	被子植物·双子叶植物			血见愁	*Teucrium viscidum* Bl.	山藿香
965			辣椒属	辣椒	*Capsicum annuum* L.	辣椒
966				毛曼陀罗	*Datura innoxia* Mill.	
967			曼陀罗属	洋金花	*Datura metel* L.	洋金花
968				曼陀罗	*Datura stramonium* L.	
969			枸杞属	枸杞	*Lycium chinense* Mill.	地骨皮,枸杞子,枸杞头
970			番茄属	番茄	*Lycopersicon esculentum* Mill.	番茄
971			假酸浆属	假酸浆	*Nicandra physalodes*（L.）Gaertn.	假酸浆
972			烟草属	烟草	*Nicotiana tabacum* L.	烟叶
973		茄科	碧冬茄属	碧冬茄	*Petunia hybrida* Vilm.	碧冬茄
974				苦蘵	*Physalis angulata* L.	苦蘵
975			酸浆属	挂金灯	*Physalis alkekengi* L. var. *franchetii*（Mast.）Makino	锦灯笼
976				野海茄	*Solanum japonense* Nakai	毛风藤
977				白英	*Solanum lyratum* Thunb.	白毛藤,鬼目
978			茄属	茄	*Solanum melongena* L.	茄子
979				龙葵	*Solanum nigrum* L.	龙葵,龙葵果
980				珊瑚樱	*Solanum pseudo-capsicum* L.	玉珊瑚根
981				青杞	*Solanum septemlobum* Bunge	蜀羊泉

（续表）

序号	类别	科名	属名	中文名	拉丁学名	药材名
982		茄科	茄属	阳芋	*Solanum tuberosum* L.	马铃薯
983				黄果茄	*Solanum xanthocarpum* Schrad. et Wendl	黄果茄
984			石龙尾属	石龙尾	*Limnophila sessiliflora* （Vahl） Blume	中华石龙尾
985			母草属	母草	*Lindernia crustacea* （L.） F. Muell	母草
986				陌上菜	*Lindernia procudens* （Krock.） Philcox	白猪母菜
987			通泉草属	通泉草	*Mazus japonicus* （Thunb.） O. Kuntze	绿兰花
988				弹刀子菜	*Mazus stachydifolius* （Turcz.） Maxim.	弹刀子菜
989			鹿茸草属	鹿茸草	*Monochasma sheareri* Maxim. ex Franch. et Savat.	鹿茸草
990			泡桐属	兰考泡桐	*Paulownia elongata* S. Y. Hu	泡桐花
991				白花泡桐	*Paulownia fortunei* （Seem.） Hemsl.	泡桐树皮,泡桐花,泡桐果,泡桐叶,泡桐根
992				毛泡桐	*Paulownia tomentosa* （Thunb.） Steud.	
993		玄参科	松蒿属	松蒿	*Phtheirospermum japonicum* （Thunb.） Kanitz	松蒿
994			地黄属	地黄	*Rehmannia glutinosa* （Gaert.） Libosch. ex Fisch. et Mey.	地黄,地黄叶
995			玄参属	玄参	*Scrophularia ningpoensis* Hemsl.	玄参
996			阴行草属	阴行草	*Siphonostegia chinensis* Benth.	北刘寄奴
997	被子植物 · 双子叶植物			北水苦荬	*Veronica anagallis-aquatica* L.	水苦荬
998				直立婆婆纳	*Veronica arvensis* L.	脾寒草
999			婆婆纳属	婆婆纳	*Veronica didyma* Tenore	婆婆纳
1000				蚊母草	*Veronica peregrina* L.	仙桃草
1001				阿拉伯婆婆纳	*Veronica persica* Poir.	肾子草
1002				水苦荬	*Veronica undulata* Wall.	水苦荬
1003		紫葳科	凌霄属	凌霄	*Campsis grandiflora* （Thunb.） Schum.	凌霄花
1004				厚萼凌霄	*Campsis radicans* （L.） Seem.	
1005			梓树属	楸	*Catalpa bungei* C. A. Mey.	楸木皮,楸叶,楸木果
1006		爵床科	水蓑衣属	水蓑衣	*Hygrophila salicifolia* （Vahl） Nees	水蓑衣
1007			观音草属	九头狮子草	*Peristrophe japonica* （Thunb.） Bremek.	九头狮子草
1008			爵床属	爵床	*Rostellularia procumbens* （L.） Nees	爵床
1009		胡麻科	胡麻属	芝麻	*Sesamum indicum* L.	黑芝麻
1010		苦苣苔科	半蒴苣苔属	半蒴苣苔	*Hemiboea henryi* Clarke	降龙草
1011		透骨草科	透骨草属	透骨草	*Phryma leptostachya* L. ssp. *asiatica* （Hara） Kitamura	透骨草
1012		车前科	车前属	车前	*Plantago asiatica* L.	车前子,车前草
1013				平车前	*Plantago depressa* Willd.	

（续表）

序号	类别	科名	属名	中文名	拉丁学名	药材名
1014		车前科	车前属	长叶车前	*Plantago lanceolata* L.	车前子
1015				大车前	*Plantago major* L.	车前子，车前草
1016			忍冬属	郁香忍冬	*Lonicera fragrantissima* Lindl. et Paxt.	大金银花
1017				忍冬	*Lonicera japonica* Thunb.	忍冬藤，金银花
1018				金银忍冬	*Lonicera maackii* (Rupr.) Maxim.	金银忍冬
1019			接骨木属	接骨草	*Sambucus chinensis* Lindl.	接骨草
1020				接骨木	*Sambucus williamsii* Hance	接骨木
1021		忍冬科		荚蒾	*Viburnum dilatatum* Thunb.	荚蒾
1022				宜昌荚蒾	*Viburnum erosum* Thunb.	宜昌荚蒾
1023				绣球荚蒾	*Viburnum macrocephalum* Fort.	
1024			荚蒾属	琼花	*Viburnum macrocephalum* Fort. f. *keteleeri* (Carr.) Rehd.	木绣球茎
1025				黑果荚蒾	*Viburnum melanocarpum* Hsu	黑果荚蒾
1026				茶荚蒾	*Viburnum setigerum* Hance	茶荚蒾
1027				日本珊瑚树	*Viburnum odoratissimum* Ker-Gawl. var. *awabuki* (K. Koch) Zabel ex Rumpl.	日本珊瑚树
1028			锦带花属	锦带花	*Weigela florida* (Bunge) A. DC.	锦带花
1029	被子植物·双子叶植物	败酱科	败酱属	败酱	*Patrinia scabiosaefolia* Fisch. ex Trev.	败酱
1030				攀倒甑	*Patrinia villosa* (Thunb.) Juss.	
1031			缬草属	缬草	*Valeriana officinalis* L.	缬草
1032			沙参属	华东杏叶沙参	*Adenophora hunanensis* Nannf. subsp. *huadungensis* Hong	杏叶沙参
1033				沙参	*Adenophora stricta* Miq.	南沙参
1034				轮叶沙参	*Adenophora tetraphylla* (Thunb.) Fisch.	
1035				荠苨	*Adenophora trachelioides* Maxim.	荠苨
1036		桔梗科	党参属	羊乳	*Codonopsis lanceolata* (Siebold et Zucc.) Trautv.	山海螺
1037			半边莲属	半边莲	*Lobelia chinensis* Lour.	半边莲
1038			袋果草属	袋果草	*Peracarpa carnosa* (Wall.) Hook. f. et Thoms.	袋果草
1039			桔梗属	桔梗	*Platycodon grandiflorus* (Jacq.) A. DC.	桔梗
1040			兰花参属	蓝花参	*Wahlenbergia marginata* (Thunb.) A. DC.	兰花参
1041			藿香蓟属	藿香蓟	*Ageratum conyzoides* L.	胜红蓟
1042				熊耳草	*Ageratum houstonianum* Miller	熊耳草
1043			兔儿风属	杏香兔儿风	*Ainsliaea fragrans* Champ.	金边兔耳
1044		菊科	牛蒡属	牛蒡	*Arctium lappa* L.	牛蒡子，牛蒡根
1045				黄花蒿	*Artemisia annua* L.	青蒿
1046			蒿属	奇蒿	*Artemisia anomala* S. Moore	刘寄奴
1047				艾	*Artemisia argyi* Lévl. et Van.	艾叶

（续表）

序号	类别	科名	属名	中文名	拉丁学名	药材名
1048				茵陈蒿	*Artemisia capillaris* Thunb.	茵陈
1049				青蒿	*Artemisia carvifolia* Buch. -Ham. ex Roxb.	青蒿
1050				南牡蒿	*Artemisia eriopoda* Bge.	南牡蒿
1051				海州蒿	*Artemisia fauriei* Nakai	海州蒿
1052				白莲蒿	*Artemisia sacrorum* Ledeb.	细裂叶莲蒿
1053				五月艾	*Artemisia indica* Willd.	五月艾
1054			蒿属	牡蒿	*Artemisia japonica* Thunb.	牡蒿
1055				矮蒿	*Artemisia lancea* Van.	矮蒿
1056				野艾蒿	*Artemisia lavandulaefolia* DC.	野艾蒿
1057				蒙古蒿	*Artemisia mongolica* (Fisch. ex Bess.) Nakai	蒙古蒿
1058				魁蒿	*Artemisia princeps* Pamp.	魁蒿
1059				猪毛蒿	*Artemisia scoparia* Waldst. et Kit.	茵陈
1060				蒌蒿	*Artemisia selengensis* Turcz. ex Bess.	蒌蒿
1061				三脉紫菀	*Aster ageratoides* Turcz.	山白菊
1062			紫菀属	毛枝三脉紫菀	*Aster ageratoides* Turcz. var. *lasiocladus* (Hayata) Hand. -Mazz.	毛枝马兰
1063				钻叶紫菀	*Aster subulatus* Michx.	瑞连草
1064				紫菀	*Aster tataricus* L. f.	紫菀
1065			苍术属	苍术	*Atractylodes lancea* (Thunb.) DC.	茅苍术
1066	被子植物·	菊科		白术	*Atractylodes macrocephala* Koidz.	白术
1067	双子叶植物			婆婆针	*Bidens bipinnata* L.	鬼针草
1068				金盏银盘	*Bidens biternata* (Lour.) Merr. et Sherff	金盏银盘
1069			鬼针草属	大狼杷草	*Bidens frondosa* L.	大狼把草
1070				鬼针草	*Bidens pilosa* L.	盲肠草
1071				狼杷草	*Bidens tripartita* L.	狼把草
1072			金盏花属	金盏花	*Calendula officinalis* L.	金盏菊
1073			飞廉属	节毛飞廉	*Carduus acanthoides* L.	飞廉
1074				丝毛飞廉	*Carduus crispus* L.	
1075				天名精	*Carpesium abrotanoides* L.	鹤虱
1076			天名精属	烟管头草	*Carpesium cernuum* L.	杓儿菜, 挖耳草根
1077				金挖耳	*Carpesium divaricatum* Siebold et Zucc.	金挖耳
1078			红花属	红花	*Carthamus tinctorius* L.	红花, 红花子
1079			石胡荽属	石胡荽	*Centipeda minima* (L.) A. Br. et Aschers.	鹅不食草
1080				茼蒿	*Chrysanthemum coronarium* L.	茼蒿
1081			茼蒿属	菊花脑	*Chrysanthemum indicum* var. *edule* Kitam.	菊花脑
1082				南茼蒿	*Chrysanthemum segetum* L.	南茼蒿
1083			菊苣属	菊苣	*Cichorium intybus* L.	菊苣
1084			蓟属	蓟	*Cirsium japonicum* Fisch. ex DC.	大蓟
1085				线叶蓟	*Cirsium lineare* (Thunb.) Sch. -Bip.	线叶蓟

（续表）

序号	类别	科名	属名	中文名	拉丁学名	药材名
1086			蓟属	刺儿菜	*Cirsium setosum*（Willd.）MB.	小蓟
1087				香丝草	*Conyza bonariensis*（L.）Cronq.	野塘蒿
1088			白酒草属	小蓬草	*Conyza canadensis*（L.）Cronq.	小飞蓬
1089				苏门白酒草	*Conyza sumatrensis*（Retz.）Walker	竹叶艾
1090			金鸡菊属	剑叶金鸡菊	*Coreopsis lanceolata* L.	金鸡菊
1091				两色金鸡菊	*Coreopsis tinctoria* Nutt.	蛇目菊
1092			秋英属	秋英	*Cosmos bipinnata* Cav.	秋英
1093			大丽花属	大丽花	*Dahlia pinnata* Cav.	大理菊
1094			东风菜属	东风菜	*Doellingeria scaber*（Thunb.）Nees	东风菜
1095				野菊	*Dendranthema indicum*（L.）Des Moul.	野菊花
1096			菊属	甘菊	*Dendranthema lavandulifolium*（Fisch. ex Trautv.）Ling et Shih	野菊花,野菊
1097				菊花	*Dendranthema morifolium*（Ramat.）Tzvel.	菊花,菊茎叶
1098				委陵菊	*Dendranthema potentilloides*（Hand.-Mazz.）Shih	委陵菊
1099			蓝刺头属	华东蓝刺头	*Echinops grijsii* Hance	禹州漏芦
1100			鳢肠属	鳢肠	*Eclipta prostrata*（L.）L.	墨旱莲
1101			一点红属	一点红	*Emilia sonchifolia*（L.）DC.	羊蹄草
1102			飞蓬属	一年蓬	*Erigeron annuus*（L.）Pers.	一年蓬
1103	被子植物·双子叶植物	菊科		大麻叶泽兰	*Eupatorium cannabinum* L.	大麻叶佩兰
1104				多须公	*Eupatorium chinense* L.	广东土牛膝,华泽兰
1105			泽兰属	佩兰	*Eupatorium fortunei* Turcz.	佩兰
1106				白头婆	*Eupatorium japonicum* Thunb.	山佩兰
1107				林泽兰	*Eupatorium lindleyanum* DC.	野马追
1108			牛膝菊属	牛膝菊	*Galinsoga parviflora* Cav.	辣子草,向阳花
1109				宽叶鼠麹草	*Gnaphalium adnatum*（Wall. ex DC.）Kitam.	地膏药
1110			鼠麹草属	鼠麹草	*Gnaphalium affine* D. Don	鼠曲草
1111				秋鼠麹草	*Gnaphalium hypoleucum* DC.	天水蚁草
1112				匙叶鼠麹草	*Gnaphalium pensylvanicum* Willd.	匙叶鼠麹草
1113			向日葵属	向日葵	*Helianthus annuus* L.	向日葵
1114				菊芋	*Helianthus tuberosus* L.	菊芋
1115			泥胡菜属	泥胡菜	*Hemistepta lyrata*（Bunge）Bunge	泥胡菜
1116			狗娃花属	阿尔泰狗娃花	*Heteropappus altaicus*（Willd.）Novopokr.	阿尔泰紫菀
1117				狗娃花	*Heteropappus hispidus*（Thunb.）Less.	狗娃花
1118				欧亚旋覆花	*Inula britanica* L.	旋覆花
1119			旋覆花属	旋覆花	*Inula japonica* Thunb.	旋覆花,金沸草
1120				线叶旋覆花	*Inula linariifolia* Turcz.	金沸草
1121				总状土木香	*Inula racemosa* Hook. f.	总状土木香

（续表）

序号	类别	科名	属名	中文名	拉丁学名	药材名
1122			小苦荬属	中华小苦荬	*Ixeridium chinense* (Thunb.) Tzvel.	山苦荬
1123				抱茎小苦荬	*Ixeridium sonchifolium* (Maxim.) Shih	苦碟子
1124			苦荬菜属	剪刀股	*Ixeris japonica* (Burm. f.) Nakai	剪刀股
1125			马兰属	马兰	*Kalimeris indica* (L.) Sch.-Bip.	马兰
1126				全叶马兰	*Kalimeris integrifolia* Turcz. ex DC.	全叶马兰
1127			莴苣属	莴苣	*Lactuca sativa* L.	莴苣
1128			稻槎菜属	稻槎菜	*Lapsana apogonoides* Maxim.	稻槎菜
1129			大丁草属	大丁草	*Leibnitzia anandria* (L.) Sch.-Bip.	大丁草
1130			橐吾属	窄头橐吾	*Ligularia stenocephala* (Maxim.) Matsum. et Koidz.	狭头橐吾
1131			母菊属	母菊	*Matricaria recutita* L.	母菊
1132			黄瓜菜属	黄瓜菜	*Paraixeris denticulata* (Houtt.) Nakai	苦荬菜
1133			毛连菜属	毛连菜	*Picris hieracioides* L.	毛连菜
1134			翅果菊属	翅果菊	*Pterocypsela indica* (L.) Shih	山莴苣
1135			风毛菊属	风毛菊	*Saussurea japonica* (Thunb.) DC.	八楞木
1136				华北鸦葱	*Scorzonera albicaulis* Bunge	丝茅七
1137			鸦葱属	鸦葱	*Scorzonera austriaca* Willd.	鸦葱
1138				桃叶鸦葱	*Scorzonera sinensis* Lipsch. et Krasch. ex Lipsch.	老虎嘴
1139	被子植物·	菊科	蒲儿根属	蒲儿根	*Sinosenecio oldhamianus* (Maxim.) B. Nord.	肥猪苗
1140	双子叶植物		千里光属	千里光	*Senecio scandens* Buch.-Ham.	千里光
1141			虾须草属	虾须草	*Sheareria nana* S. Moore	虾须草
1142				毛梗豨莶	*Siegesbeckia glabrescens* Makino	
1143			豨莶属	豨莶	*Siegesbeckia orientalis* L.	豨莶草
1144				腺梗豨莶	*Siegesbeckia pubescens* Makino	
1145			水飞蓟属	水飞蓟	*Silybum marianum* (L.) Gaertn.	水飞蓟
1146			一枝黄花属	加拿大一枝黄花	*Solidago canadensis* L.	加拿大一枝黄花
1147				一枝黄花	*Solidago decurrens* Lour.	一枝黄花
1148				苣荬菜	*Sonchus arvensis* L.	苣荬菜
1149			苦苣菜属	花叶滇苦菜	*Sonchus asper* (L.) Hill	大叶苣买菜
1150				长裂苦苣菜	*Sonchus brachyotus* DC.	苣买菜
1151				苦苣菜	*Sonchus oleraceus* L.	苦菜
1152			甜叶菊属	甜叶菊	*Stevia rebaudiana* (Bertoni) Hemsl.	甜叶菊
1153			兔儿伞属	兔儿伞	*Syneilesis aconitifolia* (Bge.) Maxim.	兔儿伞
1154			万寿菊属	万寿菊	*Tagetes erecta* L.	万寿菊花
1155				孔雀草	*Tagetes patula* L.	孔雀草
1156			蒲公英属	蒙苦蒲公英	*Taraxacum mongolicum* Hand.-Mazz.	蒲公英,蒲公英根
1157				蒲公英	*Taraxacum officinale* F. H. Wigg.	
1158			狗舌草属	狗舌草	*Tephroseris kirilowii* (Turcz. ex DC.) Holub	狗舌草

(续表)

序号	类别	科名	属名	中文名	拉丁学名	药材名
1159			女菀属	女菀	*Turczaninowia fastigiata*（Fisch.）DC.	女菀
1160	被子植物·双子叶植物	菊科	苍耳属	苍耳	*Xanthium sibiricum* Patrin ex Widder	苍耳子
1161			黄鹤菜属	黄鹤菜	*Youngia japonica*（L.）DC.	黄鹤菜
1162			百日菊属	百日菊	*Zinnia elegans* Jacq.	百日草
1163			泽泻属	窄叶泽泻	*Alisma canaliculatum* A. Braun et Bouché.	大箭
1164				东方泽泻	*Alisma orientale*（Samule.）Juz.	泽泻,泽泻叶,泽泻实
1165		泽泻科		矮慈姑	*Sagittaria pygmaea* Miq.	鸭舌头
1166			慈姑属	野慈姑	*Sagittaria trifolia* L.	慈姑,慈姑叶
1167				慈姑	*Sagittaria trifolia* L. var. *sinensis*（Sims）Makino	慈姑,慈姑叶,慈姑花
1168		花蔺科	花蔺属	花蔺	*Butomus umbellatus* L.	花蔺
1169			黑藻属	黑藻	*Hydrilla verticillata*（L. f.）Royle	水王孙
1170		水鳖科	水鳖属	水鳖	*Hydrocharis dubia*（Bl.）Backer	水鳖
1171			苦草属	苦草	*Vallisneria natans*（Lour.）Hara	苦草
1172				菹草	*Potamogeton crispus* L.	菹草
1173		眼子菜科	眼子菜属	鸡冠眼子菜	*Potamogeton cristatus* Reg. et Maack	眼子菜
1174				篦齿眼子菜	*Potamogeton pectinatus* L.	篦齿眼子菜
1175			粉条儿菜属	粉条儿菜	*Aletris spicata*（Thunb.）Franch.	小肺筋草
1176				洋葱	*Allium cepa* L.	洋葱
1177	被子植物·单子叶植物			葱	*Allium fistulosum* L.	葱白,葱汁,葱须,葱叶,葱花,葱实
1178			葱属	薤白	*Allium macrostemon* Bunge	薤白
1179				蒜	*Allium sativum* L.	大蒜
1180				球序韭	*Allium thunbergii* G. Don	山韭
1181				韭	*Allium tuberosum* Rottl. ex Spreng.	韭菜子
1182			芦荟属	芦荟	*Aloe vera* L. var. *chinensis*（Haw.）Berg	芦荟,芦荟叶,芦荟花,芦荟根
1183		百合科	知母属	知母	*Anemarrhena asphodeloides* Bge.	知母
1184				天门冬	*Asparagus cochinchinensis*（Lour.）Merr.	天门冬
1185			天门冬属	石刁柏	*Asparagus officinalis* L.	石刁柏
1186				南玉带	*Asparagus oligoclonos* Maxim.	南玉带根
1187				文竹	*Asparagus setaceus*（Kunth）Jessop	文竹
1188			蜘蛛抱蛋属	蜘蛛抱蛋	*Aspidistra elatior* Bl.	蜘蛛抱蛋
1189			万寿竹属	宝铎草	*Disporum sessile* D. Don	竹林霄,白薇
1190			贝母属	浙贝母	*Fritillaria thunbergii* Miq.	浙贝母
1191			萱草属	黄花菜	*Hemerocallis citrina* Baroni	金针菜,萱草根,萱草嫩苗
1192				萱草	*Hemerocallis fulva*（L.）L.	萱草根,萱草嫩苗

（续表）

序号	类别	科名	属名	中文名	拉丁学名	药材名
1193			玉簪属	玉簪	*Hosta plantaginea*（Lam.）Aschers.	玉簪花,玉簪,玉簪根
1194				紫萼	*Hosta ventricosa*（Salisb.）Stearn	紫玉簪,紫玉簪叶,紫玉簪根
1195			百合属	百合	*Lilium brownii* F. E. Brown var. *viridulum* Baker	百合,百合花
1196				卷丹	*Lilium lancifolium* Thunb.	
1197			山麦冬属	禾叶山麦冬	*Liriope graminifolia*（L.）Baker	土麦冬
1198				阔叶山麦冬	*Liriope platyphylla* Wang et Tang	山麦冬
1199				山麦冬	*Liriope spicata*（Thunb.）Lour.	
1200			沿阶草属	麦冬	*Ophiopogon japonicus*（L. f.）Ker-Gawl.	麦冬
1201			重楼属	华重楼	*Paris polyphylla* Sm. var. *chinensis*（Franch.）Hara	重楼
1202			黄精属	多花黄精	*Polygonatum cyrtonema* Hua	黄精
1203		百合科		玉竹	*Polygonatum ordoratum*（Mill.）Druce	玉竹
1204				黄精	*Polygonatum sibiricum* Delar. ex Redouté	黄精
1205			万年青属	万年青	*Rohdea japonica*（Thunb.）Roth	万年青,万年青叶,万年青花
1206			绵枣儿属	绵枣儿	*Scilla scilloides*（Lindl.）Druce	绵枣儿
1207	被子植物·单子叶植物		鹿药属	鹿药	*Smilacina japonica* A. Gray	鹿药
1208				菝葜	*Smilax china* L.	菝葜
1209				土茯苓	*Smilax glabra* Roxb.	土茯苓
1210			菝葜属	黑果菝葜	*Smilax glauco-china* Warb.	金刚藤头
1211				白背牛尾菜	*Smilax nipponica* Miq.	马尾伸筋
1212				牛尾菜	*Smilax riparia* A. DC.	牛尾菜
1213				华东菝葜	*Smilax sieboldii* Miq.	铁丝灵仙
1214			油点草属	油点草	*Tricyrtis macropoda* Miq.	红酸七
1215			郁金香属	老鸦瓣	*Tulipa edulis*（Miq.）Baker	光慈姑
1216				郁金香	*Tulipa gesneriana* L.	郁金香
1217			丝兰属	凤尾丝兰	*Yucca gloriosa* L.	凤尾兰
1218		百部科	百部属	百部	*Stemona japonica*（Bl.）Miq	百部
1219				直立百部	*Stemona sessilifolia*（Miq.）Miq.	
1220			君子兰属	君子兰	*Clivia miniata* Regel	君子兰根
1221				安徽石蒜	*Lycoris anhuiensis* Y. Hsu et Q. J. Fan	安徽石蒜
1222				忽地笑	*Lycoris aurea*（L'Herit.）Herb.	铁色箭
1223		石蒜科	石蒜属	中国石蒜	*Lycoris chinensis* Traub	石蒜
1224				江苏石蒜	*Lycoris houdyshelii* Traub	江苏石蒜
1225				黄长筒石蒜	*Lycoris longituba* Y. Hsu et Q. J. Fan var. *flava* Y. Hsu et X. L. Huang	黄长筒石蒜
1226				石蒜	*Lycoris radiata*（L'Herit.）Herb.	石蒜

（续表）

序号	类别	科名	属名	中文名	拉丁学名	药材名
1227		石蒜科	水仙属	水仙	*Narcissus tazetta* L. var. *chinensis* Roem.	水仙花,水仙根
1228			葱莲属	葱莲	*Zephyranthes candida*（Lindl.）Herb.	肝风草
1229				黄独	*Dioscorea bulbifera* L.	黄药子
1230		薯蓣科	薯蓣属	日本薯蓣	*Dioscorea japonica* Thunb.	山药,零余子
1231				盾叶薯蓣	*Dioscorea zingiberensis* C. H. Wright	火头根
1232				薯蓣	*Dioscorea opposita* Thunb.	山药
1233			凤眼莲属	凤眼蓝	*Eichhornia crassipes*（Mart.）Solms	水葫芦
1234		雨久花科	雨久花属	雨久花	*Monochoria korsakowii* Regel et Maack	雨韭
1235				鸭舌草	*Monochoria vaginalis*（Burm. f.）Presl	鸭舌草
1236			射干属	射干	*Belamcanda chinensis*（L.）DC.	射干
1237			番红花属	番红花	*Crocus sativus* L.	西红花
1238				德国鸢尾	*Iris germanica* L.	德国鸢尾
1239		鸢尾科		马蔺	*Iris lactea* Pall. var. *chinensis*（Fisch.）Koidz.	马蔺子,马蔺花
1240			鸢尾属	小鸢尾	*Iris proantha* Diels	小鸢尾
1241				紫苞鸢尾	*Iris ruthenica* Ker-Gawl.	紫苞鸢尾
1242				鸢尾	*Iris tectorum* Maxim.	川射干
1243				翅茎灯心草	*Juncus alatus* Franch. et Savat.	翅茎灯心草
1244	被子植物·			扁茎灯心草	*Juncus compressus* Jacq.	扁茎灯心草
1245	单子叶植物		灯心草属	星花灯心草	*Juncus diastrophanthus* Buchen.	螃蟹脚
1246		灯心草科		灯心草	*Juncus effusus* L.	灯心草
1247				野灯心草	*Juncus setchuensis* Buchen.	石龙刍,石龙刍根
1248			地杨梅属	多花地杨梅	*Luzula multiflora*（Retz.）Lej.	地杨梅
1249			鸭跖草属	饭包草	*Commelina bengalensis* L.	马耳草
1250				鸭跖草	*Commelina communis* L.	鸭跖草
1251			水竹叶属	裸花水竹叶	*Murdannia nudiflora*（L.）Brenan	红毛草
1252		鸭跖草科		水竹叶	*Murdannia triquetra*（Wall.）Brückn.	水竹叶
1253			杜若属	杜若	*Pollia japonica* Thunb.	竹叶莲
1254			紫露草属	紫竹梅	*Tradescantia pallida*（Rose）D. R. Hunt	紫鸭跖草
1255				吊竹梅	*Tradescantia zebrina* Bosse	吊竹梅
1256		谷精草科	谷精草属	长苞谷精草	*Eriocaulon decemflorum* Maxim.	长苞谷精草
1257			看麦娘属	看麦娘	*Alopecurus aequalis* Sobol.	看麦娘
1258				日本看麦娘	*Alopecurus japonicus* Steud.	日本看麦娘
1259			荩草属	荩草	*Arthraxon hispidus*（Thunb.）Makino	荩草
1260		禾本科	芦竹属	芦竹	*Arundo donax* L.	芦竹根,芦竹笋,芦竹沥
1261			燕麦属	野燕麦	*Avena fatua* L.	燕麦草,野麦子
1262				光稃野燕麦	*Avena fatua* L. var. *glabrata* Peterm.	燕麦草

（续表）

序号	类别	科名	属名	中文名	拉丁学名	药材名
1263			簕竹属	孝顺竹	*Bambusa multiplex* （Lour.） Raeuschel ex J. A. et J. H. Schult.	凤尾竹
1264			茵草属	茵草	*Beckmannia syzigachne* （Steud.） Fern.	茵米
1265			雀麦属	雀麦	*Bromus japonicus* Thunb. ex Murr.	雀麦,雀麦米
1266			虎尾草属	虎尾草	*Chloris virgata* Sw.	虎尾草
1267			薏苡属	薏苡	*Coix chinensis* Tod.	薏苡仁
1268			香茅属	橘草	*Cymbopogon goeringii* （Steud.） A. Camus	野香茅
1269			狗牙根属	狗牙根	*Cynodon dactylon* （L.） Pars.	狗牙根
1270			马唐属	马唐	*Digitaria sanguinalis* （L.） Scop.	马唐
1271				光头稗	*Echinochloa colonum* （L.） Link	光头稗子
1272				稗	*Echinochloa crusgalli* （L.） Beauv.	稗根苗,稗米
1273			稗属	孔雀稗	*Eccoilopus cruspavonis* （H. B. K.） Schult.	孔雀稗
1274				无芒稗	*Echinochloa crusgalli* （L.） Beauv. var. *mitis* （Pursh） Peterm.	无芒稗
1275			穇属	牛筋草	*Eleusine indica* （L.） Gaertn.	牛筋草
1276				知风草	*Eragrostis ferruginea* （Thunb.） Beauv.	知风草
1277			画眉草属	乱草	*Eragrostis japonica* （Thunb.） Trin.	香榧草
1278				小画眉草	*Eragrostis minor* Host	小画眉草
1279				画眉草	*Eragrostis pilosa* （L.） Beauv.	画眉草
1280	被子植物· 单子叶植物	禾本科	野黍属	野黍	*Eriochloa villosa* （Thunb.） Kunth	野黍
1281			大麦属	大麦	*Hordeum vulgare* L.	麦芽
1282			白茅属	丝茅	*Imperata koenigii* （Retz.） Beauv.	白茅根
1283			箬竹属	柳叶箬	*Isachne globosa* （Thunb.） Kuntze	柳叶箬
1284			千金子属	千金子	*Leptochloa chinensis* （L.） Nees	油草
1285			淡竹叶属	淡竹叶	*Lophatherum gracile* Brongn.	淡竹叶
1286			臭草属	广序臭草	*Melica onoei* Franch. et Sav.	广序臭草
1287				臭草	*Melica scabrosa* Trin.	猫毛草
1288			芒属	芒	*Miscanthus sinensis* Anderss.	芒茎,芒根,芒花
1289			求米草属	求米草	*Oplismenus undulatifolius* （Arduino） Beauv.	求米草
1290			稻属	稻	*Oryza sativa* L.	稻芽
1291				糯稻	*Oryza sativa* L. var. *glutinosa* Blanco	糯米,稻草,糯稻根
1292			雀稗属	雀稗	*Paspalum thunbergii* Kunth ex Steud.	雀稗
1293			狼尾草属	狼尾草	*Pennisetum alopecuroides* （L.） Spreng.	狼尾草,狼尾草根
1294			虉草属	虉草	*Phalaris arundinacea* L.	虉草
1295			显子草属	显子草	*Phenosperma globosa* Munro ex Benth.	显子草
1296			梯牧草属	鬼蜡烛	*Phleum paniculatum* Huds.	蜡烛草
1297			芦苇属	芦苇	*Phragmites australis* （Cav.） Trin. ex Steud.	芦根

（续表）

序号	类别	科名	属名	中文名	拉丁学名	药材名
1298				刚竹	*Phyllostachys sulphurea* （Carr.） A. et C. Riv. 'Viridis'	斑竹,桂竹壳, 桂竹花
1299			刚竹属	淡竹	*Phyllostachys glauca* McClure	竹沥,竹茹
1300				毛竹	*Phyllostachys heterocycla* （Carr.） Mitford 'Pubescens'	毛笋,毛竹叶, 毛竹根茎
1301				紫竹	*Phyllostachys nigra* （Lodd. ex Lindl.） Munro	紫竹根
1302			早熟禾属	早熟禾	*Poa annua* L.	早熟禾
1303				硬质早熟禾	*Poa sphondylodes* Trin.	硬质早熟禾
1304			棒头草属	棒头草	*Polypogon fugax* Nees ex Steud.	棒头草
1305			囊颖草属	囊颖草	*Sacciolepis indica* （L.） A. Chase	囊颖草
1306				大狗尾草	*Setaria faberii* Herrm.	大狗尾草
1307				金色狗尾草	*Setaria glauca* （L.） Beauv.	金色狗尾草
1308			狗尾草属	粱	*Setaria italica* （L.） Beauv.	谷芽
1309				皱叶狗尾草	*Setaria plicata* （Lam.） T. Cooke	皱叶狗尾草
1310		禾本科		狗尾草	*Setaria viridis* （L.） Beauv.	狗尾草,狗尾草子
1311			高粱属	高粱	*Sorghum bicolor* （L.） Moench	高粱,高粱米糠,高粱根
1312			大油芒属	大油芒	*Spodiopogon sibiricus* Trin.	大油芒
1313	被子植物· 单子叶植物		鼠尾粟属	鼠尾粟	*Sporobolus fertilis* （Steud.） W. D. Clayt.	鼠尾粟
1314			菅属	黄背草	*Themeda japonica* （Willd.） Tanaka	黄背草,黄背草苗,黄背草根, 黄背草果
1315			荻属	荻	*Triarrhena sacchariflora* （Maxim.） Nakai	巴茅根
1316			小麦属	普通小麦	*Triticum aestivum* L.	小麦,浮小麦
1317			玉蜀黍属	玉蜀黍	*Zea mays* L.	玉蜀黍,玉米须,玉米轴,玉蜀黍苞片,玉蜀黍叶,玉蜀黍根
1318			菰属	菰	*Zizania latifolia* （Griseb.） Stapf	茭白,菰根,菰米
1319		棕榈科	棕竹属	棕竹	*Rhapis excelsa* （Thunb.） Henry ex Rehd.	棕竹,棕竹根
1320				棕榈	*Trachycarpus fortunei* （Hook.） H. Wendl.	棕榈
1321			菖蒲属	菖蒲	*Acorus calamus* L.	藏菖蒲
1322				金钱蒲	*Acorus gramineus* Soland. ex Aiton	鲜菖蒲
1323		天南星科		石菖蒲	*Acorus tatarinowii* Schott	石菖蒲
1324				东北南星	*Arisaema amurense* Maxim.	天南星
1325			天南星属	天南星	*Arisaema heterophyllum* Blume	
1326				云台南星	*Arisaema du-bois-reymondiae* Engl.	云台南星

（续表）

序号	类别	科名	属名	中文名	拉丁学名	药材名
1327			芋属	芋	*Colocasia esculenta* (L.) Schott	芋头,芋叶,芋梗,芋头花
1328		天南星科	半夏属	虎掌	*Pinellia pedatisecta* Schott	天南星
1329				半夏	*Pinellia ternata* (Thunb.) Breit.	半夏
1330		浮萍科	浮萍属	浮萍	*Lemna minor* L.	浮萍
1331			紫萍属	紫萍	*Spirodela polyrrhiza* (L.) Schleid.	
1332		黑三棱科	黑三棱属	黑三棱	*Sparganium stoloniferum* (Gracbn.) Buch.-Ham. ex Juz.	三棱
1333		香蒲科	香蒲属	水烛香蒲	*Typha angustifolia* L.	蒲黄
1334				香蒲	*Typha orientalis* Presl	
1335			球柱草属	球柱草	*Bulbostylis barbata* (Rottb.) Kunth	牛毛草
1336				无喙囊薹草	*Carex davidii* Franch.	长芒苔草
1337				披针薹草	*Carex lancifolia* C. B. Clarke	羊胡髭草
1338				青绿薹草	*Carex breviculmis* R. Br.	青绿苔草
1339			薹草属	条穗薹草	*Carex nemostachys* Bteud.	条穗苔草
1340				翼果薹草	*Carex neurocarpa* Maxim.	翼果苔草
1341				镜子薹草	*Carex phacota* Spreng.	三棱马尾
1342				白颖薹草	*Carex duriuscula* C. A. Mey. subsp. *rigescens* (Franch.) S. Y. Liang et Y. C. Tang	白颖苔草
1343	被子植物·单子叶植物			风车草	*Cyperus alternifolius* L. ssp. *flabelliformis* (Rottb.) Kükenth.	伞莎草
1344				扁穗莎草	*Cyperus compressus* L.	扁穗莎草
1345			莎草属	长尖莎草	*Cyperus cuspidatus* H. B. K.	长尖莎草
1346				异型莎草	*Cyperus difformis* L.	王母钗
1347				碎米莎草	*Cyperus iria* L.	三棱草
1348		莎草科		毛轴莎草	*Cyperus pilosus* Vahl	毛轴莎草
1349				莎草	*Cyperus rotundus* L.	香附
1350			荸荠属	荸荠	*Eleocharis dulcis* (Burm. f.) Trin. ex Henschel	荸荠,通天草
1351				复序飘拂草	*Fimbristylis bisumbellata* (Forsk.) Bubani	复序飘拂草
1352			飘拂草属	两歧飘拂草	*Fimbristylis dichotoma* (L.) Vahl	飘拂草
1353				水虱草	*Fimbristylis miliacea* (L.) Vahl	水虱草
1354				短叶水蜈蚣	*Kyllinga brevifolia* Rottb.	水蜈蚣
1355			水蜈蚣属	无刺鳞水蜈蚣	*Kyllinga brevifolia* Rottb. var. *leiolepis* (Franch. et Savat.) Hara	光鳞水蜈蚣
1356			砖子苗属	砖子苗	*Mariscus umbellatus* Vahl	砖子苗
1357			扁莎属	球穗扁莎	*Pycreus globosus* (All.) Reichb	球穗扁莎草
1358				萤蔺	*Scirpus juncoides* Roxb.	野马蹄草
1359			藨草属	水毛花	*Scirpus triangulatus* Roxb.	蒲草根,水毛花
1360				水葱	*Scirpus validus* Vahl	水葱
1361				藨草	*Scirpus triqueter* L.	藨草

（续表）

序号	类别	科名	属名	中文名	拉丁学名	药材名
1362		莎草科	藨草属	扁秆藨草	*Scirpus planiculmis* Fr. Schmidt	扁秆藨草
1363				荆三棱	*Scirpus yagara* Ohwi	苏三棱
1364		芭蕉科	芭蕉属	芭蕉	*Musa basjoo* Sieb. et Zucc.	芭蕉根
1365		姜科	姜属	襄荷	*Zingiber mioga*（Thunb.）Rosc.	襄荷
1366				姜	*Zingiber officinale* Rosc.	生姜，干姜
1367		美人蕉科	美人蕉属	大花美人蕉	*Canna generalis* Bailey	大花美人蕉
1368	被子植物·单子叶植物			美人蕉	*Canna indica* L.	美人蕉根，美人蕉花
1369			白及属	白及	*Bletilla striata*（Thunb. ex A. Murray）Rchb. f.	白及
1370			头蕊兰属	金兰	*Cephalanthera falcata* （Thunb. ex A. Murray）Bl.	金兰
1371		兰科	独花兰属	独花兰	*Changnienia amoena* S. S. Chien	长年兰
1372			钻柱兰属	蜈蚣兰	*Cleisostoma scolopendrifolium*（Makino）Garay	蜈蚣兰
1373			石斛属	铁皮石斛	*Dendrobium officinale* Kimura et Migo	铁皮石斛
1374			绶草属	绶草	*Spiranthes sinensis*（Pers.）Ames	盘龙参

（二）　药用动物资源

江苏省地处华东，海洋及淡水资源充足，南部山区植被丰富，为野生动物的栖息及养殖提供了基础。以第四次全国中药资源普查为契机，在已掌握有关信息的基础上，采用实地走访和重点调查相结合的方式对江苏省动物药资源进行调查和分析。其中，走访调查目标以野生药用动物为主，走访地区主要包括渔港、码头以及林场等；重点调查目标以人工饲养的药用动物资源为主，主要包括梅花鹿、水蛭、地龙、三角帆蚌等。通过此次调查，基本摸清江苏省内野生药用动物的资源种类及分布，以及常用药用动物饲养种类、数量。调查结果显示，江苏省有药用动物资源种类389种，具体详见表2-2。

表2-2　江苏省药用动物资源种类

序号	类别	科名	原动物名	拉丁学名	药材名（药用部位）
1	多孔动物门	筒骨海绵科	脆针海绵*	*Spongilla fragilis* Leidy	紫梢花（群体）
2		根口水母科	海蜇*	*Rhopilema esculentum* Kishinouye	海蜇（口腕部）、海蜇皮（伞部）
3	腔肠动物门	海葵科	黄海葵*	*Anthopleura xanthogrammica*（Berkly）	海葵（全体）
4		银冠海葵科	纵条肌海葵	*Haliplanella luciae*（Verrill）	纵条肌海葵（全体）
5		沙蚕科	疣吻沙蚕	*Tylorrhynchus heterochaetus*（Quatrefages）	禾虫（全体）
6		沙蠋科	鸡冠沙蠋	*Arenicola Cristata* Stimpson	海蚯蚓（全体）
7			通俗环毛蚓*	*Pheretima vulgaris* Chen	
8		钜蚓科	威廉环毛蚓*	*Pheretima guillelmi*（Michaelsen）	地龙（全体）
9	环节动物门		栉盲环毛蚓	*Pheretima pectinifera* Michaelsen	
10		黄蛭科	蚂蟥*	*Whitmania pigra* Whitman	
11			柳叶蚂蟥*	*Whitmania acranulata* Whitman	水蛭（全体）
12		医蛭科	水蛭*	*Hirudo nipponica* Whitman	

(续表)

序号	类别	科名	原动物名	拉丁学名	药材名（药用部位）
13	星虫门	方格星虫科	裸体方格星虫	*Sipunculus nudus* L.	光裸星虫（全体）
14		隐板石鳖科	红条毛肤石鳖	*Acanthochitona rubrolineatus* Lischke	海石鳖（全体）
15		锉石鳖科	花斑锉石鳖	*Ischnochiton comptus* Gould	
16		鲍科	杂色鲍（九孔鲍）*	*Haliotis diversicolor* Reeve	石决明（贝壳）
17			皱纹盘鲍*	*Haliotis discus hannai* Ino	
18		帽贝科	嫁蝛	*Cellana toreuma* Reeve	嫁蝛（壳）
19		马蹄螺科	黑凹螺	*Chlorostoma nigerrinma*（Gmelin）	海决明（壳）
20			锈凹螺	*Chlorostoma rustica*（Gmelin）	
21		蝾螺科	蝾螺	*Turbo cornutus* Solander	甲香（厣）
22		环口螺科	褐带环口螺	*Cyclophorus martensianus* Moelldendorff	褐带环口螺（全体）
23		田螺科	方形环棱螺	*Bellamya quadrata*（Benson）	螺蛳（全体）、白螺蛳壳（贝壳）
24			中国圆田螺	*Cipangopaludina chinensis*（Gray）	田螺（全体）、田螺壳（壳）、田螺厣（厣）
25			中华圆田螺	*Cipangopaludina carthayensis*（Heude）	
26		骨螺科	蛎敌荔枝螺	*Purpura gradata* Jonas	蓼螺（壳）
27			疣荔枝螺	*Purpura clavigera* Kuster	
28			脉红螺	*Rapana uenosa*（Valenciennes）	海螺（肉）、海螺壳（壳）、海螺厣（厣）
29		蛾螺科	泥东风螺	*Babylonia lutosa*（Lamarck）	东风螺（肉）、东风螺壳（壳）
30			方斑东风螺	*Babylonia oreolata*（Lamarck）	
31	软体动物门	灰螺科	管角螺	*Hemifusus tuba*（Gmelin）	角螺（肉）、角螺厣（厣）
32			天狗角螺	*Hemifusus ternatanus*（Gmelin）	
33		榧螺科	伶鼬榧螺	*Oliva mustelina*（Lamarck）	榧螺（壳）
34		阿地螺科	泥螺	*Bullacta exarata*（Philippi）	吐铁（肉）
35		琥珀螺科	赤琥珀螺	*Succinea erythrophana* Ancey	缘桑螺（全体）
36		肋齿螺科	皱巴坚螺	*Camaena cicatricose*（Muller）	皱巴坚螺（贝壳）
37		巴蜗牛科	同型巴蜗牛	*Bradybaena similaris*（Ferussde）	蜗牛（全体）、蜗牛（壳）
38			条华蜗牛	*Cathaica fasciola*（Draparnaud）	
39		蛞蝓科	黄蛞蝓	*Limax frauus*（L.）	蛞蝓（全体）
40			野蛞蝓	*Agriolimax agrestis*（L.）	
41		蚶科	毛蚶*	*Arca subcrenata* Lischke	瓦楞子（贝壳）、蚶（肉）
42			泥蚶*	*Arca granosa* L.	
43			魁蚶*	*Arca inflata* Reeve	
44		贻贝科	厚壳贻贝	*Mytilus coruscus* Gould	淡菜（肉）
45			贻贝	*Mytilus edulis* L.	
46		蚌科	三角帆蚌*	*Hyriopsis cumingii*（Lea）	珍珠（珍珠）、珍珠母（贝壳）、蚌肉（肉）、蚌粉（贝壳制成的粉）
47			褶纹冠蚌*	*Cristaria plicata*（Leach）	
48			巨首楔蚌	*Cuneopsis capitata*（Heude）	马刀（贝壳）
49			圆头楔蚌	*Cuneopsis heudei* Heude	
50			短褐矛蚌	*Lanceolaria grayana*（Lea）	

（续表）

序号	类别	科名	原动物名	拉丁学名	药材名（药用部位）
51			射线裂脊蚌	*Schistodesmus lampreyanus* Baird et Adams	珍珠母（贝壳）
52		蚌科	背瘤丽蚌	*Lamprotula leai* Gray	
53			圆顶珠蚌	*Unio douglasiae* (Gray)	土牡蛎（贝壳）
54		扇贝科	栉孔扇贝	*Chlamys farreri* Jones et Preston	干贝（闭壳肌）
55			密鳞牡蛎	*Osttrea denselamellosa* Lischke	
56		牡蛎科	长牡蛎	*Ostrea gigas* Thunberg	牡蛎（贝壳）、牡蛎肉（肉）
57			近江牡蛎	*Ostrea rivularis* Gould	
58		蚬科	河蚬	*Corbicula fluminea* (Muller)	蚬壳（贝壳）、蚬肉（肉）
59			文蛤	*Meretrix meretrix* L.	蛤壳（贝壳）、文蛤肉（肉）
60		帘蛤科	青蛤	*Cyclina sinensis* Gmelin	
61			菲律宾蛤仔	*Ruditapes philippinarum* Adams et Reeve	蛤仔（壳和肉）
62			日本镜蛤	*Dosinia japonica* Reeve	
63			西施舌	*Mactra antiquate* Spengler	西施舌（肉）
64	软体动物门	蛤蜊科	中国蛤蜊	*Mactra chinensis* Philippi	珂（壳）
65			四角蛤蜊	*Mactra veneriformis* Deshayes	蛤蜊（肉）、蛤蜊粉（贝壳加工的粉）
66			大竹蛏	*Solen grandis* Dunker	
67		竹蛏科	长竹蛏	*Solen gouldii* Conrad	蛏壳（贝壳）、蛏肉（肉）
68			细长竹蛏	*Solen gracilis* Philippi	
69			缢蛏	*Sinonovacula constricta* (Lamarck)	蛏肉（肉）
70		枪乌贼科	日本枪乌贼	*Loligo japonica* Steenstrup	枪乌贼（全体）
71			火枪乌贼	*Loligo beka* Sasaki	
72		乌贼科	无针乌贼	*Sepiella maindroni* de Rochebrune	海螵蛸（内壳）、乌贼鱼肉（肉）、乌贼鱼腹中墨（墨囊中的墨汁）
73			针乌贼	*Sepia andreana* Steenstrup	
74			真蛸	*Octopus vulgaris* Lamarck	
75		章鱼科	长蛸	*Octopus variabilis* (Sasaki)	章鱼（肉）
76			短蛸	*Octopus ocellatus* Gray	
77		浪飘水虱科	祁氏鱼怪	*Ichthyoxenus geei* Boone	鱼虱子（全体）
78		海蟑螂科	海蟑螂	*Ligia exotica* Roux	海蟑螂（全体）
79		卷甲虫科	普通卷甲虫	*Armadillidium vulgare* (Latrielle)	鼠妇（全体）
80			鼠妇	*Porcellio scaber* Latreille	
81		对虾科	中国对虾	*Penaeus chinensis* (Osbeck)	对虾（肉或全体）
82		长臂虾科	日本沼虾	*Macrobrachium nipponense* (de Haan)	虾（全体或肉）
83	节肢动物门	蝼蛄虾科	大蝼蛄虾	*Upogebia major* (de Haan).	蝼蛄虾（全体）
84			艾氏活额寄居蟹	*Diogenes edwardsii* (de Haan)	
85		活额寄居蟹科	下齿细螯寄居蟹	*Clibanarius infraspinatus* Hilgendorf	寄居蟹（全体）
86			长腕寄居蟹	*Pagurus samuelis* (Stimpson)	
87			日本蟳	*Charybdis japonica* Milne-Edwards	蟳蚌（全体）
88		梭子蟹科	三疣梭子蟹	*Portunus trituberculatus* (Miers)	梭子蟹（全体）、海蟹壳（甲壳）

（续表）

序号	类别	科名	原动物名	拉丁学名	药材名（药用部位）
89		溪蟹科	锯齿溪蟹	*Potamon denticulatum* H. Milne-Edward	锯齿溪蟹（全体）
90		方蟹科	中华绒螯蟹	*Eriocheir sinensis* H. Milne-Edward	方海（全体）、蟹壳（甲壳）
91			无齿相手蟹	*Sesarma dehaani* H. Milne-Edwards.	蟛蜞（脂肪或肉）
92		钳蝎科	东亚钳蝎*	*Buthus martensii* Karsch	全蝎（全体）
93		园蛛科	大腹园蛛	*Aranea ventricosa*（L. Koch）	蜘蛛（全体）、蜘蛛蜕壳（蜕壳）、蜘蛛网（网丝）
94			横纹金蛛	*Argiope bruennichii*（Scopoli）	花蜘蛛（全体或网丝）
95		壁钱科	华南壁钱	*Uroctea compactilis*（L. Koch）	壁钱（全体）
96		跳蛛科	浊斑扁蝇虎	*Menemerus confusus* Bosenberg et Strand	蝇虎（全体）
97		圆马陆科	宽跗陇马陆	*Kronopolites svenhedind*（Verhoeff）	马陆（全体）
98		蜈蚣科	少棘巨蜈蚣*	*Scolopendra subspinipes mutilans* L. Koch	蜈蚣（全体）
99		衣鱼科	衣鱼	*Lepisma saccharina* L.	衣鱼（全体）
100			毛衣鱼	*Ctenolepisma villosa* Fabr.	
101			碧尾蜓	*Anax parthenope* Selys	
102		蜓科	赤蜻蛉	*Crocothemis servilia*（Drury）	蜻蜓（全体）
103			褐顶赤卒	*Sympetrum infuscatum*（Selys）	
104			黄衣	*Plantala flavescens*（Fabricius）	
105	节肢动物门	蜚蠊科	美洲大蠊	*Periplaneta americana*（L.）	蟑螂（全体）
106			东方蜚蠊	*Blatta orientalis* L.	
107			地鳖*	*Eupolyphaga sinensis* Walker	土鳖虫（全体）
108		螳螂科	大刀螂*	*Tenodera sinensis* Saussure	螳螂（全体）、桑螵蛸（卵鞘）
109			小刀螂*	*Statilia maculate*（Thunberg）	
110			巨斧螳螂*	*Hierodula patellifera*（Serville）	
111			飞蝗	*Locusta migratoria* L.	
112		蝗科	中华稻蝗	*Oxya chinensis* Thunberg	蚱蜢（成虫）
113			稻叶大剑角蝗	*Acrida lata* Motsch	
114		螽斯科	螽斯	*Gampsaocleis gratiosa* Brunner Wattenwyl	蝈蝈（全体）
115			纺织娘	*Mecopoda elongata* L.	叫姑姑（全体）
116		蟋蟀科	油葫芦	*Gryllus testaceus* Walker	大头狗（全体）
117			蟋蟀	*Scaopipedus aspersus* Walker	蟋蟀（成虫）
118		蝼蛄科	非洲蝼蛄	*Gryllotalpa africana* Palisot et Beauvois	蝼蛄（全虫）
119			华北蝼蛄	*Gryllotalpa unispina* Saussure	
120			黑蚱*	*Cryptotympana pustulata* Fabricius	蚱蝉（全体）、蝉蜕（蜕壳）
121		蝉科	褐翅红娘	*Huechys philaemata* Fabricius	
122			黑翅红娘子*	*Huechys sanguinea*（De Geer）	红娘子（全体）
123			短翅红娘子*	*Huechys thoracica* Distant	
124		蚧科	白蜡虫	*Ericerus pela* Chavannes	虫白蜡（雄虫所分泌的蜡质精制而成）

（续表）

序号	类别	科名	原动物名	拉丁学名	药材名（药用部位）
125		蝽科	九香虫	*Aspongopus chinesis* Dallas	九香虫（全体）
126		水黾科	水黾	*Rhagadotarsus kraepelini*（Breddin）	水黾（全体）
127		刺蛾科	黄刺蛾	*Monema flavescens* Walker	雀瓮（虫茧）
128		螟蛾科	高粱条螟	*Proceras venosata* Walker	钻秆虫（幼虫）
129			家蚕蛾	*Bombyx mori* L.	原蚕蛾（全体）
130		蚕蛾科	家蚕*	*Bombyx mori* L.	僵蚕（幼虫感染白僵菌而僵死的全虫）、蚕蜕（幼虫的蜕皮）、蚕沙（幼虫的粪便）、蚕蛹（蛹）
131		天蚕蛾科	蓖麻蚕	*Philosamia cynthia ricini*（Donovan）	蓖麻蚕（幼虫或卵）
132		粉蝶科	白粉蝶	*Pieris rapae*（L.）	白粉蝶（全体）
133			黄凤蝶	*Papilio machaon* L.	茴香虫（幼虫）
134		凤蝶科	凤蝶	*Papilio xuthus* L.	
135		蓑蛾科	大避债蛾	*Clania preyeri*（Leech）	大避债蛾（幼虫伤断处流出的黄色液体）
136		灯蛾科	灯蛾	*Arctia caja* L.	灯蛾（成虫）
137		丽蝇科	大头金蝇	*Chrysomyia megacephala*（Fabricius）	五谷虫（幼虫或蛹壳）
138			华虻	*Tabanus mandarinus* Schiner	虻虫（雌虫全体）
139		虻科	双斑黄虻	*Atylotus bivittateinus* Takahasi	
140	节肢动物门	狂蝇科	蜂蝇	*Eristalis tenax* L.	蜂蝇（幼虫）
141		步行虫科	虎斑步甲	*Pheropsophus jessoensis*（Moraw）	行夜（全虫）
142		隐翅虫科	多毛隐翅虫	*Paederus densipennis* Bernhauer	花蚁虫（全虫）
143		豉甲科	豉豆	*Gyrinus curtus* Motsch	豉虫（全虫）
144			三星龙虱	*Cybister tripunctatus orientalis* Gschew	龙虱（全虫）
145		龙虱科	黄边大龙虱	*Cybister japonicus* Sharp	
146			锯角豆芫青	*Epicauta gorhami* Marseul	葛上亭长（全虫）
147			芫青	*Lytta caragana* Pallas	芫青（全虫）
148		芫青科	地胆	*Meloe coarctatus* Motschulsky	地胆（全虫）
149			长地胆	*Meloe violcews* L.	
150			南方大斑蝥*	*Mylabris phalerata* Pallas	斑蝥（全虫）
151			黄黑小斑蝥*	*Mylabris cichorii* L.	
152		叩头虫科	有沟叩头虫	*Pleonomus canaliculatus* Faldermann	叩头虫（全虫）
153		萤科	萤火虫	*Luciola vitticollis* Kies	萤火（全虫）
154		拟步行虫科	洋虫	*Martianus dermestoides*（Chevrolata）	洋虫（全虫）
155			星天牛	*Anoplophora chinensis* Forstor	天牛（全虫）
156		沟胫天牛科	桑天牛	*Apriona germari*（Hope）	
157		金龟子科	神农蜣螂	*Catharsius molossus*（L.）	蜣螂（全虫）
158		鳃金龟科	东北大黑鳃金龟	*Holotrichia diomphalia* Bates	蛴螬（幼虫）
159		粉蠹科	褐粉蠹	*Lyctus brunneus* Steph.	竹蠹虫（幼虫）

（续表）

序号	类别	科名	原动物名	拉丁学名	药材名（药用部位）
160		蜜蜂科	中华蜜蜂*	*Apis cerana* Fabricius	蜂蜜（所酿的蜜糖）、蜂乳（工蜂咽腺及咽后腺分泌的乳白色胶状物）、蜂毒（毒汁）、蜂蜡（蜡质）、蜂胶（修补蜂巢的黏性物质）
161			意大利蜂*	*Apis mellifera* L.	
162	节肢动物门		果马蜂*	*Polistes olivaceous*（De Geer）	
163		胡蜂科	日本长脚胡蜂*	*Polistes japonicus* Saussure	露蜂房（巢）
164			异腹胡蜂*	*Parapolybia varia* Fabricius	
165		蚁科	丝光褐林蚁	*Formica fusca* L.	蚂蚁（全体）
166			拟多黑翅蚁	*Polyrhachis vicina* Roger	
167		海盘车科	罗氏海盘车*	*Asterias rollestoni* Bell	海盘车（全体）
168			多棘海盘车*	*Asterias amurensis* Lutken	
169		刺参科	刺参	*Apostichopus japonicas*（Selenka）	
170			绿刺参	*Stichopus chloronotus* Brandt	海参（全体）
171			花刺参	*Stichopus variegatus* Semper	
172			马粪海胆	*Hemicentrotus pulcherrimus*（A. Agassiz）	
173	棘皮动物门		光棘球海胆	*Strongylocentrotus nudus*（A. Agassiz）	
174		球海胆科	紫海胆	*Anthocidaris crassispina*（A. Agassiz）	海胆（石灰质骨壳）
175			细雕刻肋海胆	*Temnopleurus toreumaticus*（Leske）	
176			北方刻肋海胆	*Temnopleurus hardwichii*（Gray）	
177		海燕科	海燕	*Asterina pectinifera*（Müller et Troschel）	海燕（全体）
178		阳遂足科	滩栖阳遂足	*Amphiura vadicola* Matsumoto.	阳遂足（全体）
179		太阳海星科	陶氏太阳海星	*Solaster dawsoni* Verrill	太阳海星（全体）
180			大海马*	*Hippocampus kuda* Bleeker	海马（全体）
181			小海马（海蛆）*	*Hippocampus japonicus* Kaup	
182		海龙科	刁海龙*	*Solenognathus hardwickii*（Gary）	
183			拟海龙*	*Syngnathoides biaculeatus*（Bloch）	海龙（全体）
184			尖海龙*	*Syngnathus acus* L.	
185			白斑星鲨	*Mustelus manazo* Bleeder	
186		皱唇鲨科	灰星鲨	*Mustelus griseus*（Pietschmann）	鲨鱼肉（肉）、鲨鱼翅（鳍）
187			白斑角鲨	*Squlus acanthias* L.	
188	脊索动物门·鱼类	锯鳐科	尖齿锯鳐	*Pristis cuspidatus* Latham	锯鲨胆（胆）
189		鳐科	孔鳐	*Raja porosa* Gunther	鳐鱼胆（胆囊）
190			何氏鳐	*Raja hollandi* Jordan et Richardson	
191		银鲛科	黑线银鲛	*Chinaera plantasma* Jordan et Snyder	银鲛（肉和鳍）
192		白鲟科	白鲟	*Psephurus gladius*（Martens）	鲟鱼（肉）
193			中华鲟	*Acipenser sinensis* Gray	
194		鲱科	青鳞鱼	*Harengula zunasi* Bleeker	青鳞鱼（肉）
195			勒鱼	*Ilisha elongata*（Bennett）	勒鱼（肉）
196			鲥鱼	*Macrura reevesii*（Richardson）	鲥鱼（肉或全体）、鲥鱼鳞（鳞）

（续表）

序号	类别	科名	原动物名	拉丁学名	药材名（药用部位）
197		鳀科	刀鲚	*Coilia ectenes* Jordan et Seale	鲚鱼（全体）
198			间银鱼	*Hemisalanx prognathus* Regan	水晶鱼（全体）
199		银鱼科	尖头银鱼	*Salanx acuticeps* Regan	
200			太湖新银鱼	*Neosalanx tankankeii* taihuensis	银鱼（全体）
201		狗母鱼科	长蛇鲻	*Saurida elongate*（Temminck et Schlegel）	蛇鲻（肉）
202			大头狗母鱼	*Trachi nocephalus myops*（Blochet Schneider）	狗母鱼（尾部）
203			鳙鱼	*Aristichthys nobilis*（Richardson）	鳙鱼（全体）、鳙鱼头（头部）
204			鲫鱼	*Carassius auratus*（L.）	鲫鱼（肉）
205			金鱼	*Carassius auratus*（L.）Goldfish	金鱼（肉或全体）
206			草鱼	*Ctenopharyngodon idellus*（Cuvier et Valenciennes）	鲩鱼（肉）
207			鲤鱼	*Cyprinus carpio* L.	鲤鱼（肉或全体）、鲤鱼鳞（鳞）
208			鳡鱼	*Elopichthys bambusa*（Richardson.）	鳡鱼（肉）
209		鲤科	翘嘴红鲌	*Erythroculter ilishaeformis*（Bleeker）	白鱼（肉）
210			红鳍鲌	*Culter erythropterus* Basilewsky	
211			鲦鱼	*Hemiculter lcucisculus*（Basilewsky.）	鲦鱼（肉）
212			鯮鱼	*Luciobrama macrocephalus*（Lacepede）	鯮鱼（肉）
213	脊索动物门·鱼类		三角鲂	*Megalobrama terminalis*（Richardson）	鲂鱼（肉）
214			鲢鱼	*Hypophthal michthys molitrix*（Cuvier. et Valenciennes.）	鲢鱼（肉）
215			青鱼	*Mylopharyngodon piceus*（Richardson）	青鱼（肉）
216			中华鳑鲏鱼	*Rhodeus sinensis*（Gunther）	鳑鲏鱼（肉）
217			黄尾鲴	*Xenocypris davidi* Bleeker	黄鲴鱼（肉）
218			泥鳅	*Misgurnus anguillicaudatus*（Gantor）	泥鳅（全体）、泥鳅掌滑液（粘液）
219		鳅科	花鳅	*Cobitis taenis* L.	
220			大鳞泥鳅	*Misgurnus miolepis*（Gunther）	
221		海鲶科	中华海鲶	*Arius sinensis* Lacepede	海鲶（肉）
222		海鳝科	波纹裸胸鳝	*Gymnothorax undulates*（Lacepede）	海鳝（血、全体）
223			网纹裸胸鳝	*Gymnothorax reticularis* Bloch	
224		海鳗科	海鳗	*Muraenesox cinereus*（Forskal）	海鳗（肉）
225		鳗鲶科	鳗鲶	*Plotosus lineatus* Thunberg	鳗鲶（肉）
226		鲇科	鲇鱼	*Silurus asotus*（L.）	鮧鱼（全体或肉）
227		鮠科	长吻鮠	*Leiocassis longirostris* Gunther	鮠鱼（肉）
228			黄颡鱼	*Pseudobagrus fulvidraco*（Richardson）	黄颡鱼（肉）
229		鳗鲡科	鳗鲡	*Anguilla japonica* Temminck et Schlegel	鳗鲡鱼（全体）
230		鱵科	鱵鱼	*Hemirhamphus sajori* Temminck et Schlegel	鱵鱼（肉）
231		鳕科	鳕鱼	*Gadus macrocephalus*（Tilesius）	鳕鱼（肉）、鳕鱼骨（骨）、鳕鱼鳔（鳔）

（续表）

序号	类别	科名	原动物名	拉丁学名	药材名（药用部位）
232		烟管鱼科	鳞烟管鱼	*Fistularia petimba* Lacepede	鲗鱼（全体）
233		飞鱼科	燕鳐鱼	*Cypsilurus agoo*（Temminck et Schlegel）	文鳐鱼（肉）
234		合鳃科	黄鳝	*Monopterus albus*（Zuiew）	鳝鱼（肉）
235			鲑点石斑鱼	*Epinephelus fario*（Thunberg）	石斑鱼（肉）
236			青石斑鱼	*Epinephelus awoara*（Temmincket Schlegel）	
237		鮨科	鲈鱼	*Lateolabrax japonicus*（Cuvier et Valenciennes）	鲈鱼（肉）
238			鳜鱼	*Siniperca chuatsi*（Basilewsky）	鳜鱼（肉）
239		鲹科	蓝圆鲹	*Decapterus maruadsi*（Temminck et Schlegel）	蓝圆鲹（肉）
240			黄姑鱼	*Nibea albiflora* Richardson	黄姑鱼（肉）
241		石首鱼科	大黄鱼	*Pseudosciaena crocea*（Richardson）	鱼脑石（耳石）、石首鱼（肉）
242			小黄鱼	*Pseudosciaena polyactis* Bleeker	
243		鲾科	黄斑鲾	*Leiognathus bindus*（Cuvier et Valenciennes）	鲾鱼（肉）
244			鹿斑鲾	*Leiognatnus ruconius* Hamilton	
245		带鱼科	带鱼	*Trichiurus haumela*（Forskal）	带鱼（肉、鳞、油）
246		鲅科	蓝点马鲛	*Scomberomorus niphonius* Cuvier	马鲛鱼（肉）
247		鲳科	银鲳	*Pampus argenteus* Euphrasen	鲳鱼（肉）
248		鲭科	鲐鱼	*Pneumatophorus japonicus*（Houttuyn）.	鲐鱼（肉）
249	脊索动物门·鱼类	鰕虎鱼科	刺鰕虎鱼	*Acanthogobius flavimanus*（Temminck et Schlegel）	鰕虎鱼（肉）
250		弹涂鱼科	弹涂鱼	*Periophthalmus cantonensis* Osbeck	弹涂鱼（肉）
251		鳢科	月鳢	*Channa asiaticus* L.	张公鱼（肉）
252			乌鳢	*Ophicephalus argus* Cantor	鳢鱼（肉）
253		鮣科	白短鮣	*Remora albescens* Temminck & Schlegel	鮣鱼（肉）
254			短鮣	*Remora remora* L.	
255		毒鲉科	鬼鲉	*Inimicus japonicas* G. Cuvier	鱼虎（肉）
256		塘鳢科	沙塘鳢	*Odontobutis obscura*（Temminck et Schlegel）	土附（肉）
257		鲂鮄科	绿鳍鱼	*Chelidonichthys kumu* Cuvier	绿鳍鱼（肉）
258		鲬科	鲬	*Platycephalus indicus* L.	鲬鱼（肉）
259		杜父鱼科	松江鲈	*Cottus pollux* Gunther.	杜父鱼（肉）
260		鲽科	木叶鲽	*Pleuronichthys cornutus* Temminck & Schlegel	比目鱼（肉）
261		牙鲆科	牙鲆	*Paralichthys olivaceus* Temminck et Schlegel	
262		舌鳎科	短吻舌鳎	*Cynoglossus joyneri* Gunther	
263		三刺鲀科	短吻三刺鲀	*Triacanthus biaculeatus* Bloch	三刺鲀（肉）
264			绿鳍马面鲀	*Navodon septentrionalis* Günther	马面鲀（肉）
265		革鲀科	弓斑东方鲀	*Fugu ocellatus*（Osbeck）	河豚（肉）、河豚目（眼球）、河豚鱼肝油（肝脏炼出的油）、河豚子（卵子）、河豚卵巢（卵巢）
266			虫蚊东方鲀	*Fugu vermicularis*（Temminck et Schlegel）	
267			暗纹东方鲀	*Fugu obscurus*（Abe）	

（续表）

序号	类别	科名	原动物名	拉丁学名	药材名（药用部位）
268		刺鲀科	六斑刺鲀	*Diodon holocanthus* L.	刺鲀皮（皮）
269	脊索动物门·鱼类	翻车鲀科	翻车鲀	*Mola mola*（L.）	翻车鲀油（肝脏炼出的油）
270		鮟鱇科	黄鮟鱇	*Lophius litulon*（Jordan）	黄鮟鱇（头骨）
271		隐鳃鲵科	大鲵	*Andrias davidiarnus* Blanchard	大鲵（全体）
272		蝾螈科	东方蝾螈	*Cynops orientalis*（David）	东方蝾螈（全体）
273		盘舌蟾科	东方铃蟾	*Bombina orientalis* Boulenger	东方铃蟾（口中的分泌物或全体）
274		蟾蜍科	中华大蟾蜍*	*Bufo bufo gargarizans* Cantor	蟾蜍（全体）、蟾酥（耳后腺分泌物加工而成）、蟾皮（除去内脏的干燥体）
275		雨蛙科	无斑雨蛙	*Hyla arborea immaculata* Boettger	雨蛙（全体）
276	脊索动物门·两栖类		中国雨蛙	*Hyla chinensis* Gunther	金蛤蟆（全体）
277			中国林蛙	*Rana temporaria chensinensis* David	哈士蟆（全体）、哈士蟆油（输卵管）
278			泽蛙	*Rana limnocharis* Boie	虾蟆（全体）
279			黑斑蛙	*Rana nigromaculata* Hallowell	青蛙（除去内脏的全体）
280		蛙科	金线蛙	*Rana plancyi* Lataste	
281			棘胸蛙	*Rana spinosa* David.	棘胸蛙（除去内脏的全体）
282			虎纹蛙	*Rana tigrina* rugulosa Wiegmann	虎纹蛙（除去内脏的新鲜全体）
283			斑腿树蛙	*Rhacophorus leucomystax*（Gravenhorst）	射尿蚓（全体）
284		平胸龟科	大头平胸龟	*Platysternon megacephalum*（Gray）	阴蚼（全体）
285		龟科	乌龟*	*Chinemys reevesii*（Gray）	龟甲（甲壳）、龟甲胶
286			黄缘闭壳龟	*Cuora flavomarginata*（Gray）	夹蛇龟（全体）
287			蠵龟	*Caretta caretta gigas* Deraniyagala	蠵龟肉（肉）
288		海龟科	海龟	*Chelonia mydas* L.	海龟（全体）
289			玳瑁	*Eretmochelys imbricata*（L.）	玳瑁（背甲）
290		鳖科	鼋	*Pelochelys bibroni*（Owen）	鼋甲（背甲）
291	脊索动物门·爬行类		鳖*	*Trionyx sinensis* Wiegmann	鳖甲（背甲）
292		鬣蜥科	草绿龙蜥	*Japalura flaviceps* Barbour et Dunn	四脚蛇（全体）
293		壁虎科	无蹼壁虎	*Gekko swinhonis* Gunther	壁虎（全体）
294			多疣壁虎	*Gekko japonicas* Dumeril et Bibron	
295		石龙子科	石龙子	*Eumeces chinensis*（Gray）	石龙子（除去内脏的全体）
296			蓝尾石龙子	*Eumeceselegans* Boulenger	
297		蜥蜴科	丽斑麻蜥	*Eremias argus* Peters	麻蛇子（全体）
298		蛇蜥科	脆蛇蜥	*Ophisaurus harti* Boulenger	脆蛇（全体）
299		游蛇科	赤链蛇	*Dinodon rufozonatum*（Cantor）	赤链蛇（全体）

(续表)

序号	类别	科名	原动物名	拉丁学名	药材名（药用部位）
300			王锦蛇	*Elaphe carinata*（Guenther）	
301			红点锦蛇	*Elaphe rufodorsata*（Cantor）	蛇蜕（蛇脱下的皮膜）
302			黑眉锦蛇	*Elaphe taeniurus* Cope	
303		游蛇科	中国水蛇	*Enhydris chinensis*（Gray）	泥蛇（除去内脏的全体）
304			水赤链游蛇	*Natrix annularis* Hallowell	水蛇（除去内脏的全体）、水蛇皮（皮）
305	脊索动物门·爬行类		乌梢蛇*	*Zaocys dhumnades*（Cantor）	乌梢蛇（除去内脏的全体）
306		海蛇科	青环海蛇	*Hydrophis cyanocinctus*（Daudin）	蛇婆（全体）
307		蝰科	蝮蛇	*Agkistrodon halys*（Pallas）	蝮蛇（除去内脏的全体）
308			竹叶青蛇	*Trimeresurus stejnegeri stejnegeri* Schmidt	竹叶青（除去内脏的全体）
309		鼍科	扬子鳄	*Alligator sinensis* Fauvel	鼍甲（甲片）
310		鹈鹕科	斑嘴鹈鹕	*Pelecanus roseus* Gmelin	鹈鹕嘴（嘴）
311		鸬鹚科	鸬鹚	*Phalacrocorax carbo sinensis*（Blumenbach）	鸬鹚肉（肉）
312		鹭科	牛背鹭	*Bubulcus ibis*（L.）	牛背鹭（肉）
313			绿头鸭	*Anas platyrhynchos*（L.）	凫肉（肉）
314			家鸭	*Anas domistica* L.	白鸭肉（肉）
315			白额雁	*Anser albifrons*（Scopoli）	雁肉（肉）
316			鸿雁	*Anset cygnoides*（L.）	
317		鸭科	家鹅	*Anser cygnoides domestica* Brisson	鹅肉（肉），鹅肝（肝脏）
318			大天鹅	*Cygnus cygnus*（L.）	鹄肉（肉）、鹄油（脂肪油）
319			秋沙鸭	*Mergus merganser* L.	秋沙鸭肉（肉）
320			赤麻鸭	*Tadorna ferruginea*（Pallas）	黄鸭（肉）
321	脊索动物门·鸟类		苍鹰	*Accipiter gentilis* L.	鹰肉（肉）
322		鹰科	秃鹫	*Aegypius monachus*（L.）	秃鹫（肉或骨头）
323			鸢	*Milvus kors*（Gmelin）	鸢肉（肉）
324			灰胸竹鸡	*Bambusicola thoracica*（Temminck）	竹鸡（肉）
325			鹌鹑	*Cotunix cotunix* L.	鹌鹑（肉），鹌鹑蛋（卵）
326		雉科	家鸡*	*Gallus gallus domesticus* Brisson	鸡内金（沙囊的内膜）、鸡肉（肉）、鸡子黄（蛋黄）
327			乌骨鸡	*Gallus gallus domesticus* Brisson	乌骨鸡（去羽毛及内脏的全体）
328			环颈雉	*Phasianus colchicus* L.	雉（肉）
329		三趾鹑科	黄脚三趾鹑	*Turnix tamki*（Blyth）	鹨（肉）
330		鹤科	丹顶鹤	*Grus japonensis* P. L. S. Muller	鹤肉（肉）
331		秧鸡科	黑水鸡	*Gallinula chloropus*（L.）.	黑水鸡（肉）

（续表）

序号	类别	科名	原动物名	拉丁学名	药材名（药用部位）
332		鸨科	大鸨	*Otis tarda* L.	鸨肉（肉）
333		鸥科	红嘴鸥	*Larus ridibundus* L.	鸥（肉）
334			家鸽	*Columba livia domestica* L.	鸽（肉）
335		鸠鸽科	火斑鸠	*Oenopopelia tranquebarica*（Harmann）	斑鸠（肉）
336			山斑鸠	*Streptopelia orientalis*（Latham）	
337		杜鹃科	大杜鹃	*Cuculus canorus* L.	布谷鸟（全体）
338			小杜鹃	*Cuculus poliocephalus* Latham	杜鹃（肉）
339			鹏鸮	*Bubo bubo*（L.）	猫头鹰（肉和骨）
340		鸱鸮科	斑头鸺鹠	*Glaucidium cuculoides* Vigors	鸮（肉）
341			红角鸮	*Otus scops* L.	鸱鸺（肉和骨）
342		翠鸟科	翠鸟	*Alcedo atthis*（L.）	鱼狗（肉和骨）
343		戴胜科	戴胜	*Upupa epops* L.	屎咕咕（肉）
344		啄木鸟科	斑啄木鸟	*Dendrocopos major*（L.）	啄木鸟（肉）
345			绿啄木鸟	*Picus canus* Gmelin	
346	脊索动物门·鸟类	百灵科	云雀	*Alauda arvensis*（L.）	云雀（肉、脑或卵）
347		燕科	金腰燕	*Hirundo daurica* L.	胡燕卵（卵）、燕窠土（巢泥）
348			灰沙燕	*Riparia riparia*（L.）	土燕（肉、肺脏或卵）
349		椋鸟科	灰椋子	*Sturnus cineraceus* Temminck	灰札子（肉）
350		鸦科	大嘴乌鸦	*Corvus macrorhynchus* Wagler	乌鸦（全体或肉）
351			寒鸦	*Corvus monedula*（L.）	慈乌（全体或肉）
352			喜鹊	*Pica pica*（L.）	鹊（肉）
353		鹪鹩科	鹪鹩	*Troglodytes solstitialis*（L.）	巧妇鸟（肉）
354		鸫科	鹊鸲	*Copsychus saularis*（L.）	鹊鸲（肉）
355		鸫科	紫啸鸫	*Myophonus caeruleus* Scopoli	紫啸鸫（肉）
356			乌鸫	*Turdus merula* L.	百舌鸟（肉）
357		文鸟科	麻雀	*Passer montanus* L.	雀（肉或全体）
358		雀科	黄胸鹀	*Emberiza aureola* Pallas	禾花雀（肉）
359			灰头鹀	*Passer montanus*（L.）	蒿雀（肉或全体）
360		猬科	刺猬	*Erinaceus europaeus* L.	刺猬皮（皮）、猬肉（肉）
361		鼹鼠科	华南缺齿鼹	*Mogera latouchei*（Thomas）	鼹鼠（除去内脏的全体）
362			蝙蝠	*Vespertilio superans* Thomas	
363	脊索动物门·哺乳类	蝙蝠科	大耳蝠	*Plecotus auritus* L.	蝙蝠（全体）、夜明砂（粪便）
364			菊头蝠	*Rhinolophus ferrum-equinum* Schreber	
365		鲮鲤科	鲮鲤*	*Manis pentadactyla* L.	穿山甲（鳞片）、鲮鲤肉（肉）
366		兔科	华南兔	*Lepus sinensis* Gray	兔肉（肉）、望月砂（粪便）
367			家兔	*Oryctolagus cuniculus domesticus*（Gmelin）	

（续表）

序号	类别	科名	原动物名	拉丁学名	药材名（药用部位）
368		松鼠科	赤腹松鼠	*Callosciurus erythraeus*（Pallas）	赤腹松鼠（除去内脏的全体）
369		鼠科	褐家鼠	*Rattus norvegicus* Berkenhout	家鼠（全体或肉）
370			黄胸鼠	*Rattus flavipectus* Milne-Edwards	
371		淡水豚科	白暨豚	*Lipotes vexillifer* Miller	白暨豚（脂肪）
372		犬科	家狗	*Canis familiaris* L.	狗肉（肉）、狗鞭（带睾丸的阴茎）、狗骨（骨骼）
373			狐狸	*Vulpes vulpes* L.	狐肉（肉）
374		鼬科	黄鼬	*Mustela sibirica* Pallas	鼬鼠肉（肉）
375		猫科	家猫	*Felis ocreata domestica* Brisson	猫肉（肉）
376			驴	*Equus asinus* L.	阿胶（皮熬制而成的胶）、驴肾（阴茎）
377	脊索动物门·哺乳类	马科	骡	♂ *Equus asinus* L. × ♀ *Equus caballus orientalis* Noack	骡宝（胃结石）
378			马	*Equus caballus orientalis* Noack	马宝（胃肠道结石）、马肉（肉）、马皮（皮）
379		猪科	野猪	*Sus scrofa* L.	野猪胆（胆或胆汁）、野猪皮（皮）
380			猪	*Sus scrofa domestica* Brissson	猪胆（胆汁）
381			梅花鹿*	*Cervus Nippon* Temminck	鹿茸（密生茸毛尚未骨化的角）、鹿角（已骨化的角）、鹿鞭（带睾丸的阴茎）
382			马鹿*	*Cervus elaphus* L.	
383		鹿科	麋鹿*	*Elaphurus davidianus* Milne-Edwards	麋茸（密生茸毛尚未骨化的角）、麋角（已骨化的角）
384			獐	*Hydropotes inermis* Swinhoe	獐肉（肉）、獐骨（骨）
385			小麂	*Muntiacus reevesi* Ogilby	麂肉（肉）
386			黄牛	*Bos taurus domesticus* Gmelin	牛黄（胆结石）、牛鞭（带睾丸的阴茎）
387		牛科	水牛	*Bubalus bubalis* L.	水牛角（角）、牛鞭（带睾丸的阴茎）
388			山羊	*Capra hircus* L.	羖羊角（雄性的角）
389		人科	健康人	*Homo sapiens* L.	血余炭（头发碳化物）、人指甲（指甲）、紫河车（健康产妇的胎盘）

注：* 为重点资源。

（三）药用矿物资源

基于中华人民共和国成立以来出版的 18 部有关矿物药专著的整理、《中华本草》《中药大辞典》等重要著作的整理、已发表的关于江苏省矿物药分布学术论文整理以及第四次全国中药资源普查结果，本书较为全面地总结了江苏省矿物药资源品种情况，共计 110 种，按阳离子分类如下（表 2-3）：①钠化合物类 8 种。②钾化合物类 1 种。③镁化合物类 8 种。④钙化合物类 23 种。⑤铝化合物类 13 种。⑥硅化合物类 5 种。⑦锰化合物类 1 种。⑧铁化合物类 14 种。⑨铜化合物类 9 种。⑩锌化合物类 1 种。⑪砷化合物类 1 种。⑫汞及其化合物类 6 种。⑬铅及其化合物类 6 种。⑭自然元素类 3 种。⑮其他矿物类 11 种。

表2-3 江苏省药用矿物品种概况

序号	类型	来源	原矿物（或组成）	药材名	药材拉丁名	分布
1	钠化合物类（8种）	海水或盐井、盐池、盐泉中的盐水经煎、晒而成的结晶体	海盐、矿盐等	食盐	Natrii Chloridum	沿海地区
2		食盐的人工煅制品	食盐	咸秋石	Sal Praeparatum	
3		氯化物类石盐族矿物石盐（湖盐）的结晶体	石盐（halite）	大青盐	Halitum	淮安、丰县、金坛
4		氯化物类石盐族石盐的无色透明的结晶体	石盐（halite）	光明盐	Sallucidum	
5		硫酸盐类芒硝族矿物芒硝或人工制品芒硝的粗制品	芒硝（mirabilite）	朴硝	Natrii Sulfas	
6		硫酸盐类芒硝族矿物芒硝Mirabilite的提纯品	芒硝（mirabilite）	芒硝	Natrii Sulfas	淮阴、洪泽、淮安、楚州、丰县、金坛、泗阳、东台
7		硫酸盐类芒硝族矿物无水芒硝或芒硝经风化的干燥品	无水芒硝（thenardite）、芒硝（mirabilite）	玄明粉	Natrii Sulfas Exsiccatus	
8		从蒿、蓼等草灰中提取之碱汁，和以面粉，经加工而成的固体	植物复合盐	石碱	—	各地均有
9	钾化合物类（1种）	硝酸盐类消石族矿物钾硝石经加工精制成的结晶体或人工制品	钾硝石（nitrokalite）	消石	Sal Nitri	徐州
10	镁化合物类（8种）	硅酸盐类滑石族矿物滑石	滑石（talc）	滑石	Talcum	东海、新沂、江宁
11		硅酸盐类角闪石族矿物透闪石及其异种透闪石石棉	透闪石（tremolite）	阳起石	Tremolitum	南京、镇江
12		硅酸盐类角闪石族矿物阳起石岩	阳起石（actinolite）	阴起石	Actinolitum	
13		硅酸盐类蛇纹石族矿物蛇纹石石棉	蛇纹石石棉（serpentine asbestos）	不灰木	Asbestos Serpentinum	东海、六合、溧阳、新沂
14		硅酸盐类水云母——蛭石族矿物水金云母-水黑云母，或蛭石	水金云母-水黑云母（hydrophlogopite-hydrobiotite）、蛭石（vermiculite）	金精石	Vermiculitum	东海、六合、溧阳
15		卤块（固体卤水）经加工煎熬制成的白色结晶体	—	卤碱	Bischofitum	沿海地区
16		变质岩类黑云母片岩或绿泥石化云母碳酸盐片岩	黑云母片岩（biotite schist）、绿泥石化云母碳酸盐片岩（mica carbonate schist by chloritization）	青礞石	Chloriti Lapis	东海、连云、新沂
17		变质岩类云母片岩的风化物蛭石片岩或水黑云母片岩	蛭石片岩（vermiculite schist）、水黑云母片岩（hydrobiotite schist）	金礞石	Micae Aureus Lapis	东海、新沂
18	钙化合物类（23种）	硫酸盐类硬石膏族矿物石膏	石膏（gypsum）	石膏	Gypsum Fibrosum	邳州
19		硫酸盐类硬石膏族矿物硬石膏	硬石膏（anhydrite）	长石	Anhydritum	江宁、润州

（续表）

序号	类型	来源	原矿物（或组成）	药材名	药材拉丁名	分布
20		硫酸盐类石膏族矿物石膏与硬石膏的结合体	理石（gypsum and anhydrite）	理石	Gypsum and Anhydritum	江宁、润州、邳州
21		硫酸盐类石膏族矿物石膏的晶体	石膏（gypsum）	玄精石	Selenitum	邳州
22		碳酸盐类方解石族矿物方解石	方解石（calcite）	方解石	Calcite	睢宁、邳州、赣榆、江宁、句容、丹徒、溧阳、宜兴
23		碳酸盐类石膏族矿物石膏或为碳酸盐类方解石族矿物方解石	北寒水石：石膏（gypsum） 南寒水石：方解石（calcite）	寒水石	北寒水石 Gypsum Rubrum；南寒水石 Calcitum	北寒水石：邳州 南寒水石：睢宁、邳州、泉山、铜山、赣榆、连云、江宁、句容、溧阳、宜兴
24		碳酸盐类矿物方解石族方解石的钟乳状集合体下端较细的圆柱状管状部分		钟乳石	Stalactite	
25		碳酸盐类方解石族矿物方解石的钟乳状集合体中间稍细部分或有中空者	钟乳石（stalactite）	孔公蘖	—	栖霞、润州、宜兴
26		碳酸盐类方解石族矿物方解石的钟乳状集合体的附着于石上的粗大根盘		殷蘖	—	
27		钟乳液滴石上散溅如花者		乳花	—	
28	钙化合物类（23种）	钟乳液滴下后凝积成笋状者		石床	—	
29		碳酸盐类方解石族矿物方解石的细管状集合体	方解石（calcite）	鹅管石	Stalactitum	睢宁、邳州、赣榆、江宁、句容、丹徒、溧阳、宜兴
30		石灰岩经加热煅烧而成的生石灰，及其水化产物熟石灰（羟钙石），或两者的混合物	石灰岩（limestone）、石灰（lime）、羟钙石（portlandite）	石灰	Calx	铜山、江宁、句容、丹徒、宜兴、金坛
31		蛇纹石大理岩主要由方解石形成的大理岩与蛇纹石组成	蛇纹石大理岩（ophicalcite）	花蕊石	Ophicalcitum	丹徒、六合、江宁、东海、赣榆、溧阳、新沂、邳州、睢宁、宜兴
32		黄土层或风化红土层中钙质结核	方解石（calcite）	姜石	Calcaribus Loess Nodus	睢宁、邳州、赣榆、江宁、句容、丹徒、溧阳、宜兴
33		古代哺乳动物象类、犀类、三趾马、牛类、鹿类等的骨骼化石	磷灰石（apatite）、方解石（calcite）	龙骨	Os Draconis	
34		古代哺乳动物象类、犀类、三趾马等的牙齿化石	磷灰石（apatite）	龙齿	Dens Draconis	江宁、溧水、句容、海州、新浦、宜兴、沭阳
35		古代生物腕足类石燕子科动物中华弓石燕及弓石燕等多种近缘动物的化石	动物化石	石燕	Fossilia Spiriferis	

（续表）

序号	类型	来源	原矿物（或组成）	药材名	药材拉丁名	分布
36		古代节肢动物弓蟹科石蟹及近缘动物的化石	动物化石	石蟹	Fossilia Brachyurae	江宁、溧水、句容、海州、新浦、宜兴、沭阳
37		卤素化合物氟化物类萤石族矿物萤石	萤石（fluorite）	紫石英	Fluoritum	相城、吴中、溧阳、丹徒
38	钙化合物类（23种）	人尿或人中白的加工品	尿碱	秋石	Depositum Urinae Praeparatum	各地均有
39		石鳖科动物石鳖 Chiton sp. 的化石	动物化石	石鳖	—	江宁、溧水、句容、海州、新浦、宜兴、沭阳
40		可能为白云石粉，或部分是黏土	白云石（dolomite）	石麵	—	徐州
41		硫酸盐类明矾石族矿物明矾石经加工提炼而成的结晶	明矾石（alunite）	白矾	Alumen	虎丘、溧水
42		硅酸盐类多水高岭石族矿石多水高岭石与氧化物类赤铁矿或含氢氧化物类褐铁矿共同组成的细分散多矿物集合体	多水高岭石（halloysite）、赤铁矿（haematite）、褐铁矿（limonite）	赤石脂	Halloysitum Rubrum	铜山、宜兴、虎丘
43		硅酸盐类高岭石族矿物高岭石	高岭石（kaolinite）	白石脂	Kaolinitum	铜山、江宁、虎丘、宜兴
44		硅酸盐类水云母族矿物水云母——伊利石（含氢氧化铁）或（和）高岭石族——多水高岭石为主要组分的细分散多矿物集合体	水云母（hydromica），又名水白云母（hydromoscovite）；多水高岭石（halloysite）	黄石脂	—	铜山、宜兴、虎丘
45		硅酸盐类云母族矿物白云母	白云母（muscovite）	云母	Musccvitum	东海、连云、沭阳
46	铝化合物类（13种）	黏土岩高岭土或膨润土	高岭土（kaolin）、膨润土（bentonite）	白垩	Kaolinitum and Bentonitum	盱眙、六合、句容、丹徒、金坛、虎丘、铜山
47		黏土岩膨润土	以蒙脱石（montmorillonite）为主的膨润土（bentonite）	甘土	Bentonitum	盱眙、六合、句容、丹徒、金坛
48		经多年用柴草熏烧而结成的灶心土	—	伏龙肝	Terra Flava Usta	各地均有
49		硅酸盐类矿物坡缕石族凹凸棒石，具链层状结构的含水富镁、铝硅酸盐黏土矿物	坡缕石（palygorskite）	凹凸棒石	Attapulgitum	盱眙、六合、金坛
50		生于金坑中，褐铁矿可能性最大	褐铁矿（limonite）	蜜栗子	—	铜山、宜兴、虎丘
51		硅酸盐类矿物（变）多水高岭石	高岭石（kaolinite）	土黄	—	
52		古老房屋泥墙的土块，已毁的古老房屋东壁上之泥土块	—	东壁土	—	各地均有
53		硅酸盐类青黑色石黛（画眉石）	—	黑石脂	—	苏南地区

（续表）

序号	类型	来源	原矿物（或组成）	药材名	药材拉丁名	分布
54		氧化物类石英族矿物石英	石英（quartz）	白石英	Quartz Album	邳州、沭阳、宿豫、新沂、东海、赣榆、连云、丹徒
55		火山喷出的岩浆凝固形成的多孔状石块	浮石（pumice stone）	浮石	Pumex	六合、金坛
56	硅化合物类（5种）	中酸性火成岩类岩石石英二长斑岩	石英二长斑岩（quartz monzonite porphyry）	麦饭石	Maifanitum	宜兴
57		氧化物类石英族矿物石英的亚种玛瑙	玛瑙（agate）	玛瑙	Achatum	东海、雨花台、润州、溧阳
58		硅酸盐类、角闪石族矿物透闪石的隐晶质亚种软玉，或蛇纹石族矿物蛇纹石的隐晶质亚种岫玉	软玉（nephrite）、岫玉（lapis sapo）	玉	软玉 Nephritum；岫玉 Lapis Sapo	东海、六合、溧阳
59	锰化合物类（1种）	氧化物类金红石族矿物软锰矿	软锰矿（pyrolusite）、水锰矿（manganite）	无名异	Pyrolusitum	栖霞、宜兴
60		赤铁矿、褐铁矿、磁铁矿等冶炼而成的灰黑色金属	赤铁矿（haematite）、褐铁矿（limonite）、磁铁矿（magnetite）	铁	Ferrum	铜山、沛县、江宁、六合、溧阳、句容、丹徒、兴化、泗洪、宜兴
61		制钢针时磨下的细屑	—	针砂	Pulvis Aci	
62		生铁锻制红赤、外层氧化时被锤落的铁屑	磁铁矿（magnetite）	铁落	Pulvis Ferri	
63		炼铁炉中的灰烬，多是崩落的赤铁矿质细末	赤铁矿（haematite）	铁精	—	
64		铁置空气氧化后生成的红褐色锈衣	高氧化铁	铁锈	—	各地均有
65		铁浸渍于水中生锈后形成的一种混悬液	高氧化铁	铁浆	—	
66		生铁或钢铁经飞炼或水炼而得的细粉	醋酸铁	铁粉	—	
67	铁化合物类（14种）	铁与醋酸作用形成的锈粉	醋酸铁	铁华粉	—	
68		氧化物类刚玉族矿物赤铁矿	赤铁矿（haematite）	赭石	Haematitum	铜山、兴化、江宁、溧阳
69		氧化物类尖晶石族矿物磁铁矿	磁铁矿（magnetite）	磁石	Magnetitum	铜山、江宁、六合、溧阳、句容、丹徒
70		硫化物类黄铁矿族矿物黄铁矿	黄铁矿（pyrite）	自然铜	Pyritum	江宁区
71		硫化物类矿物黄铁矿（或白铁矿）结核或褐铁矿化黄铁矿结核	黄铁矿（pyrite）、褐铁矿（limonite）	蛇含石	Limonitum Globuloforme and Pyritum Globuloforme	江宁、宜兴
72		氢氧化物类矿物褐铁矿（以针铁矿族矿物针铁矿-水针铁矿为主组分）	褐铁矿（limonite）	禹余粮	Limonitum	泗洪、兴化
73		硫酸盐类水绿矾族矿物水绿矾或其人工制品	水绿矾（melanterite）	绿矾	Melanteritum	江宁

（续表）

序号	类型	来源	原矿物（或组成）	药材名	药材拉丁名	分布
74		煅铜时脱落的碎屑	—	赤铜屑	Pulvis Cuprinus	各地均有
75		碳酸盐类孔雀石族矿物蓝铜矿的矿石	蓝铜矿（azurite）	扁青	Azuritum	
76		碳酸盐类孔雀石族矿物蓝铜矿成球形或中空者	蓝铜矿（azurite）	空青	Azuritum	铜山、江宁、句容、溧阳、吴中
77		碳酸盐类、孔雀石族蓝铜矿的具层壳结构的结核状集合体	蓝铜矿（azurite）	曾青	Azuritum	
78	铜化合物类（9种）	碳酸盐类孔雀石族矿物孔雀石	孔雀石（malachite）	绿青	Malachitum	
79		铜器表面经二氧化碳或醋酸作用后生成的绿色碱式碳酸铜	硫酸铜	铜绿	Malachitum	各地均有，南通较多
80		硫酸盐类胆矾族矿物胆矾的晶体，或为硫酸作用于铜而制成的含水硫酸铜晶体	胆矾（chalcanthitum）	胆矾	Chalcanthite	
81		简单硫化物类斑铜矿族矿物斑铜矿	斑铜矿（bornite）	紫铜矿	Bornitum	铜山、江宁、句容、溧阳、吴中
82		卤化物类、氯铜矿族矿物氯铜矿或人工制品	氯铜矿（atacamite）	绿盐	Atacamitum	
83	锌化合物类（1种）	碳酸盐类方解石族矿物菱锌矿	菱锌矿（smithsonite）	炉甘石	Galamina	栖霞、江宁、吴中、句容
84	砷化合物类（1种）	复硫化物类毒砂族矿物毒砂	毒砂（arsenopyrite）	礜石	Arsenopyritum	贾汪
85		自然元素类液态矿物自然汞；主要从辰砂矿经加工提炼制成	辰砂（cinnabar）、自然汞（mercury or quicksilver hydrargyrum）	水银	Hydrargyrum	徐州
86		人工提炼的氯化汞和氯化亚汞的混合结晶物	汞盐	白降丹	Hydrargyrum Chloratum Compositum	各地均有
87	汞及其化合物类（6种）	由水银、硝石、白矾或由水银和硝酸炼制成的红色氧化汞	氧化汞	红粉	Hydrargyri Oxydum Rubrum	各地均有，镇江较多
88		炼制升药后留在锅底的残渣	—	升药底	Hydrargyrum Oxydatum Crudum Bottom	
89		以水银、硫黄和氢氧化钾为原料，经加热升华而制成的硫化汞	硫化汞	银珠	Vermilion	各地均有
90		水银、火硝和明矾混合升华炼制而成的黄色氧化物的粗制品	氧化汞复合盐	黄升	—	
91	铅及其化合物类（6种）	硫化物类方铅矿族方铅矿炼制成的灰白色金属铅	方铅矿（galena）	铅	Plumbum	栖霞、江宁、溧水、吴中、虎丘、句容、丹徒
92		硫化物类方铅矿族矿物方铅矿提炼银、铅时沉积的炉底，或为铅熔融后的加工制成品	方铅矿（galena）	密陀僧	Lithargyrum	

（续表）

序号	类型	来源	原矿物（或组成）	药材名	药材拉丁名	分布
93	铅及其化合物类（6种）	纯铅加工制成的四氧化三铅	高氧化铅	铅丹	Plumbum Rubrum	栖霞、江宁、溧水、吴中、虎丘、句容、丹徒
94		用铅加工制成的醋酸铅	醋酸铅	铅霜	Plumbi Acetas	
95		用铅加工制成的碱式碳酸铅	硫酸铅盐	铅粉	Hydrocerussitum	
96		用金属铅制成的加工品	—	铅灰	—	
97	自然元素类（3种）	自然元素类铜族矿物自然金经锤打而成的薄片	自然金（native gold）	金箔	Aurum Foil	栖霞、江宁、溧水、吴中、句容
98		自然元素类铜族矿物自然银经加工而成的薄片	自然银（native silver）	银箔	Argentum Foil	栖霞、溧水、吴中、句容
99		自然元素类硫黄族矿物自然硫；或由含硫矿物经加工制得	自然硫（sulfur）	硫黄	Sulfur	浦口、江宁、句容、溧阳
100	其他矿物类（11种）	氧化物类金红石族矿物锡石中炼出的锡	锡石（cassiterite）	锡	Tin	吴中
101		淤积在井底的灰黑色泥土	—	井底泥	—	各地均有
102		可燃性有机岩、煤岩中的烟煤或无烟煤	煤（coal）	石炭	Coal	沛县、丰县、铜山、贾汪、江宁、高淳、句容、丹徒、武进、金坛、溧阳、江阴、宜兴、锡山、张家港、靖江
103		低等动植物埋藏地下，经地质作用（复杂的化学和生物化学变化）形成的液态可燃性有机岩	石油（petroleum）	石脑油	Crude Petroli	金湖、江都、姜堰
104		新掘黄土加水搅浑或煎煮后澄取的上清液	黄土（loess）	地浆	—	各地均有
105		未受污染的天然井泉中新汲水或矿泉水	水（water）	泉水	Mineral Water	
106		下渗的雨水和地表水，循环至地壳深处而形成的温度超过20℃的自然积水	—	温泉	—	各地均有，江宁、溧阳、武进、新北、吴中、虎丘、邗江分布较多
107		氧化物大类简单氧化物类冰族矿物	冰（ice）	冰	—	各地均有
108		食盐制备过程中沥下的液汁	—	盐胆水	—	沿海地区、淮安、丰县、金坛
109		未受污染的天然苏州天池水	—	天池水	—	苏州
110		未受污染的天然苏州太湖水	—	太湖水	—	

其中未被《中华本草》第一册第二卷矿物药部分收载的有 11 种（凹凸棒石、石鳖、蜜栗子、石麵、土黄、东壁土、黑石脂、黄升、天池水、太湖水、盐胆水）；属于仅来源纯天然矿物资源的有 68 种；属于天然或人工制品两种来源的有 8 种（朴硝、玄明粉、绿矾、绿矾、胆矾、绿盐、水银、硫黄）。仅属于人工制品或间接得到的有 34 种（食盐、咸秋实、芒硝、石碱、消石、卤碱、石灰、秋石、白矾、铁、针砂、铁落、铁精、铁锈、铁浆、铁粉、赤铜屑、铜绿、白降丹、红粉、升药底、银珠、黄升、铅、密陀僧、铅丹、铅霜、铅粉、铅灰、金箔、银箔、锡、地浆、盐胆水）。

据文献报道，江苏省尚产叶蜡石、天然碱、粉砂-

细砂岩、白奎土,但经考证研究后发现,该4种物质未见明显的作为矿物药使用的历史记录,未统计在内。百草霜(杂草或庄稼秸秆经燃烧后附于锅底或烟囱内的烟灰)不属于矿物药,未统计在内。

■ 二、人工生产药用种类

江苏省人工种植生产药用植物主要分为规模化种植和仿野生种植两种方式,其中规模化种植的主要种类有:菊、芡、银杏、薄荷、桑、浙贝母、黄蜀葵、栝楼、蒲公英、栀子、忍冬等。仿野生种植的主要种类有:茅苍术、牛皮消、凌霄等。

(一) 药用植物

1. 规模化种植 菊大多种植在长江以北的经

济欠发达生态区,射阳、亭湖、泗洪、东台和东海等地均有大面积栽培,其中以射阳洋马镇种植面积较大;芡在宝应、吴中、高邮和沭阳都有种植,大多种植在天然的生态湖中;浙贝母大面积种植在海门、海安、大丰和东台;黄蜀葵大多种植在轻度盐渍化大田的泰州、兴化、射阳和宜兴;栝楼大多种植在湿地欠发达生态区,即射阳、高邮、沭阳和丹徒;蒲公英大多种植在泗阳;银杏在全省各地均有零星栽培,大面积种植在邳州、泰州、新沂和六合;桑大多种植在苏北地区,即射阳、海安、东台等地,多地农村种植桑养家蚕;栀子大多种植在宁镇扬丘陵生态区,即溧水、溧阳、句容和宜兴地区。江苏省规模化种植中药资源状况见图2-2。

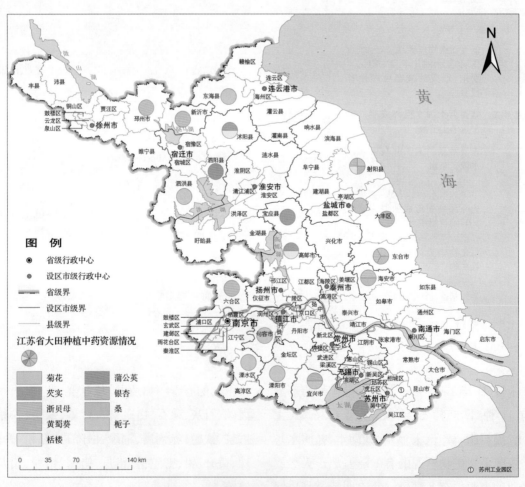

图2-2 江苏省大田种植中药资源情况分布

2. 仿野生种植 近年来,随着国家及行业部门重视推广中药材生态化及仿野生种植,江苏已有部分基地开展仿野生种植研究(图2-3),如在江苏南部的句容、金坛等丘陵山区,生态环境因素适合茅苍术生长,以茅山仿野生种植的茅苍术为道地;凌霄大多种植在溧水、宜兴和兴化;牛皮消大多种植在沿海滩涂生态区,以滨海栽培历史久远,产品类型丰富,成为区域特色资源品种。

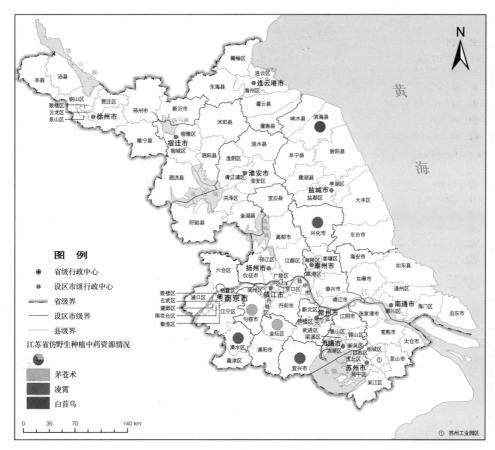

图2-3 江苏省仿野生种植中药资源情况分布

(二)药用动物

动物药龟板、鳖甲、水蛭、珍珠、蜂蜜、鸡内金、水牛角等品种多为经济动物的融产物和传统养殖;壁虎、鹿茸、蜈蚣、僵蚕、土鳖虫、蟾酥等药材生产呈点状分布,主要在丹阳、常熟、徐州、宿迁等地;海螵蛸、牡蛎、石决明、瓦楞子、蛤壳等分布在沿海滩涂区,即赣榆、海州、响水、滨海、东台、射阳、大丰、如东、启东等地。江苏省药用动物养殖分布情况见图2-4。

三、中药资源种类空间差异性分布特征

根据江苏省96个县(市、区)中药资源普查获取的中药资源种类,应用GIS制图功能,生成96个县(市、区)中药资源种类数量分布图(图2-5)。其中各县(市、区)中药资源种类数存在一定的差异。

选取各县(市、区)中药资源种类数,计算全局空间自相关 Moran 指数 I,并计算其检验的标准化统计量 Z(图2-6)。其中,Moran 指数值 $I=0.15$,标准化统计量 $Z=1.69$,$P=0$,置信度为90%;在正态分布假设条件下,Moran 指数检验结果高度显著。由此表明,江苏省各县(市、区)中药资源种类数存在着显著的空间自相关;各县(市、区)之间中药资源种类数具有明显的空间聚集特征。由此可进一步分析江苏省各县域中药资源种类数的局部空间相关性(图2-7)。

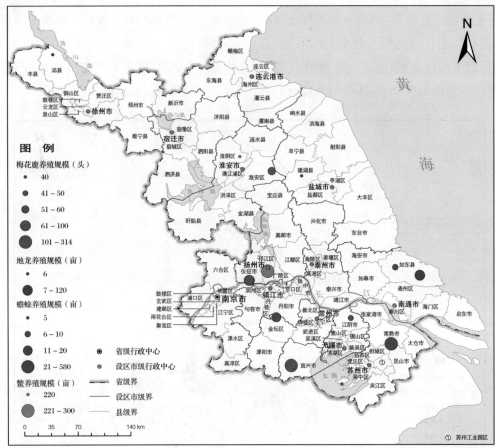

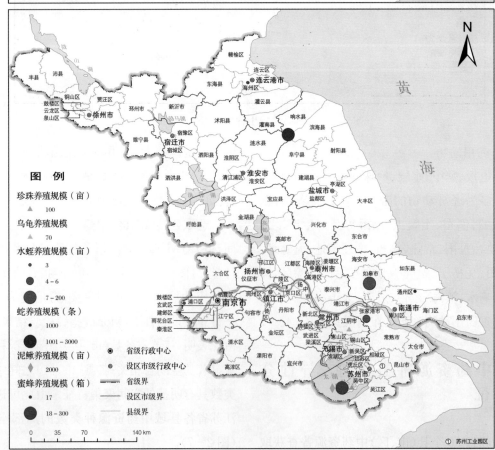

图 2-4 江苏省药用动物养殖情况分布

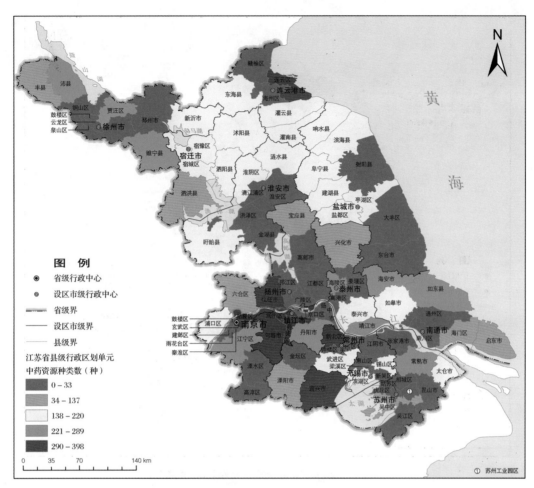

图 2-5 江苏省县域中药资源种类数分布

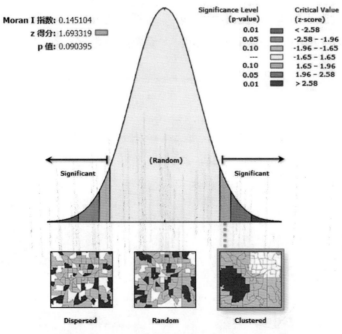

图 2-6 江苏省中药资源种类数 Moran I 分析

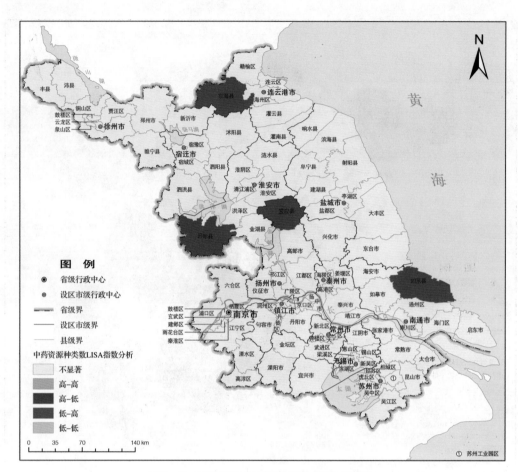

图 2-7 江苏省中药资源种类数 LISA 集聚图

用 GIS 软件绘制各县中药资源种类的趋势图（图 2-8）。从整体研究区域来看,江苏省中药资源种类自西南向东北有逐渐减少的趋势。总体上西南部丘陵地区中药资源种类较为丰富,西北和东部的中药资源种类较少。

通过热点分析,可知宁镇丘陵山区及老山地区,高邮湖地区和太湖东山地区显示为热点地区,其他区域中药资源种类丰富度在空间上没有显著性(图 2-9)。

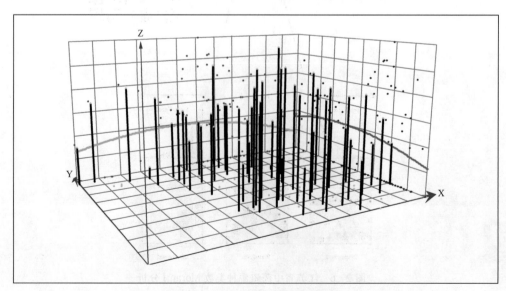

图 2-8 江苏省中药资源种类数趋势

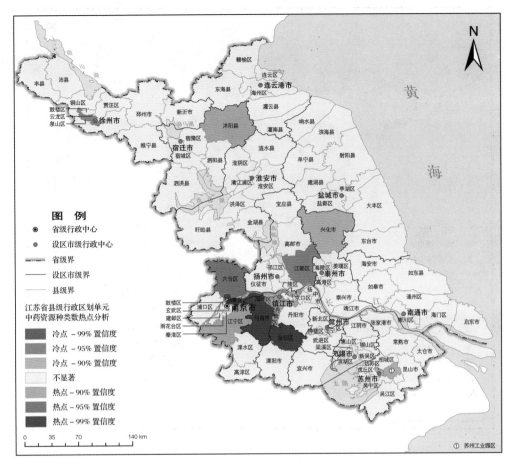

图 2-9　江苏省中药资源种类数热点分析

第二节 · 江苏省人工生产中药材概况

■ 一、种植生产中药材

（一）县域人工种植生产中药材情况

江苏省县域中药材栽培面积及产量见图 2-10、图 2-11。江苏省不同生态区种植中药材种类有差异：旱地欠发达生态区，主要涉及徐州、淮阴、盐城、连云港等地，大多种植生产菊花、银杏叶、金银花、浙贝母、半夏、牛蒡子、瓜蒌、白芍、桑叶、桑椹等药材；湿地欠发达生态区，主要涉及盐城、扬州、南通等地，

大多种植生产芡实、浙贝母、瓜蒌、益母草、荷叶、莲子、苏薄荷、丹参等药材；沿海滩涂生态区，主要包括射阳、大丰、如东、东台及滨海等地的部分区域，大多种植生产菊花、白首乌、太子参、丹参、桔梗等药材；宁镇扬丘陵生态区，主要包括南京、镇江、扬州等地的丘陵山区，大多种植生产苍术、延胡索、半夏、黄蜀葵花、栀子、凌霄花、芡实等药材；湿地发达生态区，主要包括苏州、无锡、常州等地，大多种植生产芡实、莲子、苍术、栝楼等药材。

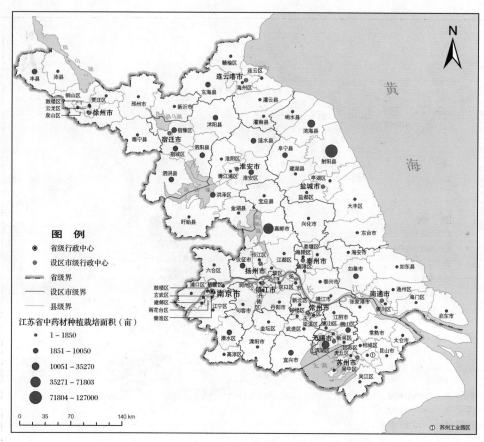

图 2-10 江苏省县域中药材栽培生产面积分布

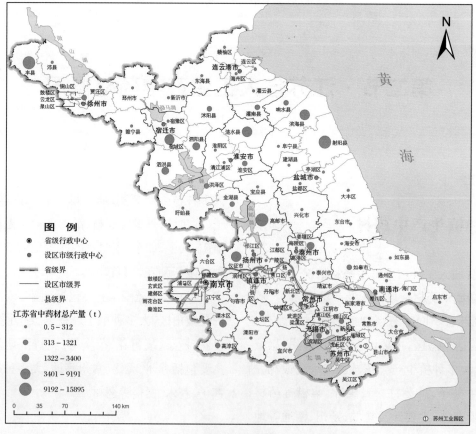

图 2-11 江苏省县域中药材统计产量分布

（二）县域中药材种植基地面积和分布情况　　面积和分布情况见表 2-4。

截至 2020 年 9 月，江苏省中药材种植生产基地

表 2-4　江苏省中药材栽培生产基地分布及产量情况

县（市、区）	街道、镇、乡（村）	药材栽培基地名称	药材名	亩产量（kg/亩）	栽培面积（亩）	总产量（kg）
高淳	东坝镇	武家嘴农业科技园	石榴皮	30	30	900
			乌梅	30	30	900
			荷叶	40	10	400
			月季花	30	25	750
			丝瓜络	15	20	300
			枇杷	375	300	112 500
	漆桥镇	南京游子山蓝浆果科技开发有限公司	木通	500	50	25 000
	固城镇	南京苏台农业科技发展有限公司	木通	500	100	50 000
			铁皮石斛	500	11	5 500
溧水	白马镇大树下村	溧水区永阳镇平港中药材收购站	凌霄花	1 600	40	64 000
			白芍	2 000	10	20 000
			射干	120	20	2 400
			栀子	500	3 000	1 500 000
	永宁街道大埝村		金银花	200	1 500	300 000
		南京老山药业股份有限公司		180	27	4 860
	江浦街道响堂村		玫瑰花	300	25	7 500
			凤仙透骨草	30	2	60
宜兴	徐舍镇	江苏荆南山中药材科技有限公司	白芍	500	800	400 000
			藿香	300	900	270 000
			郁金	200	12	2 400
			菊花	500	50	25 000
		宜兴邮塘药材种植基地	郁金	100	12	1 200
			白芷	400	500	200 000
			金银花	50	130	6 500
			黄蜀葵花	110	250	27 500
			玫瑰花	60	30	1 800
	太华镇	江苏献和中药科技有限公司	凌霄花	65	40	2 600
			栀子	100	340	34 000
			白花蛇舌草	250	25	6 250
			延胡索	120	40	4 800
			苍术	170	18	3 060
铜山	茅村镇梁山村	茅村药材种植基地	金银花	600	80	48 000
			荷叶	2 500	210	525 000
新沂	瓦窑镇	瓦窑药材种植基地	银杏叶	300	150	45 000
丰县	范楼镇	徐州山崎农产品技术研发有限公司	牛蒡根	3 000	2 000	6 000 000
	王沟镇			3 000	2 000	6 000 000

（续表）

县（市、区）	街道、镇、乡（村）	药材栽培基地名称	药材名	亩产量（kg/亩）	栽培面积（亩）	总产量（kg）
溧阳	上兴镇	上兴药材种植基地	太子参	250	56	14 000
金坛	薛埠镇	金信中草药种植	苍术	500	30	15 000
			牡丹皮	200	300	60 000
		金信中草药种植专业合作社	白芍	1 000	120	120 000
			桔梗	500	200	100 000
		江苏本原农业发展有限公司	苍术	500	300	150 000
常熟	虞山镇	常熟市宝岩生态农业有限公司	铁皮石斛	350	100	35 000
吴中	甪直镇	水八仙文华园	芡实	70	300	21 000
海门	三星镇	海门三星药材种植基地	浙贝母	600	6	3 600
			西红花	1	3	3
启东	和合镇	和合药材种植基地	浙贝母	600	6	3 600
			玫瑰花	500	18	9 000
	角斜镇	海安县来南药材专业合作社	浙贝母	100	1 000	100 000
			菊花	500	15	7 500
			白芍	200	90	18 000
			紫苏梗	800	60	48 000
海安	城东镇	海安东城中药材种植专业合作社	紫苏子	50	60	3 000
			半夏	100	10	1 000
			桑枝	300	5	1 500
			桑叶	200	5	1 000
			桑椹	150	5	750
	李堡镇	海安三叶家庭农场	山黄菊	180	5	900
连云	朝阳镇	朝阳药材种植基地	喜树	300	1	300
			葛根	5	800	4 000
东海	李埝林场	江苏康缘生态农业园	金银花	25	4 200	105 000
			金银花	100	1 500	150 000
洪泽	三河镇	三河种植基地	连钱草	300	500	150 000
			益母草	800	500	400 000
			栝楼	700	500	350 000
			泽兰	100	40	4 000
			紫苏叶	200	150	30 000
			佩兰	100	20	2 000
盱眙	天泉湖镇王店社区	志远中药材种植专业合作社	红旱莲	120	10	1 200
			野马追	180	140	25 200
			败酱	150	200	30 000
			薄荷	20	20	400
			鱼腥草	800	5	4 000
金湖	陈桥镇	陈桥药材种植基地	瓜蒌皮	800	500	400 000
			瓜蒌子	90	500	45 000

（续表）

县（市、区）	街道、镇、乡（村）	药材栽培基地名称	药材名	亩产量（kg/亩）	栽培面积（亩）	总产量（kg）
大丰	南阳镇	时代大药房	浙贝母	500	1	500
			菊花	170	3 500	595 000
	盘湾镇		黄蜀葵花	68	300	20 400
			栝楼	200	300	60 000
			天花粉	350	500	175 000
			金银花	120	500	60 000
			桑叶	80	20 000	1 600 000
			菊花	170	4 000	680 000
	特庸镇		黄蜀葵花	68	400	27 200
			桑叶	80	45 000	3 600 000
			菊花	170	2 500	425 000
	兴桥镇		黄蜀葵花	68	150	10 200
	黄沙港镇		菊花	170	3 000	510 000
	长荡镇		菊花	170	3 000	510 000
			黄蜀葵花	68	200	13 600
	临海镇		栝楼	200	800	160 000
射阳		江苏鹤乡菊海农业发展有限公司	天花粉	350	800	280 000
	千秋镇		栝楼	200	500	100 000
			天花粉	350	300	105 000
	新洋农场		栝楼	200	1 000	200 000
			天花粉	350	1 000	350 000
	海河镇		栝楼	200	300	60 000
			天花粉	350	300	105 000
			白芷	500	200	100 000
			白术	300	250	75 000
			玫瑰花	100	100	10 000
			桑叶	80	10 000	800 000
			菊花	170	21 000	3 570 000
	洋马镇		菊花	175	2 000	350 000
			丹参	350	600	210 000
			黄蜀葵花	68	500	34 000
			栝楼	200	2 000	400 000
			天花粉	350	2 000	700 000
			延胡索	190	10	1 900
			北沙参	300	10	3 000
东台	国营弶港农场	江苏省弶港农场	太子参	60	10	600
			丹参	300	10	3 000
			白芍	380	1	380

（续表）

县（市、区）	街道、镇、乡（村）	药材栽培基地名称	药材名	亩产量（kg/亩）	栽培面积（亩）	总产量（kg）
东台	国营弶港农场	江苏省弶港农场	浙贝母	200	2	400
			白术	300	10	3 000
			菊花	200	50	10 000
			射干	250	10	2 500
			桔梗	300	10	3 000
滨海	滨海港镇	滨海药材种植基地	白首乌	1 200	5 000	6 000 000
			黄芪	600	70	42 000
			丹参	360	80	28 800
			菊花	100	30 000	3 000 000
			桔梗	1 000	120	120 000
宝应	山阳镇	山阳芡实栽培基地	芡实	200	120	24 000
高邮	界首镇	高邮康健芡实有限公司	芡实	200	70 000	14 000 000
				300	100	30 000
	流均镇	淮安区头桥镇芡实种植基地	芡实	200	1 400	280 000
	顺河镇	淮安市淮安区东萍栝楼专业种植合作社	瓜蒌	80	303	24 240
丹徒	谷阳镇	镇江陶氏健康源生物科技有限公司	天花粉	200	50	10 000
			瓜蒌子	300	50	15 000
			铁皮石斛	300	50	15 000
			桑枝	300	150	45 000
	江心洲生态农业园区	江心洲药材种植基地	桑椹	4 000	150	600 000
句容	天王镇	江苏茅山地道中药材种植有限公司	苍术	200	250	50 000
			玫瑰花	30	130	3 900
			忍冬藤	30	70	2 100
			藿香	120	25	3 000
			白芍	500	120	60 000
兴化	大邹镇长银村	长银药材种植基地	菊花	70	160	11 200
			栀子	60	40	2 400
			凌霄花	80	10	800
			白芷	550	10	5 500
			白术	350	30	10 500
			太子参	150	15	2 250
沭阳	胡集镇	沭阳药材种植基地	芡实	35	500	17 500
			芡实	40	300	12 000
			瓜蒌子	120	500	60 000
			瓜蒌子	130	120	15 600
			瓜蒌子	80	450	36 000
			瓜蒌子	130	460	59 800
	马厂镇		芡实	40	312	12 480
			芡实	16	170	2 720

（续表）

县（市、区）	街道、镇、乡（村）	药材栽培基地名称	药材名	亩产量 （kg/亩）	栽培面积 （亩）	总产量 （kg）
沭阳	十字街道	沭阳药材种植基地	芡实	35	143	5 005
			瓜蒌子	120	22	2 640
			瓜蒌子	150	196	29 400
			黄花菜	100	850	85 000
	汤涧镇		芡实	25	53	1 325
	扎下镇		瓜蒌子	150	160	24 000
			芡实	25	150	3 750
	周集镇		芡实	100	70	7 000
			芡实	110	50	5 500
			瓜蒌子	70	60	4 200
泗阳	塘沟镇	泗阳药材种植基地	瓜蒌子	300	150	45 000
	湖东镇		天花粉	120	270	32 400
	庄圩乡		麦冬	50	500	25 000
	临河镇 卢集镇		蒲公英	600	2 500	1 500 000
	李口镇		桑叶	2 500	500	1 250 000
			半边莲	350	3 000	1 050 000
	梅花镇		蛇床子	250	200	50 000
			天南星	1 000	200	200 000
泗洪		泗洪药材种植基地	山核桃	800	2 500	2 000 000
	魏营镇		菊花	200	200	40 000
			金银花	200	200	40 000
			秋葵	100	200	20 000

■ 二、养殖生产中药材

（一）各县域养殖药用动物种类

通过对江苏省动物药资源的调查发现，目前江苏常见养殖药用动物种类主要有宽体金线蛭、中华大蟾蜍、梅花鹿、麋鹿、地鳖、蜈蚣、三角帆蚌、鳖、乌龟、牡蛎、蜜蜂等品种，其中尤以水蛭、蟾蜍等水生药用动物养殖面积较大，在全国具有较大影响力。

（二）养殖基地面积和分布

截至 2020 年 9 月，江苏省药用动物养殖基地和分布情况见表 2-5。

表 2-5　江苏省药用动物养殖基地和分布情况

序号	药用动物	养殖基地	所在地	养殖历史及规模
1	梅花鹿、麋鹿	宜兴市离墨山梅花鹿养殖场	宜兴市	成立于 2001 年，目前共养殖梅花鹿 300 多头
		淮安博里镇梅花鹿养殖场	淮安区	目前养殖梅花鹿 60 头，已养殖 10 年
		扬州仪征市梅花鹿养殖场	仪征市	成立于 2002 年，共养殖梅花鹿 100 多头
		江阴市华宏特种养殖有限公司	江阴市	目前养殖梅花鹿 50 余头
		江苏省苏州市吴中区润盛梅花鹿养殖场	吴中区	于 2006 年开始经营，至今约有 40 头梅花鹿

（续表）

序号	药用动物	养殖基地	所在地	养殖历史及规模
1	梅花鹿、麋鹿	溱湖国家湿地公园	姜堰区	规划总面积 26 km²
		中华麋鹿园	大丰区	保护区总面积 780 km²，是世界占地面积最大的麋鹿自然保护区，拥有世界最大的野生麋鹿种群
2	宽体金线蛭	浦口区宁星浦水蛭养殖场	浦口区	养殖场运营已有 15 年，规模约 4 000 m² 水域
		宿迁沭阳水蛭养殖场	沭阳县	水产生态园，采用生态养殖法
		如皋市万泽家庭农场（水蛭养殖）	如皋市	占地约 0.13 km²，至今养殖 7 年有余，品种为宽体金线蛭
		张家港市滨江有机农庄	张家港市	2018 年开始饲养，至今育有 6 亩，品种为宽体金线蛭
3	中华大蟾蜍	雷允上启东蟾蜍养殖基地	启东市	已培育出上万只优质的中华大蟾蜍
		盐城蟾蜍养殖场	建湖县	养殖占地 5 亩，每亩中华大蟾蜍 3 000～5 000 只不等
		常州市金坛区建昌新河蟾蜍养殖有限公司	金坛区	养殖水域约 3 333 m²，养殖品种为中华大蟾蜍
		苏州雷允上蟾业科技有限公司（蟾蜍种质资源保护与驯养基地）	常熟市	自 2018 年起经营，至今约占 0.39 km²，已有上万只
		南通市如东天下蟾蜍养殖场	如东县	2008 年开始经营，养殖至今有 6 667 m²，有 2 万～3 万只
4	蚯蚓	泰州蚯蚓养殖场	兴化市	蚯蚓由日本进口，年产量 1×10⁴ kg 以上
		徐州沛县蚯蚓养殖场	沛县	主要养殖青蚯蚓和红蚯蚓，养殖约 4 000 m²
		如东县翰丰蚯业生态养殖园	如东县	占地 0.08 km² 以上
5	蛇类	盐城市响水县龙腾蛇业生态养殖有限公司	响水县	主要养殖品种为王锦蛇及滑鼠蛇，养殖约 3 000 条
		南通市通州区十总镇国军蛇场	通州区	主要为蝮蛇和五步蛇，约 1 000 条
6	土鳖虫	徐州市邳州曜源土鳖虫养殖场	邳州市	养殖的品种为中华真地鳖和冀土元杂交，养殖土元 10 多年
		常州市超力地鳖虫养殖专业合作社	新北区	养殖地鳖虫，每年产量约为 5×10⁴ kg
7	东亚钳蝎	徐州市邳州曜源全蝎养殖场	邳州市	建于 1998 年，已有 20 年
8	鳖	淮阴区国云特种水产（鳖）养殖专业合作社	淮阴区	养殖水域约 0.15 km²，投放鳖种苗 10 000 尾
		扬州市北湖甲鱼养殖场	邗江区	养殖时间约 8 年，养殖水域共 0.2 km²
9	乌龟	江阴市徐霞客凯伦家庭农场	江阴市	占地面积约 0.05 km²
10	蜜蜂	连云港海州区土蜜蜂养殖	海州区	养殖点约有 17 个蜂箱
		润盛梅花鹿养殖场	吴中区	约 300 箱，每年可产约 6 000 kg 蜂蜜
11	三角帆蚌	宜兴市珍珠养殖场	宜兴市	养殖水域约 0.67 km²
12	沙蚕	盐城沙蚕养殖场	射阳县	捕捞贝类、沙蚕水域长约 103 km 海岸线
13	海蜇	盛海海蜇养殖场	射阳县	养殖规模约千万只
14	牡蛎	连云港赣榆区田家庄村牡蛎加工厂	赣榆区	已达 20 多年，送往制药厂的主要为大连湾牡蛎和近江牡蛎
15	泥鳅	连云港新盛水产有限公司-泥鳅养殖场	海州区	成立已有 16 年，养殖面积 1.33 km² 以上

■ 三、人工生产中药材空间差异性分布特征

根据江苏省 96 个县域开展中药资源普查工作获取的人工种植生产中药材种类,应用 GIS 制图功能,生成 96 个县域人工种植中药材总产量多少的空间分布图(图 2-12)。从图中可以看出各县域人工种植生产中药材的品种多少、规模大小等存在一定的差异。目前江苏省人工生产总产量最大的区域有射阳、高邮、滨海、丰县、泗阳、泗洪等地。江苏省县域中药材种植生产总产量的趋势、Moran I 及 LISA 分析见图 2-13~图 2-15。

用 GIS 软件绘制各县中药材种植生产总产量热点分析图(图 2-16)。从整体研究区域来看,江苏省中药材种植生产总产量较大的区域有射阳、滨海、丰

县、沛县,金湖、宝应、亭湖次之。

江苏省 96 个县域中药材栽培生产面积的分布见图 2-17,江苏省县域中药材种植生产面积的趋势见图 2-18。

运用 R 语言绘制 Moran 散点图(图 2-19),进一步分析江苏省县域中药材栽培面积的局部空间相关性,结果见图 2-20。其中,第一象限(HH)代表高值区域被高值邻居包围,称为栽培面积较大区;第二象限(LH)代表低值区域被高值邻居包围,称为过渡区域;第三象限(LL)代表低值区域被低值邻居包围,称为栽培面积稀疏区;第四象限(HL)代表高值区被低值邻居包围,称为栽培面积较少区。位于 HH、HL 区县域的个数总体上少于位于 LL、LH 区的个数;在不考虑显著性水平的条件下,HH 区主要位于苏北地区的滨海、沭阳、泗阳,LL 区主要位于

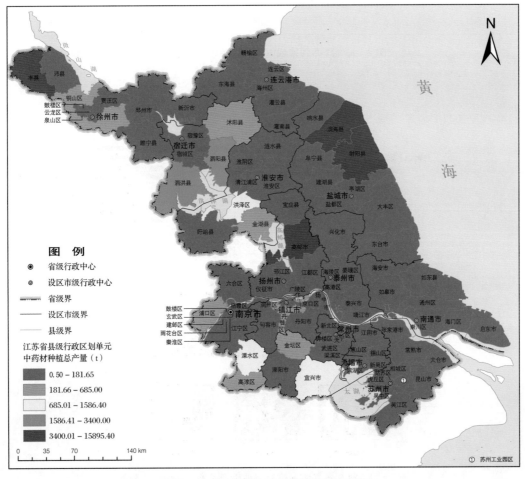

图 2-12 江苏省县域中药材种植总产量

苏州和南通,LH 区主要位于盐城、淮安及连云港交界地区,HL 区位于宜兴。通过上图可以看出,江苏省中药材生产栽培面积数量是由苏北向苏南逐渐增多,尤其与苏北灌溉总渠为中心的区域有规模化中药材生产栽培。

江苏省县域中药材栽培面积热点分析见图 2‑21。

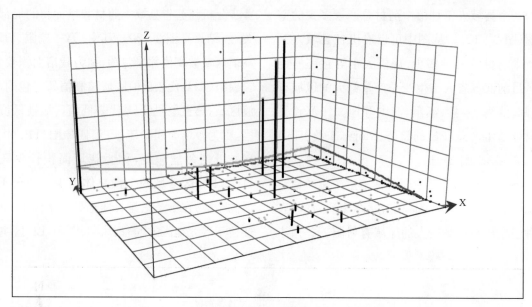

图 2‑13 江苏省县域中药材种植生产总产量趋势

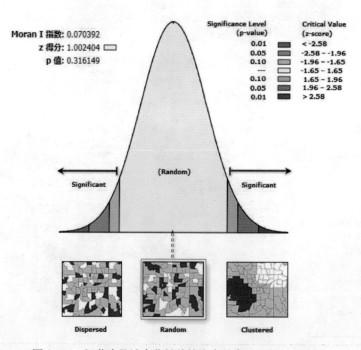

图 2‑14 江苏省县域中药材种植生产总产量 Moran I 分析

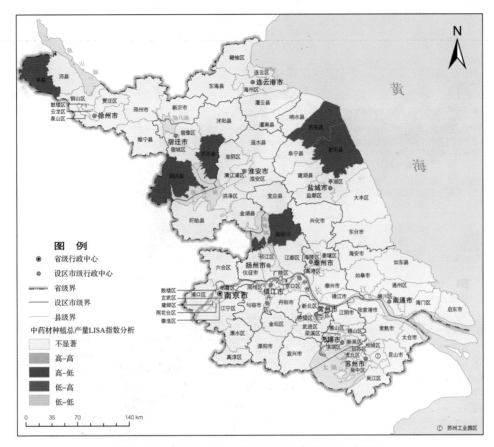

图 2-15 江苏省县域中药材种植总产量 LISA 集聚图

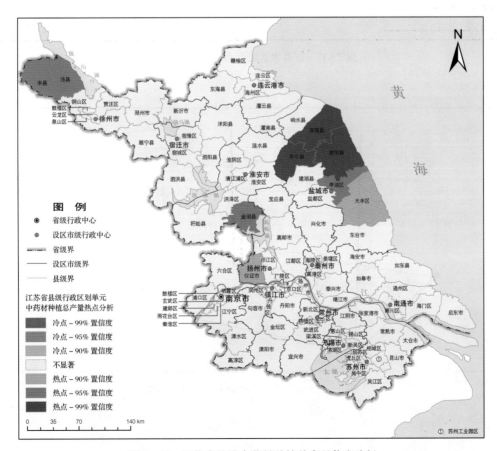

图 2-16 江苏省县域中药材种植总产量热点分析

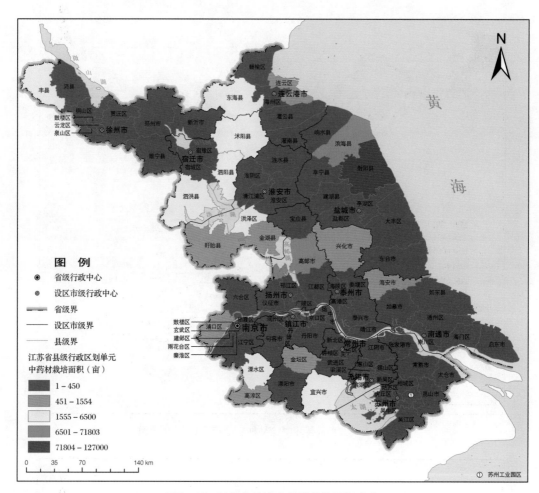

图 2-17　江苏省县域中药材栽培面积分布

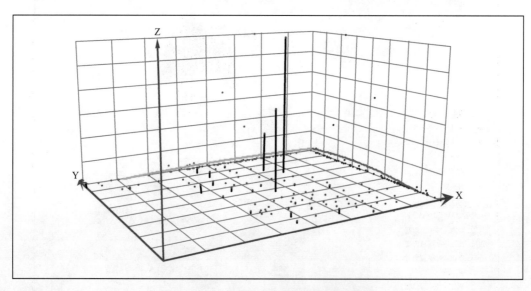

图 2-18　江苏省县域中药材栽培面积趋势

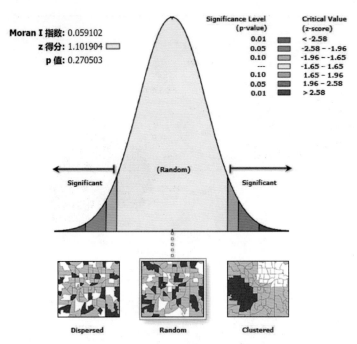

图 2-19　江苏省县域中药材栽培面积 Moran I 分析

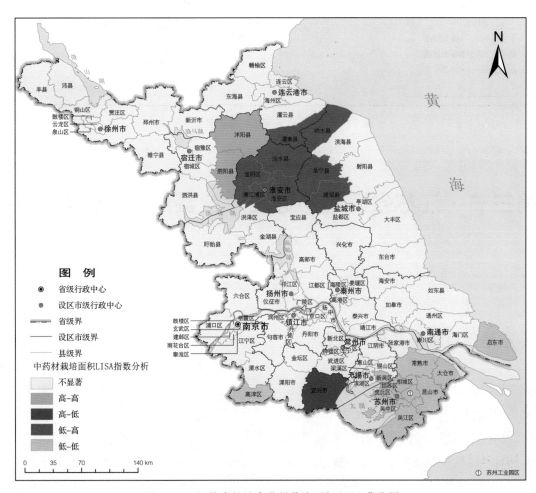

图 2-20　江苏省县域中药材栽培面积 LISA 集聚图

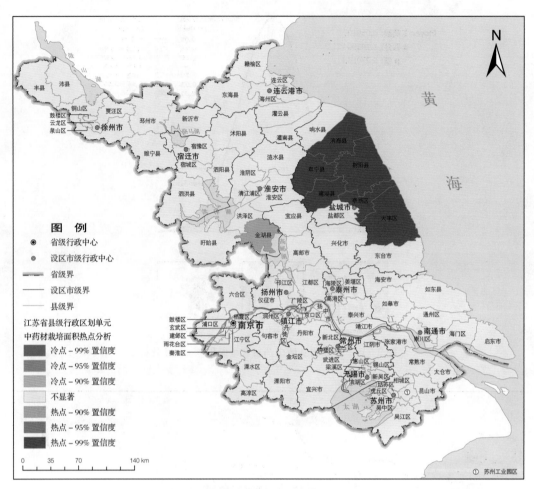

图 2-21　江苏省县城栽培面积热点分析

第三节 · 江苏省道地药材及珍稀濒危药用资源分布

■ 一、道地药材资源品种与分布

江苏平原及滩涂广阔、水网纵横、丘陵集中连片,利于中药材规模化、标准化、机械化生产。江苏省农业基础设施建设完备,中医药底蕴深厚,中医药产业发达,药材种植质量和规模发展稳步推进,在全国具有独特优势。建议根据自然禀赋特点和产业需求,大力发展苏芡实、苏菊花、苏薄荷等水生、耐盐特色道地药材,积极培育香橼、延胡索、半夏、水蛭等"小草药""小花果""小动物""小矿物"药材为主的"四小"特色药材。

表 2-6 为江苏省代表性道地及特色药材资源品种名单,包括植物类 11 种,动物类 4 种。

表 2-6　江苏省代表性道地及特色药材资源品种

序号	基原	药材	主要产区	说明
1	芡 *Euryale ferox* Salisb. ex König & Sims	苏芡实◇	苏州、扬州、淮安、盐城等苏南/苏中地区栽培面积较大，面积超 66.67 km²	业界公认度高；江苏栽培面积全国第一；已起草道地药材团体标准；国家基本药物目录所需中药材种子种苗(江苏)基地建设品种
2	菊 *Dendranthema morifolium* (Ramat.) Tzvel.	苏菊◆	苏北/苏中地区栽培面积超 100 km²	产量占国内药用菊花市场近一半；射阳洋马镇为全国农业特色镇；射阳发展苏菊产业，已申报菊花小镇，注册"苏菊"商标；建设有国家中药材产业体系示范基地
3	银杏 *Ginkgo biloba* L.	银杏叶、白果*	邳州铁富镇、港下镇等地栽培叶用银杏面积约 66.67 km²，泰州栽培白果用面积 133.33 km²	邳州银杏基地为国内第一个银杏 GAP 基地，目前仍出口欧洲；国家基本药物目录所需中药材种子种苗(江苏)基地建设品种
4	苍术 *Atractylodes lancea* (Thunb.) DC.	茅苍术*	句容、金坛、溧阳、江宁等宁镇山区有野生分布，目前已有数百亩人工栽培	公认江苏道地药材品种；国家基本药物目录所需中药材种子种苗(江苏)基地建设品种；目前属于珍稀濒危物种，无商品药材供应
5	薄荷 *Mentha haplocalyx* Briq.	苏薄荷◇	南通、镇江、淮安、宿迁等地有近 2.67 km² 栽培	江苏为道地产区，近年来正逐渐恢复栽培面积
6	黄蜀葵 *Abelmoschus manihot* (Li.) Medicus	黄蜀葵花◆	泰州、盐城、淮安、宿迁、无锡等地栽培面积约 8 km²	国家基本药物目录所需中药材种子种苗(江苏)基地建设品种；江苏特色品种
7	栝楼 *Trichosanthes kirilowii* Maxim.	瓜蒌子、瓜蒌皮、天花粉◆	盐城、宿迁、淮安、扬州、南通等地栽培面积约 40 km²	响水、宿豫建设栝楼小镇，面积超万亩
8	莲 *Nelumbo nucifera* Gaertn.	莲子、莲子心、莲须、荷叶、藕节◇	江苏各处有栽培，栽培面积超 200 km²，扬州、盐城、淮安等地荷叶产量较大	—
9	半夏 *Pinellia ternata* (Thunb.) Breit.	泰半夏、邳半夏*	江苏野生量大，泰州、徐州、南通等地有栽培	—
10	枸杞 *Lycium chinense* Mill.	地骨皮◆	盐城、南通、沿海滩涂地区野生资源丰富	嫩叶可食用或制茶
11	香圆 *Citrus grandis* Junos	香橼*	靖江栽培面积 3.33 km²，质量优	靖江市树；扬子江"胃苏冲剂"大品种原料基地，天江药业等药企的香橼基地
12	宽体金线蛭 *Whitmania pigra* Whitman	水蛭*	江苏野生广布，扬州、苏州、淮安、南京等地有人工养殖	动物药
13	中华大蟾蜍 *Bufo bufo gargarizans* Cantor	蟾酥、蟾衣*	南通、盐城、宿迁等地资源量大，有少量养殖	动物药；启东蟾酥和干蟾衣为道地药材；国家绝密处方"雷允上六神丸"原料
14	地鳖 *Eupolyphaga sinensis* Walker	土鳖虫*	镇江、常州等地有一定规模人工养殖	动物药
15	中华鳖 *Trionyx sinensis* Wiegmann	鳖甲*	苏中、苏北地区养殖量较大	动物药

注：◇为水生品种；◆为耐盐品种；*为四小品种。

■ 二、珍稀濒危药用资源分布

初步统计江苏省珍稀濒危药用植物共计 113 种及种下等级，隶属 46 个科(表 2-7)。目前已有标本记录的有 67 种。药典收载种类共计 29 种(其他收载于《中华本草》或《中国中药资源志要》)。收载于《国家重点保护野生药材物种名录》中的共计 10 种，均属于Ⅲ级保护品种。收载于《国家重点保护野生植物》中的共计 41 种，属于第一批名录Ⅰ级保护的有 1 种，属于Ⅱ级保护的有 12 种；属于第二批名录(讨论稿)Ⅰ级 3 种，Ⅱ级 25 种。收载于《濒危动植

表2-7 江苏省珍稀濒危药用植物名录

序号	中文名	拉丁名	科名	国家重点保护野生药材物种名录	国家重点保护野生植物第一批(第二批)	濒危动植物种国际贸易公约(CITES)附录	IUCN濒危物种红色名录	受威胁物种信息	极小种群(狭域分布)保护物种	中国特有种	中国生物多样性红色名录(高等植物卷)	中国植物红皮书	中国物种红色名录(植物部分)	中国珍稀濒危保护植物名录(第一批)	中国珍稀濒危药用植物资源调查	国家珍贵树种名录	我国进出口监管药用动植物名录	江苏省级珍稀植物
1	蛇足石杉	Huperzia serrata (Thunb. ex Murray) Trev.	石杉科		II级		EN	√			√				II级			
2	狭叶瓶尔小草	Ophioglossum thermale Kom.	瓶尔小草科											III级				
3	水蕨	Ceratopteris thalictroides (L.) Brongn.	水蕨科		II级		VU	√		√	√	√					√	
4	全缘贯众	Cyrtomium falcatum (L. f.) Presl	鳞毛蕨科			II级	VU	√			√							
5	骨碎补	Davallia mariesii Moore ex Bak.	骨碎补科				NT			√								
6	石韦	Pyrrosia lingua (Thunb.) Farw.	水龙骨科										√		珍稀类			
7	有柄石韦	Pyrrosia petiolosa (Christ) Ching	水龙骨科												珍稀类			
8	赤松	Pinus densiflora Sieb. et Zucc.	松科										√					
9	金钱松	Pseudolarix amabilis (Nelson) Rehd.	松科		II级		VU	√		√	√	√	√	II级				
10	杉木	Cunninghamia lanceolata (Lamb.) Hook.	杉科										√					
11	圆柏	Juniperus chinensis L.	柏科															
12	刺柏	Juniperus formosana Hayata	柏科							√								
13	粗榧	Cephalotaxus sinensis (Rehd. et Wils.) Li	三尖杉科				NT			√			√					√
14	青檀	Pteroceltis tatarinowii Maxim.	榆科									√		I级				
15	大果榉	Zelkova sinica Schneid.	榆科			II级				√								
16	大叶榉树	Zelkova schneideriana Hand.-Mazz.	榆科		II级		NT			√								√

（续表）

序号	中文名	拉丁名	科名	国家重点保护野生药材物种名录	国家重点保护野生植物第一批（第二批）	濒危动植物种国际贸易公约（CITES）附录	IUCN濒危物种红色名录	受威胁物种信息	极小种群（狭域分布）保护物种	中国特有种	中国生物多样性红色名录（高等植物卷）	中国植物红皮书	中国物种红色名录（植物部分）	中国珍稀濒危保护植物名录（第一批）	中国珍稀濒危药用植物资源调查	国家珍贵树种名录	我国进出口监管药用动植物名录	江苏省级珍稀植物名录
17	金荞麦	Fagopyrum dibotrys (D. Don) Hara	蓼科		Ⅱ级	Ⅱ级	LC											√	
18	天目玉兰	Magnolia amoena Cheng	木兰科											Ⅲ级				
19	华中五味子	Schisandra sphenanthera Rehd. et Wils.	木兰科	Ⅲ级			NT				√							
20	樟	Cinnamomum camphora (L.) Presl	樟科		Ⅱ级		LC											
21	薄叶润楠	Machilus leptophylla Hand.-Mazz.	樟科															√
22	毛萼铁线莲	Clematis hancockiana Maxim.	毛茛科				NT			√	√							
23	华东唐松草	Thalictrum fortunei S. Moore	毛茛科				NT			√	√							
24	莼菜	Brasenia schreberi J. F. Gmel.	睡莲科		Ⅰ级	Ⅱ级	CR	√										
25	萍蓬草	Nuphar pumilum (Hoffm.) DC.	睡莲科		Ⅱ级	Ⅱ级	VU	√			√							
26	杜衡	Asarum forbesii Maxim.	马兜铃科				NT			√	√							
27	细辛	Asarum sieboldii Miq.	马兜铃科	Ⅲ级			VU	√										
28	软枣猕猴桃	Actinidia arguta (Sieb. et Zucc.) Planch. ex Miq.	猕猴桃科		Ⅱ级		LC											
29	中华猕猴桃	Actinidia chinensis Planch.	猕猴桃科		Ⅱ级													
30	狗枣猕猴桃	Actinidia kolomikta (Maxim. et Rupr.) Maxim.	猕猴桃科		Ⅱ级		LC											
31	小叶猕猴桃	Actinidia lanceolata Dunn	猕猴桃科		Ⅱ级		VU	√		√	√							
32	大籽猕猴桃	Actinidia macrosperma C. F. Liang	猕猴桃科		Ⅱ级					√	√							
33	葛枣猕猴桃	Actinidia polygama (Sieb. et Zucc.) Maxim.	猕猴桃科		Ⅱ级		LC											

（续表）

序号	中文名	拉丁名	科名	国家重点保护野生药材物种名录	国家重点保护野生植物第一批（第二批）	濒危动植物种国际贸易公约（CITES）附录	IUCN濒危物种红色名录	受威胁物种信息	极小种群（狭域分布）保护物种	中国特有种	中国生物多样性红色名录（高等植物卷）	中国植物红皮书	中国物种红色名录（植物部分）	中国珍稀濒危保护植物名录（第一批）	中国珍稀濒危药用植物资源调查	国家珍贵树种名录	我国进出口监管药用动植物名录	江苏省珍稀植物名录
34	对萼猕猴桃	Actinidia valvata Dunn	猕猴桃科		II级		NT			√								
35	延胡索	Corydalis yanhusuo W. T. Wang ex Z. Y. Su et C. Y. Wu	罂粟科				VU	√		√	√							
36	牛鼻栓	Fortunearia sinensis Rehd. et Wils.	金缕梅科				VU	√		√	√							
37	垂丝海棠	Malus halliana Koehne	蔷薇科										√					
38	湖北海棠	Malus hupehensis（Pamp.）Rehd.	蔷薇科										√					
39	海棠花	Malus spectabilis（Ait.）Borkh.	蔷薇科										√					
40	单瓣缫丝花	Rosa roxburghii Tratt. f. normalis Rehd. et Wils.	蔷薇科				NT			√	√							
41	翅荚香槐	Cladrastis platycarpa (Maxim.) Makino	豆科															√
42	黄檀	Dalbergia hupeana Hance	豆科			II级	NT			√								
43	野大豆	Glycine soja Sieb. et Zucc.	豆科		II级	II级								III级				
44	吴茱萸	Euodia rutaecarpa（Juss.）Benth.	芸香科												珍稀类			
45	椿叶花椒	Zanthoxylum ailanthoides Sieb. et Zucc.	芸香科															√
46	西伯利亚远志	Polygala sibirica L.	远志科	III级														
47	远志	Polygala tenuifolia Willd.	远志科	III级														
48	三角槭	Acer buergerianum Miq.	槭树科										√					
49	青榨槭	Acer davidii Franch.	槭树科										√					
50	建始槭	Acer henryi Pax	槭树科										√					
51	红柴枝	Meliosma oldhamii Maxim.	清风藤科															√

（续表）

序号	中文名	拉丁名	科名	国家重点保护野生药材物种名录	国家重点保护野生植物第一批（第二批）	濒危动植物种国际贸易公约(CITES)附录	IUCN濒危物种红色名录	受威胁物种信息	极小种群（狭域分布）保护物种	中国特有种	中国生物多样性红色名录（高等植物卷）	中国植物红皮书	中国物种红色名录（植物部分）	中国珍稀濒危保护植物名录（第一批）	中国珍稀濒危药用植物资源调查	国家珍贵树种名录	我国进出口监管药用动植物名录	江苏省级珍稀植物名录
52	雷公藤	Tripterygium wilfordii Hook. f.	卫矛科												珍稀类			
53	枳椇	Hovenia acerba Lindl.	鼠李科															✓
54	糯米椴	Tilia henryana Szyszyl. var. subglabra V. Engl.	椴树科															✓
55	南京椴	Tilia miqueliana Maxim.	椴树科			II级	VU	✓		✓	✓							✓
56	野菱	Trapa incisa Sieb. et Zucc. var. quadricaudata Gluck.	菱科		II级		DD											
57	喜树	Camptotheca acuminata Decne.	蓝果树科		II级		LC		✓	✓								
58	蓝果树	Nyssa sinensis Oliv.	蓝果树科															✓
59	刺楸	Kalopanax septemlobus (Thunb.) Koidz.	五加科													II级		
60	少花红柴胡	Bupleurum scorzonerifolium Willd. f. pauciflorum Shan et Y. Li	伞形科				VU	✓		✓	✓							
61	明党参	Changium smyrnioides Wolff	伞形科		II级		VU	✓		✓	✓	✓	✓	II级	II级			
62	珊瑚菜	Glehnia littoralis Fr. Schmidt ex Miq.	伞形科		II级	II级	CR	✓			✓	✓	✓	III级			✓	
63	泰山前胡	Peucedanum wawrae (Wolff) Su	伞形科				NT			✓								
64	马醉木	Pieris japonica (Thunb.) D. Don ex G. Don	杜鹃花科										✓					
65	满山红	Rhododendron mariesii Hemsl. et Wils.	杜鹃花科										✓					
66	羊踯躅	Rhododendron molle (Blum.) G. Don	杜鹃花科										✓					
67	迎红杜鹃	Rhododendron micronulatum Turcz.	杜鹃花科										✓					

（续表）

序号	中文名	拉丁名	科名	国家重点保护野生药材物种名录	国家重点保护野生植物第一批（第二批）	濒危动植物种国际贸易公约（CITES）附录	IUCN濒危物种红色名录	受威胁物种信息	极小种群（狭域分布）保护物种	中国特有种	中国生物多样性红色名录（高等植物卷）	中国植物红皮书	中国物种红色名录（植物部分）	中国珍稀濒危保护植物名录（第一批）	中国珍稀濒危药用植物资源调查	国家珍贵树种名录	我国进出口监管药用动植物名录	江苏省级珍稀植物名录
68	马银花	*Rhododendron ovatum* (Lindl.) Planch. ex Maxim.	杜鹃花科										√					
69	杜鹃	*Rhododendron simsii* Planch.	杜鹃花科										√					
70	江南越桔	*Vaccinium mandarinorum* Diels	杜鹃花科										√					
71	条叶龙胆	*Gentiana manshurica* Kitag.	龙胆科	Ⅲ级				√										
72	龙胆	*Gentiana scabra* Bunge	龙胆科	Ⅲ级														
73	香果树	*Emmenopterys henryi* Oliv.	茜草科		Ⅱ级					√				Ⅱ级		Ⅰ级		
74	白花蛇舌草	*Hedyotis diffusa* Willd.	茜草科												珍稀类			
75	紫草	*Lithospermum erythrorhizon* Sieb. et Zucc.	紫草科	Ⅲ级														
76	单叶蔓荆	*Vitex trifolia* L. var. *simplicifolia* Cham.	马鞭草科	Ⅲ级														
77	夏枯草	*Prunella vulgaris* L.	唇形科												珍稀类			
78	黄芩	*Scutellaria baicalensis* Georgi	唇形科	Ⅲ级											Ⅲ级			
79	忍冬	*Lonicera japonica* Thunb.	忍冬科												珍稀类			
80	黄花蒿	*Artemisia annua* L.	菊科												珍稀类			
81	苍术	*Atractylodes lancea* (Thunb.) DC.	菊科												珍稀类			
82	芦荟	*Aloe vera* L. var. *chinensis* (Haw.) Berg	百合科			Ⅱ级											√	
83	天门冬	*Asparagus cochinchinensis* (Lour.) Merr.	百合科	Ⅲ级		Ⅱ级						√	√		Ⅲ级			
84	华重楼	*Paris polyphylla* Sm. var. *chinensis* (Franch.) Hara	百合科				VU	√			√	√	√		珍稀类		√	
85	狭叶重楼	*Paris polyphylla* Sm. var. *stenophylla* Franch.	百合科				NT				√				珍稀类			

（续表）

序号	中文名	拉丁名	科名	国家重点保护野生药材物种名录	国家重点保护野生植物第一批（第二批）	濒危动植物种国际贸易公约(CITES)附录	IUCN濒危物种红色名录	受威胁物种信息	极小种群（狭域分布）保护物种	中国特有种	中国生物多样性红色名录（高等植物卷）	中国植物红皮书	中国物种红色名录（植物部分）	中国珍稀濒危保护植物名录（第一批）	中国珍稀濒危药用植物资源调查	国家珍贵树种名录	我国进出口监管药用动植物名录	江苏省级珍稀植物名录
86	多花黄精	Polygonatum cyrtonema Hua	百合科				NT			√	√							
87	玉竹	Polygonatum odoratum (Mill.) Druce	百合科												珍稀类			
88	安徽石蒜	Lycoris anhuiensis Y. Hsu et Q.J. Fan	石蒜科				EN	√		√	√							
89	江苏石蒜	Lycoris houdyshelii Traub	石蒜科				VU	√		√	√							
90	长筒石蒜	Lycoris longituba Y. Hsu et Q.J. Fan	石蒜科				VU	√		√			√					
91	盾叶薯蓣	Dioscorea zingiberensis C. H. Wright	薯蓣科		II级	II级	LC			√								
92	莎草	Cyperus rotundus L.	莎草科												珍稀类			
93	无柱兰	Amitostigma gracile (Blume.) Schltr.	兰科			II级							√					
94	大花无柱兰	Amitostigma pinguicula (Rchb. f. et S. Moore) Schltr.	兰科		II级	II级		√					√					
95	白及	Bletilla striata (Thunb. ex A. Murray) Rchb. f.	兰科		II级	II级	EN	√			√		√				√	
96	虾脊兰	Calanthe discolor Lindl.	兰科		II级	II级	LC						√					
97	金兰	Cephalanthera falcata (Thunb. ex A. Murray) Bl.	兰科		II级	II级							√					
98	独花兰	Changnienia amoena S. S. Chien	兰科		II级	II级	EN	√		√	√	√	√	II级				
99	蜈蚣兰	Cleisostoma scolopendrifolium (Makino) Garay	兰科		II级								√					
100	杜鹃兰	Cremastra appendiculata (D. Don) Makino	兰科		II级	II级	NT			√		√					√	

（续表）

序号	中文名	拉丁名	科名	国家重点保护野生药材物种名录	国家重点保护野生植物 第一批（第二批）	濒危动植物种国际贸易公约（CITES）附录	IUCN濒危物种红色名录	受威胁物种信息	极小种群（狭域分布）保护物种	中国特有种	中国生物多样性红色名录（高等植物卷）	中国植物红皮书	中国物种红色名录（植物部分）	中国珍稀濒危保护植物名录（第一批）	中国珍稀濒危药用植物资源调查	国家珍贵树种名录	我国进出口监管药用动植物名录	江苏省省级珍稀植物
101	建兰	Cymbidium ensifolium (L.) Sw.	兰科		I级	II级	VU	√			√		√					
102	蕙兰	Cymbidium faberi Rolfe	兰科		I级	II级							√					
103	春兰	Cymbidium goeringii (Rchb. f.) Rchb. f.	兰科		I级	II级	VU	√			√		√					
104	大花斑叶兰	Goodyera biflora (Lindl.) Hook. f.	兰科		II级	II级	NT						√					
105	斑叶兰	Goodyera schlechtendaliana Rchb. f.	兰科		II级	II级	NT						√					
106	裂瓣玉凤花	Habenaria petelotii Gagnep.	兰科		II级	II级	DD						√					
107	密花舌唇兰	Platanthera hologlottis Maxim	兰科		II级	II级	LC						√					
108	舌唇兰	Platanthera japonica (Thunb.) Lindl.	兰科		II级	II级	LC						√					
109	尾瓣舌唇兰	Platanthera mandarinorum Rchb. f.	兰科		II级	II级												
110	小舌唇兰	Platanthera minor (Miq.) Rchb. f.	兰科		II级	II级	LC						√					
111	小花蜻蜓兰（东亚舌唇兰）	Tulotis ussuriensis (Reg. et Maack) H. Hara	兰科		II级		NT				√							
112	朱兰	Pogonia japonica Rchb. f.	兰科		II级	II级	NT				√		√					
113	绶草	Spiranthes sinensis (Pers.) Ames	兰科		II级	II级	LC						√					

注：EN（濒危）、NT（近危）、VU（易危）、LC（无危）、DD（数据缺乏）。

物种国际贸易公约（CITES）附录》中的共计 32 种，均为 II 级。收载于《IUCN 濒危物种红色名录》中的共计 54 种，其中极危 2 种，濒危 4 种，易危 16 种，近危 18 种。收载于《受威胁物种信息》中的共计 24 种。收载于《极小种群（狭域分布）保护物种》中的 1 种。收载有中国特有物种共计 25 种。收载于《中国生物多样性红色名录（高等植物卷）》中的共计 35 种。收载于《中国植物红皮书》中的共计 7 种。收载

于《中国物种红色名录（植物部分）》共计 43 种。收载于《中国珍稀濒危保护植物名录（第一批）》中的共计 10 种，I 级 1 种，II 级 4 种，III 级 5 种。收载于《中国珍稀濒危药用植物资源调查》中的共计 14 种，其中 II 级 2 种，III 级 1 种，珍稀类 11 种。收载于《国家珍贵树种名录》的共计 2 种，分属于 I 级和 II 级。收载于《我国进出口监管药用动植物名录》中的共计 7 种。江苏省省级珍稀植物 11 种。

第四节 · 江苏省中药资源产业概况

自 2014 年江苏省启动中药资源普查工作以来，通过对上百家中药材种植基地、药品经营企业、中药制药企业、医院、药店等中药材生产、销售、深加工、使用部门及从医、从药、个体开展调查研究，基本掌握江苏省中药材市场购销情况，为江苏省中药材生产布局、资源调配提供指导和相关依据。

一、中药材交易集散地

江苏地区药材产地收购流通量较小，中药材市场体量小而分散（图 2-22），仅在部分产地形成季节性的专门市场，如射阳洋马、盱眙仇集等地。多数药材在当地农贸市场交易流通，详见表 2-8。由于规

表 2-8　江苏地区中药材交易市场现状

市场名称(集散地)	市场类型	主要交易品种	交易量	备注
句容天王镇农贸市场	产地市场	栀子	5×10^5 kg	统货
		凌霄花	1×10^4 kg	统货
		太子参	8×10^4 kg	统货
		明党参	2000 kg	统货
		金蝉花	5000 kg	统货
		春柴胡	1×10^4 kg	统货
射阳县洋马镇集贸市场	产地市场	菊花	3×10^6 kg	饼花
		丹参	8×10^5 kg	大条
		白术	6×10^5 kg	统货
		玄参	1×10^5 kg	统货
		败酱草	5×10^5 kg	统货
		蜈蚣	500 万条	条
盱眙县仇集镇集贸市场	产地市场	薄荷	2×10^5 kg	全棵
		连钱草	5×10^5 kg	统货
		石见穿	1×10^5 kg	统货

（续表）

市场名称(集散地)	市场类型	主要交易品种	交易量	备注
盱眙县仇集镇集贸市场	产地市场	延胡索	$1×10^4$ kg	统货
		佩兰	$1×10^5$ kg	统货
		金银花	$5×10^4$ kg	统货
		半枝莲	$5×10^4$ kg	头茬
		葛根	$1×10^5$ kg	柴大丁
		白英	$5×10^4$ kg	统货
		香茶菜	$5×10^5$ kg	统货
		明党参	5 000 kg	统货
		仙鹤草	$2×10^5$ kg	统货
		野马追	$2×10^5$ kg	统货
		苏梗	$5×10^4$ kg	统货
		大蓟	$1×10^5$ kg	统货
		决明子	$5×10^4$ kg	统货
		益母草	$3×10^5$ kg	大花
		泽兰	$2×10^5$ kg	统货
海安县角斜镇集贸市场	产地市场	浙贝母	$5×10^5$ kg	统货
		丹参	$1×10^5$ kg	大条
		白术	$1×10^5$ kg	统货
		薄荷	$2×10^5$ kg	全棵

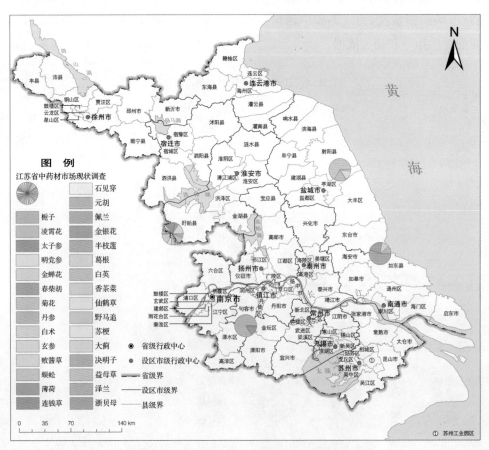

图 2 - 22　江苏省中药材市场交易品种及空间分布

模小,多数品种享受农副产品免税政策,对地方经济贡献度不高,多数地方政府重视度不够,投入的资源偏少,缺乏专门机构开展检测、养护等环节的监管和培训,规范程度较低。近年来,随着产地政府重视和企业经营理念改变,市场规范性已得到较大提升。

药材进出口贸易,其中进口药材主要为西洋参,出口药材有牛蒡根、栀子、薄荷、菊花、罗布麻、蒲公英根等地产药材,排名前三的有牛蒡根、菊花、栀子,出口对象为日本、韩国等,也有少量药材的转口贸易,主要发往我国香港地区。江苏省中药材进出口企业分布见图2-23,具体中药材进出口情况详见表2-9。

■ 二、进出口药材

调查发现,江苏省部分中药经营企业从事中

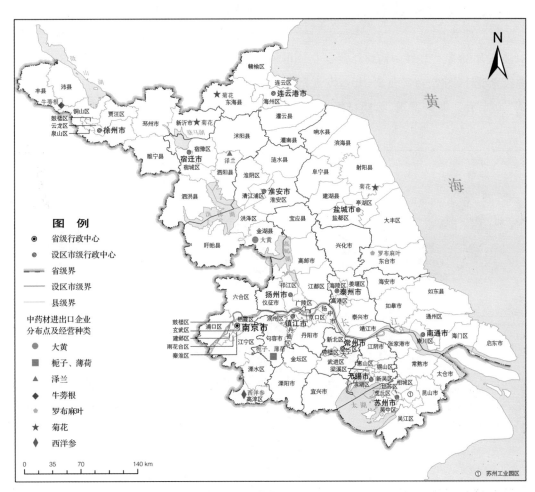

图2-23　江苏省中药材进出口企业分布及经营种类

表2-9　江苏省中药材进出口情况

序号	调查地点	企业名称	药材名	贸易模式	出口量(kg)	出口国家及地区
1	高淳区淳溪镇	威州许氏洋参(南京)有限公司	西洋参	进口	4000	美国
			西洋参	进口	4000	加拿大
2	句容市天王镇	句容康泰中药材专业合作社	栀子	出口	100000	日本
			薄荷	出口	30000	日本

（续表）

序号	调查地点	企业名称	药材名	贸易模式	出口量（kg）	出口国家及地区
3	射阳县洋马镇	江苏省射阳医药有限公司	菊花	出口	500 000	日本
4	东台市	东台市饮片厂	罗布麻叶	出口	3 000	美国
5	丰县范楼镇	徐州山崎农产品技术研发有限公司	牛蒡根	出口	12 000 000	日本
6	泗阳县爱园镇	泗阳高众中药材种植有限公司	泽兰	出口	5 000	中国港澳台
7	新沂市唐店镇	新沂市农园鲜切菊花种植专业合作社	菊花	出口	3 000	日本、韩国
8	东海县双店镇	东海康缘药业股份有限公司	菊花	出口	500	德国

■ 三、集散地交易中药材种类

通过对江苏省 38 家代表性中药材经营企业分布及交易品种信息统计（图 2-24、表 2-10），发现常规经营品种有 60 余种。调查发现，除药材经营外，南通地区一些中药材公司还主营浙贝母、延胡索、半夏种苗等地产种苗的经营。随着江苏省中药原料质量检测与技术服务体系的建设布局完成，已建成省级技术服务中心及苏南、苏中、苏北 3 个动态监测站及各县市区的监测点，目前定期向国家现代原料动态检测与技术服务中心上报交易品种和交易量。

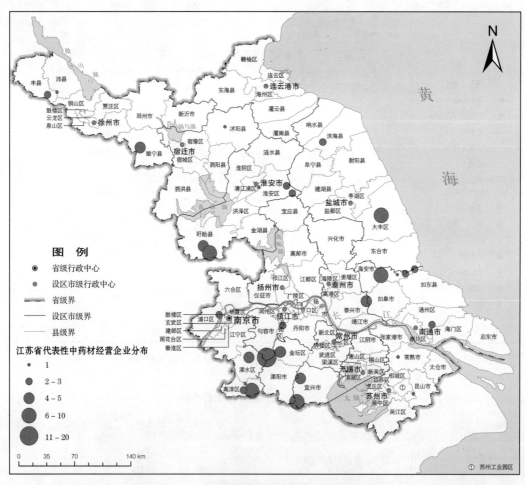

图 2-24 江苏省代表性中药材经营企业分布

表 2-10   江苏省代表性中药材经营企业及交易信息

序号	市场名	所在地址	主要交易品种
1	句容市天王镇金五鑫中药材种植专业合作社	镇江市句容市天王镇宁杭路 51 号	栀子、春柴胡、太子参、虎杖、茅苍术、凌霄花、鬼箭羽、金蝉花、金蝉衣、徐长卿、黄蜀葵花、女贞子、佩兰、蒲公英、连钱草、仙鹤草、野山楂、前胡、海金沙、八月扎等
2	盱眙华顺中药材有限公司	淮安市盱眙县桂五街道	泽兰、野马追、溪黄草、益母草等
3	海安迈韵铭中药材有限公司	南通市海安市城东镇东海大道东 20 号	浙贝母、延胡索、半夏种苗
4	通州区万株中草药批发市场	南通市通州区金新街道	浙贝母、延胡索等
5	南溪药材收购站	南京市浦口区南门金汤街 29 号	决明子、杜仲等
6	江苏中药材批发中心	泰州市泰兴市分界镇	人中白、蚂蚁、动物原药材、矿物原药材等
7	海安正康中药材科技有限公司	南通市海安市经济技术开发区长江东路 2 号	地产中药材（国家统管药材、毒性中药材、麻黄草除外）
8	海安千叶中药材有限公司	南通市海安市海安镇黄河路 1 号	地产中药材（国家统管药材、毒性中药材、麻黄草、濒危药材除外）
9	海安县来南药材专业合作社	南通市海安市角斜镇来南村	浙贝母、延胡索、半夏种苗
10	镇江三明生物工程有限公司	镇江市丹徒区上党镇丰城村	浙贝母、金银花等
11	滨海县毫滨中药材有限责任公司	盐城市滨海县	何首乌、太子参、枸杞等
12	沭阳绿丰中药材购销有限公司	宿迁市沭阳县扎下镇政府工业园区 8 号	草本植物药材
13	睢宁县雷睿中药材有限公司	徐州市睢宁县岚山镇高集村集南组	一支箭、蒲公英、龙葵、枸杞根、泽兰等
14	徐州红顺中药材有限公司	徐州市丰县梁寨镇梁寨街	白术、白芍、白芷等
15	武家嘴农业科技园	南京市高淳区东坝镇	梨、石榴皮、乌梅、荷叶、月季花、丝瓜络、枇杷等
16	南京游子山蓝浆果科技开发有限公司	南京市高淳区漆桥镇	木通等
17	南京苏台农业科技发展有限公司	南京市高淳区固城镇	木通、铁皮石斛等
18	江苏茅山地道中药材种植有限公司	镇江市句容市天王镇	苍术等
19	溧水区永阳镇平港中药材收购站	南京市溧水区白马镇大树下村	凌霄花、白芍、射干、栀子等
20	国营弶港农场	南通市东台市	延胡索、北沙参、太子参、丹参、白芍、浙贝母、白术、菊花、射干、桔梗等
21	志远中药材种植专业合作社	淮安市盱眙县王店社区	泽兰、紫苏叶、佩兰、红旱莲、野马追、败酱、薄荷、鱼腥草等
22	江苏荆南山中药材科技有限公司	无锡市宜兴市徐舍镇邮塘村	白芍、藿香、郁金、菊花、白芷等
23	江苏献和中药科技有限公司	无锡市宜兴市太华镇	金银花、黄蜀葵花、玫瑰花、凌霄花、栀子、白花蛇舌草、延胡索、苍术等
24	甪直镇水八仙文华园	苏州市吴中区甪直镇	芡实等
25	金信中草药种植专业合作社	常州市金坛区薛埠镇	苍术、牡丹皮、白芍、桔梗、苍术等
26	常熟虞山尚湖旅游度假区宝岩村	苏州市常熟市虞山镇	石斛等
27	徐州山崎农产品技术研发有限公司	徐州市丰县范楼镇、王沟镇	牛蒡根等
28	海安东城中药材种植专业合作社	南通市海安市城东镇	菊花、白芍、紫苏梗、紫苏子、半夏、桑枝、桑叶、桑椹等
29	海安三叶家庭农场	南通市海安市李堡镇	山黄菊等

（续表）

序号	市场名	所在地址	主要交易品种
30	淮安区博里镇草园中草药种植家庭农场	淮安区博里镇	桔梗、丹参等
31	淮安区头桥镇芡实种植基地	淮安市淮安区流均镇北季村	芡实、防风、莲子等
32	淮安区东萍桤楼专业种植合作社	淮安市淮安区博里镇、顺河镇	瓜蒌等

四、中药工业生产企业

江苏省中药制药、中药饮片及中药配方颗粒等中药工业生产规模超过1000亿元,其产值位居全国前列。中医临床及健康产业对中药材及其饮片的消耗量较大。江苏康缘药业股份有限公司、苏中药业集团股份有限公司、江苏济川药业集团、扬子江药业集团等均是排名全国前列的中药工业企业。江苏省是中药制造大省,拥有热毒宁注射液、桂枝茯苓胶囊、黄葵胶囊、蒲地蓝消炎口服液、胃苏颗粒、蓝芩口服液等中药大品种,以及六神丸等国家保密处方品种。天江药业是国内最早生产配方颗粒的工业企业,在全国同行中具有较大影响力。江苏省代表性中成药生产企业及基本信息见表2-11,代表性中药配方颗粒及中药饮片生产企业见表2-12。

表2-11 江苏省代表性中成药生产企业信息

序号	企业名	所在地址	主营业务	代表性大品种
1	江苏康缘药业股份有限公司	连云港市经济技术开发区泰山路58号	中成药、生物制药	热毒宁注射液、桂枝茯苓胶囊、金振口服液、银杏二萜注射液等
2	江苏苏中药业集团股份有限公司	泰州市苏中路1号	中西药品、医疗器械	黄葵胶囊、生脉注射液、水令胶囊等
3	扬子江药业集团有限公司	泰州市高港区扬子江南路1号	中西药品	胃苏颗粒、蒙脱石散、明珠口服液、蓝芩口服液、儿童咳颗粒等
4	济川药业集团	泰州市泰兴市大庆西路宝塔湾	中西医药、中西药妆	蒲地蓝消炎口服液、小儿豉翘清热颗粒、三拗片等
5	苏州雷允上药业集团有限公司	苏州市金阊区上塘街49号	中成药、医疗器械	六神丸、健延龄胶囊等
6	常熟雷允上制药有限公司	苏州市常熟市深圳路90号	中药注射液、中药口服液	苦黄注射液、生脉注射液、天佛参口服液等
7	济民制药股份有限公司	无锡市新区长江南路12号	生物医药、化工产品及原料	益寿强身膏、黄氏响声丸等
8	正大天晴药业集团股份有限公司	连云港市海州区郁洲南路	肝健康药物研发	甘草酸制剂等
9	江苏正大清江制药有限公司	淮安市韩泰北路9号	中成药	益肾蠲痹丸、清开灵滴丸等
10	江苏吉贝尔药业有限公司	镇江市丹阳开发区镇北村	中成药	玉屏风胶囊等
11	启东盖天力药业有限公司	南通市启东市经济技术开发区和平南路88号	中成药	槐耳颗粒等
12	江苏融昱药业有限公司	淮安市淮安区工业园区	妇科、肝胆科中药制作	新生化颗粒、虎驹乙肝胶囊、独一味颗粒等
13	江苏安惠生物科技有限公司	南通市经济技术开发区中央路68-A号	食药用菌及中药保健品	灵芝孢子粉等
14	南通精华制药集团股份有限公司	南通市崇川区城港路95	中成药	季德胜蛇药、王氏保赤丸、正柴胡颗粒、金荞麦胶囊等
15	南京中山制药有限公司	南京市经济开发区恒发路21号	中成药	活血止痛胶囊、玄七通痹胶囊等
16	中科健康产业集团股份有限公司	南京市北京东路22号	中药保健品	灵芝孢子粉等

表 2-12　江苏省代表性中药配方颗粒及中药饮片生产企业

序号	企业名	所在地址	主营业务	备注
1	天江药业股份有限公司	无锡市江阴国家高新技术产业开发区新胜路 1 号	配方颗粒	天江药业的市场占有率在行业内领先,销售网络遍布 30 多个国家和地区,药效显著,安全可靠,全球数十亿人次使用过天江药业配方颗粒
2	苏州天灵中药饮片有限公司	苏州市高新区嵩山路 218 号	中药饮片	天灵中药的厂房设计严格按照 GMP 的各项规定,建造了现代化的仓储物流。拥有原药材仓库,中间体仓库,成品仓库总计面积达到 2.5×10^4 m²
3	南通三越中药饮片有限公司	南通市通州区兴东街道金通公路 5999 号	中药饮片	公司经营范围包括中药饮片(含毒性中药饮片)生产(生产地点另设分支机构)等
4	南京海昌中药集团有限公司	南京市江北新区永锦路 12 号	中药饮片	公司利用先进的科技手段和信息网络,努力创建国内外一流的高科技中药产业园区
5	江苏承开中药有限公司	淮安市金湖经济开发区新区 6 号	中药饮片	公司投资建设覆盖全国药材主产区的中药材专业种植合作社及产地加工、仓储中心,建设种植基地 8 个
6	江苏省海泰药业有限公司	泰州市高港区江平路江圣村 59 号	中药饮片	公司是药城泰州市首家取得药品生产许可证的中药材、中药饮片生产加工企业,是南京中医药大学、江苏农牧科技学院等高等院校教学、实训基地
7	贡天府中药集团江苏有限公司	泰州市海陵区苏蔡路 1 号	中药饮片	公司主要经营中药饮片、中药健康产品等
8	盐城市中药饮片有限公司	盐城市亭湖区双元路 7 号	中药饮片	公司主要经营中药饮片,生产、批发中药材、中成药、补保健品
9	宿迁泓昇元中药饮片有限公司	宿迁市泗洪县青阳镇中正时代城	中药饮片	公司主要经营地产药材、大宗中药材及中药饮片
10	徐州彭祖中药饮片有限公司	徐州市贾汪区大吴镇锦程工业区 7 号	中药饮片	公司主要生产传统中药饮片,品种达 1000 多种,基本覆盖中医临床用药,产品主销宁、苏、锡、常、南通、徐州等地
11	宿迁市白金中药材有限公司	宿迁市洋河新区洋河镇冯桥村五组	中药加工	公司主要经营地产药材黄芩和黄芪等
12	盱眙天齐药业有限公司	淮安市盱眙县经济开发区东方大道南侧	中药饮片	公司主要经营地产药材黄连等

　　生物医药产业是关系国计民生的重要产业,是现代产业体系中成长性最好、发展最为活跃的领域之一。经过多年努力,江苏省生物医药产业规模位居全国前列,2020 年总产值已突破 6 000 亿元,骨干企业实力较强,平台体系基本健全,区域特色布局正在形成,综合创新能力优势明显。江苏省于 2018 年 12 月发布《省政府关于推动生物医药产业高质量发展的意见》(苏政发〔2018〕144 号),以加快江苏省生物医药产业高质量发展,目前江苏省正在南京、苏州、泰州、连云港等地区打造形成千亿级的生物医药产业创新集群,以促进企业创新能力进一步提升,做大做强一批具有国际竞争力的创新型领军企业。江苏省代表性中药饮片、中药配方颗粒、中成药生产企业和生物医药产业园分布见图 2-25。江苏省生物医药产业园区情况见表 2-13。

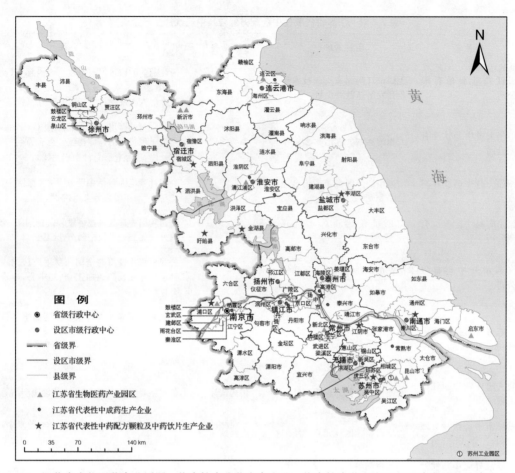

图 2-25 江苏省生物医药产业园区、代表性中成药生产企业、代表性中药配方颗粒及中药饮片生产企业分布

表 2-13 江苏省生物医药产业园区情况

序号	园区名称	所在地址	建设时间	主营业务	产业规模
1	泰州医药城医药园区	泰州市海陵区药城大道附近	1996 年	国家新型疫苗及特异性诊断试剂产业集聚区	目前，区内已集聚国内外 50 多家知名大学和医药研发机构，阿斯利康、武田制药、勃林格殷格翰、石药集团、海王药业等 440 多家国内外知名医药企业先后落户；400 多项医药创新成果成功落地申报
2	苏州生物医药产业园	苏州市吴中区工业园区	2007 年	创新药研发、高端医疗器械、生物技术	目前园区已完成一期、二期建设，聚集了 1300 余家生物医药高科技创新企业、近 10000 名高层次科技人才 2018 年，园区生物医药产值达 780 亿元，连续多年保持 30% 左右的增速
3	南京生物医药谷	南京市西北部	2011 年	基因产业、免疫细胞治疗、CAR-T 细胞治疗、生物制药、医药研发、医疗器械	南京生物医药谷实现营业收入 32 亿元，较上年同期增长超 40%
4	徐州东湖医药产业园	徐州市贾汪区	2019 年建设中	医药孵化中心、医疗器械研发生产中心、检测检验中心、行政生活服务中心、商务总部中心五大板块	项目总建筑面积约 0.31 km^2，地面建筑 6 座
5	连云港新医药产业园区	连云港市猴嘴街道花果山大道	2012 年 6 月	抗肿瘤药物、新型药品包装材料、消毒灭菌设备、麻醉镇痛药、妇女儿童用中成药等 5 大类	实现销售收入 30 亿元、利税 5 亿元

（续表）

序号	园区名称	所在地址	建设时间	主营业务	产业规模
6	海门生物医药科技产业园区	南通市海门市洞庭湖路与海创路交汇处	2010年3月被评为江苏省首批科技产业园	一期主要包括CRO（合同研究组织）、公共实验室、孵化单位等3个部分	面积约0.16 km²，设有45个生物及化学孵化单元
7	常州生物医药产业园	常州市新北区辽河路与龙江北路交叉口	2010年被批准为省级生物医药产业园	覆盖生物制剂、化学原料药及制剂、医药中间体、中药提取及中成药、医疗器械等	规划总面积10.8 km²，2013年上半年销售近百亿元，其中高新技术企业24家，上市公司5家
8	新沂医药大健康产业园	徐州市新沂市马陵路、山西路以南，海口路以北、海南路以西、贵州路以东	2019年建设中	医药、诊断试剂、化妆品和保健品等	占地0.28 km²
9	普洛斯必康江苏医药园区	徐州市新沂市	2019年5月23日，进行签约、揭牌仪式	园区辐射范围内的医药企业，保税企业提供现代化物流服务	必康新医药产业综合体位于江苏省新沂市，布局了智能生产、智慧物流、智慧体验及大数据四大板块。共包含了14栋现代物流仓库，其中6栋为新沂保税物流中心（B型）保税库（即将封关运营）
10	盖天力医药产业园	南通市启东经济技术开发区	2018年11月，建设中	中、西药生产，新药研发和生物医药企业孵化	着力打造的综合医药性医药产业园项目正式落户江苏启东，该项目可满足中、西药生产、新药研发及生物医药企业孵化等需求，项目投产后年可上缴税收近亿元，安置就业1000余人
11	中邦生物医药产业园区	淮安市高新区	2018年，建设中	从事生物制品一类药物的研发、生产和销售	该项目总投资120亿元，主要用于脑中风、外表皮生长因子、重组人肿瘤预防因子等3个国家级一类生物新药的研发、报批、研发中心和生物制药生产基地等初期基础设施的建设。二期投资100亿元人民币
12	昆山生物医药产业园区	苏州市昆山市高新区	2008年	创新药物、医疗器械和生物材料、服务外包全面发展	昆山生物医药产业园聚集了瑞博生物、泽璟制药等50多个小核酸及生物医药领域优秀高科技企业。同时建立了覆盖小核酸新药开发、药物前临床、临床前和临床研究的全产业链

五、中药产业空间差异性分布特征

根据本次中药资源普查结果，将江苏省中药材产业相关要素进行图层叠加，展示江苏省中药资源野生分布情况、栽培药材产量、生产企业分布、科研院所、医药产业园区等产业资源要素的空间配置，可直观展示江苏省中药产业空间差异性特点。

六、中药资源相关传统知识

截至2020年9月，江苏省首批普查试点20个县（市、区）和第二批普查16个县（市、区）的传统知识调查结果表明，随着中医药监管的持续深入，规范了传统医药的应用，共整理了94个民间药方，其中

单方58个，复方36个，涉及内、外、妇、儿等各科疾病的治疗，但由于缺乏循证医学的资料，仅是民间中医临床实践经验（表2-14）。

（一）民间单方

单方有汤剂、散剂、膏药等剂型，处方中的药物涉及金钱草、虎杖、白蔹、白头翁、蒲公英、紫花地丁、栀子等江苏省地产中药材。临床用法有口服、外用。主治病症有肝癌、肝硬化、滑膜炎、面瘫、淋巴结肿大、痈肿疔疮、声带息肉、不孕不育、痛经闭经、毒蛇咬伤、口腔溃疡、跌打损伤等。

（二）民间复方

复方有汤剂、合剂、散剂、丸等剂型，处方中的药物大多为江苏省地产中药，如乌蔹莓、拉拉藤、一枝黄花、半枝莲、凌霄花、杠板归、接骨木、车前草、菊

花、薏苡仁、薄荷、荆芥等。主治病症包括支气管炎、普通型肺炎、痰热伤肺所致的咳嗽经久不愈、胃溃疡、虚寒性胃炎、小儿疳积、脉管炎、过敏性鼻炎、耳鸣、感音性耳聋、牙痛、石淋、尿路感染、膀胱炎、肾盂肾炎,以及急慢性、化脓性骨髓炎等,还可用作胃癌治疗辅助药。

表 2-14　江苏省中医药传统知识调查

序号	处方名	单方/复方	处方组成	主治	使用方法	地域信息
1	蛇药	单方	天南星	毒蛇咬伤,主要治蝮蛇咬伤	内服、外敷	南京市高淳区
2	祖传疳药	单方	天然冰片	口腔溃疡	将药材细粉敷于溃疡处	南京市高淳区
3	活血莲治疗胆结石方	复方	金钱草等	胆石症	将诸药煎汤内服	南京市高淳区
4	梁氏伤科一号方	复方	虎杖等	跌打损伤	将诸药煎汤内服	南京市高淳区
5	路路通治疗绣球风方	单方	路路通	绣球风(阴囊湿疹)	药物用水 10~15 L 煎 30~40 min,冷却(50℃),坐浴 30~50 min,每天 1 次	
6	白蔹治疗淋巴结肿大方	单方	白蔹	腹股沟淋巴结肿大(其他部位也可用)	白蔹块茎一个,洗净去皮,捣碎外敷	镇江市句容市
7	白头翁治疗颈部淋巴结肿大方	单方	白头翁	颈部淋巴结肿大	煮鸡蛋,吃蛋喝汤少许	
8	紫珠草治疗鼻衄方	单方	紫珠	各种出血	炒炭炼蜜为丸,赤豆大小,每服 10~12 丸,每天 3 次	
9	田氏克疣汤	复方	丹参等	扁平疣、尖锐湿疣等各种疣体及鸡眼	与本方其他药同煎,口服。扁平疣服 20 剂,尖锐湿疣服 30~60 剂	
10	田氏疱疹净	复方	天然冰片等	痈肿疔疮	诸药共为末,用凡士林或麻油调敷患处,每天 2~3 次,痛剧先止血拔罐再敷	镇江市句容市
11	田氏蛾子散	复方	白苋等	乳蛾(急性扁桃体肿大)	诸药共煅存性,研为末,吹敷患处,每天数次	
12	田氏蛇药	单方	马兜铃	毒蛇及蜂、蜈蚣咬伤	外用	
13	颠倒散	复方	大黄、皂角刺	酒糟鼻	将药粉混匀,涂抹于患处	盐城市大丰区
14	石淋汤剂	复方	海金沙、天胡荽、玉米须	石淋	水煎服,每天 1 剂	扬州市宝应县
15	小儿疳积	复方	陈皮等	小儿疳积	配伍成方,外敷	南京市江宁区
16	诸黄散	单方	西瓜霜	声带息肉	外用	南京市溧水区
17	见肿消	复方	乌蔹莓、拉拉藤、一枝黄花、半枝莲、凌霄花、杠板归	脉管炎	配伍成方,外敷	南京市溧水区
18	王氏消渴止痛方	单方	黄芪	末梢神经炎	水煎服	连云港市连云区
19	王氏软坚丸	单方	水飞蓟	肝癌,肝硬化	口服	
20	牙痛清火汤	复方	大黄、白芷	牙痛	配伍成方,煎服	
21	正骨活血方	复方	三七、杜仲、牛膝	正骨	配伍成方,外敷	
22	生姜方	单方	生姜	滑膜炎	热敷	徐州市铜山区
23	热敷透骨方	复方	三七、透骨草、接骨木	滑膜炎(膝关节)	配伍成方,外敷	

（续表）

序号	处方名	单方/复方	处方组成	主治	使用方法	地域信息
24	不孕不育方	复方	艾叶等	不孕不育	针灸	宿迁市泗洪县
25	颈腰椎骨质增生方	复方	杜仲等	颈腰椎骨质增生	制成药膏外敷	宿迁市泗洪县
26	不孕不育方	复方	白术等	不孕不育	配伍成方，内服	宿迁市泗洪县
27	疑难杂症方	复方	甘草等	各种疑难杂症	多种方法	宿迁市泗洪县
28	早期癌症方	复方	蒲公英等	早期癌症	配伍成方，内服	宿迁市泗洪县
29	中药制膏贴敷方	复方	白芍等	面瘫	10种中药材制膏，结合面部下关穴给药刺激。贴剂有毒。有秘方	淮安市洪泽区
30	中草药接骨、骨折、骨裂方	复方	枳壳等	接骨、骨折、骨裂	配伍成方，内服	淮安市洪泽区
31	带状疱疹、蛇胆疮方	复方	紫花地丁等	带状疱疹、蛇胆疮	按摩外用。秘方	淮安市洪泽区
32	中耳炎方	复方	栀子等	中耳炎	研磨成粉外用。有秘方	淮安市洪泽区
33	肿毒、骨刺、跌打损伤方	复方	枳壳等	肿毒、骨刺、跌打损伤	外用。有秘方	淮安市洪泽区
34	杨氏膏药	单方	红花	跌打损伤	外敷	盐城市射阳县
35	窦氏烧伤药油布	单方	地榆	烧伤	外敷	盐城市射阳县
36	痛经验方	复方	泽兰等	痛经、闭经	配伍成方，内服，6～12g	盐城市东台市
37	足跟痛验方	复方	白芍、甘草	足跟痛	配伍成方，内服	
38	王维业接骨诊所（第二代）验方	单方	红花	骨伤	夹板固定，外敷	淮安市盱眙县
39	一贴灵	单方	白芍	面瘫、神经筋挛	外敷，辅助针灸治疗	淮安市盱眙县
40	张氏接骨方	复方	天麻、红花、血竭	骨伤	外用，夹板固定用药	南京市浦口区
41	支炎合剂	复方	青黛、陈皮、地骨皮、车前子、钩藤、车前草	气管炎、支气管炎、支气管肺炎、普通型肺炎	配伍成方，内服	
42	尿路合剂	复方	泽泻、金钱草、石韦、井栏边草、萹蓄、海金沙、茯苓、甘草	尿路感染、膀胱炎、肾盂肾炎等	配伍成方，内服	无锡市宜兴市
43	复方绞股蓝合剂	复方	绞股蓝、白术、桂枝、干姜、延胡索、高良姜、陈皮、甘草、大枣	虚寒性胃炎、胃溃疡及胃癌的辅助药	配伍成方，内服	
44	抗敏止嚏膏	复方	党参、炙甘草、炙黄芪、白术、白芍、防风、桂枝、细辛、辛夷、菊花、乌梅、五味子、苍耳子	过敏性鼻炎	外用	
45	调气通窍丸	复方	党参、炙甘草、泽泻、天南星、炙黄芪、芍药、川芎、木香、九节菖蒲、升麻、葛根、柴胡、黄柏、红花、菊花、薏苡仁、苦杏仁、桃仁、蔓荆子	耳鸣、感音性聋	配伍成方，内服	泰州兴化市

(续表)

序号	处方名	单方/复方	处方组成	主治	使用方法	地域信息
46	降血脂方	单方	鬼箭羽	降血脂	煎服	
47	肝炎方	单方	青葙子	肝炎	煎服	苏州市吴中区
48	淋巴结方	复方	预知子等	淋巴结	配伍成方,煎服	
49	青蛇咬伤急救方	复方	重楼、半夏、仙人掌、半枝莲、半边莲	土狗子、蛇咬伤	煎汤浓缩,外敷于患处	常州市溧阳市
50	肾病、糖尿病、烂脚方	复方	翻白草、月见草	肾病、糖尿病、烂脚	泡茶口服	
51	胆石症、肾结石方	复方	扶芳藤、金钱草、接骨草、栀子、茵陈、茅膏菜、葛根	胆石症、肾结石	配伍成方,煎服	常州市溧阳市
52	鼻炎方	复方	苍耳子、辛夷、黄连、连翘、蒲公英	鼻炎	鲜用,煎服	
53	肾病、糖尿病方	单方	芫花根	肾病、糖尿病等	黄酒煎服	
54	调经祛痰汤	复方	赤芍、香附、红花、路路通、益母草	月经不调	配伍成方,煎汤口服	南通市海门市
55	活血补骨丸	复方	金银花、黄芪、甘草、白芷、防风	急慢性化脓性骨髓炎	配伍成方,制丸,口服	南通市启东市
56	骨伤外敷膏	单方	陈皮	早期骨折、软组织挫伤	外敷	常州市金坛区
57	痹痛膏	单方	透骨草	寒湿瘀阻所致痹证	外敷	
58	洗必灵	单方	苦参	痔疮肿痛、肛门湿疹瘙痒	沸水冲泡,熏洗患处,每天2次,每次1袋	
59	银翘合剂	复方	金银花、连翘、牛蒡子、薄荷、荆芥	时行感冒、乳蛾红肿、内热咳嗽	煎汤口服。每天3次,每次30～40ml。或遵医嘱	苏州市常熟市
60	脑病3号方	复方	黄芪、赤芍、川芎、当归、地龙、桃仁、红花、三七	气不摄血,中气下陷	水煎3次,滤取,合并3次水煎液,内服	
61	腰腿疼方	复方	葛根、白芍、党参、牛膝、狗脊、木瓜	外感表证,项背强痛	水煎3次,滤取,合并3次水煎液,静置沉淀24h后取上清液熬制成膏,内服	徐州市丰县
62	小儿止泻散	复方	五倍子、五味子	痰热伤肺所致的咳嗽经久不愈	①五倍子与五味子共磨成细粉备用。②临用前用醋调和成软材备用。③取适量敷于肚脐眼固定	
63	秋梨膏止咳方	复方	枇杷、秋梨、百部、桑白皮、白前、桔梗	痰热伤肺所致的咳嗽经久不愈	①秋梨榨汁备用。②枇杷叶与百部等饮片水煎3次,滤取,合并3次水煎液,静置沉淀24h后备用。③秋梨汁共上清液熬制成膏,内服	
64	肾炎方	单方	杜仲	急性肾炎	水煎服	
65	胃肠炎方	单方	九层塔、佩兰	胃肠炎	水煎服	南通市海安县
66	顽固性失眠方	单方	落花生叶	顽固性失眠	水煎服	

（续表）

序号	处方名	单方/复方	处方组成	主治	使用方法	地域信息
67	咳喘方	单方	千日红	咳喘	水煎服	
68	虚热方	复方	青蒿、十大功劳	虚热	水煎服	
69	风湿性关节炎方	单方	毛葡萄叶	风湿性关节炎	水煎服	
70	腰椎间盘突出方	单方	凤仙花	腰椎间盘突出	水煎服	南通市海安县
71	急性咽喉炎方	单方	牛膝	急性咽喉炎	水煎服	
72	化鱼刺方	单方	酢浆草	鱼刺鲠喉	鲜草汁口服	
73	中风后遗症方	单方	黑芝麻	中风后遗症	水煎服	
74	许氏一号敷药	复方	蒲公英、冰片	外伤血肿	外用，适量外敷	
75	许氏大膏药	复方	牛膝、三七	跌打损伤、筋骨疼痛	用小火将膏药熏至绵软贴于患处	扬州市高邮市
76	和胃止痛胶囊	复方	仙鹤草、甘松	寒凝气滞、胃痛	内服	
77	陈氏隔姜灸方	复方	生姜、附子	慢性骨髓炎	切片，灸	扬州市高邮市
78	居氏山栀末外敷扭挫伤方	复方	栀子、蜂蜜	扭挫伤	外敷	扬州市高邮市
79	阙宋巧英祖传膏药	复方	桑枝、桃丹	各类骨折	外用贴敷	淮安市淮安区
80	李氏解锁膏	复方	金银花、薄荷	化脓性扁桃体炎	膏药外敷	淮安市淮安区
81	赵氏关节止痛膏	复方	半夏、藏红花	关节疼痛	外敷膏药	淮安市淮安区
82	赵氏疮疡散	复方	天然冰片	疔、痈、疮、疖、瘰	研磨外用	
83	柴胡方	复方	柴胡、黄芩、人参、炙甘草、生姜、大枣、少量桂枝汤	肝郁气滞、脱肛		宿迁市沭阳县
84	中医推拿针灸理疗方	复方	藿香、佩兰、砂仁、陈皮	妇科病、糖尿病等	外用，配合推拿理疗	宿迁市泗阳县
85	金北镇中医院验方	复方	雄黄、冰片、板蓝根、大黄、地黄、全蝎、蜈蚣	面神经麻痹、带状疱疹	配伍成方，煎服	淮安市金湖县
86	胃炎方	复方	知母、北沙参	慢性胃炎	配伍成方，煎服	徐州市新沂市
87	口腔溃疡方	复方	地榆、血余炭	口腔溃疡	配伍成方，研末外用	
88	陶氏中医验方	单方	红花	妇科疾病	煎服	徐州市邳州市
89	白毛藤方	单方	白毛藤根	风湿关节痛	外敷	连云港市赣榆区
90	归脾汤	复方	白术、党参等	功能性子宫出血	配伍成方，煎服	连云港市东海县
91	腹泻方	单方	糯稻根	腹泻	调成水剂，口服	连云港市东海县
92	首乌藤茶	单方	首乌藤	神经性失眠	代茶饮	镇江市丹徒区
93	栀子蛋清	单方	栀子	脚踝扭伤	研粉与蛋清调成糊状，外敷	
94	疮、湿疹	单方	水蓼	乳糜尿、急慢性胃炎，外用疗疮、湿疹	内服，外敷	盐城市滨海县

江苏省前两批普查 36 个县域的中医药传统知识调查结果按空间分布如图 2-26 所示。

江苏省县域中医药传统知识空间分布及特征分析见图 2-27～图 2-31。

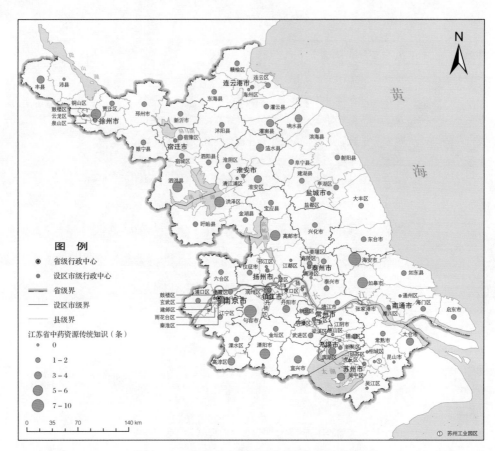

图 2 - 26　江苏省中药资源传统知识数目分布

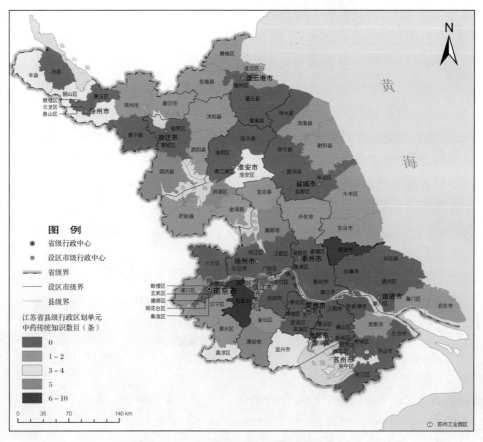

图 2 - 27　江苏省县域中药传统知识数目分布

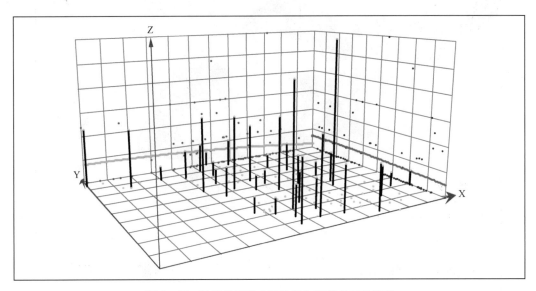

图 2 - 28　江苏省县域中药传统知识数目变化趋势

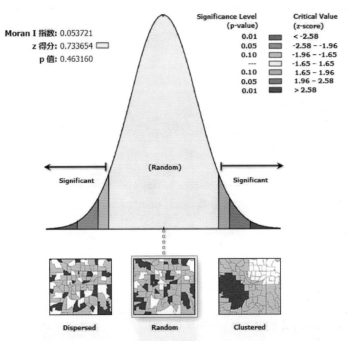

图 2 - 29　江苏省县域中药传统知识数目 Moran I 分析

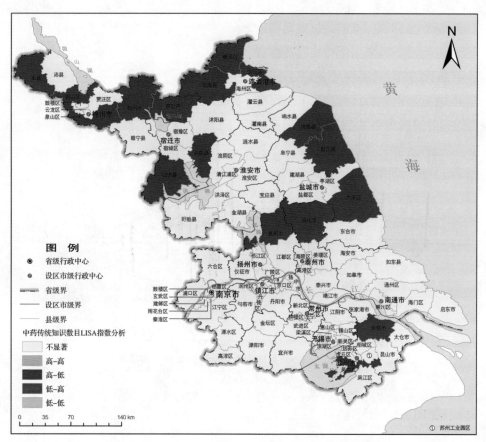

图 2-30 江苏省县域中药传统知识数目 LISA 集聚图

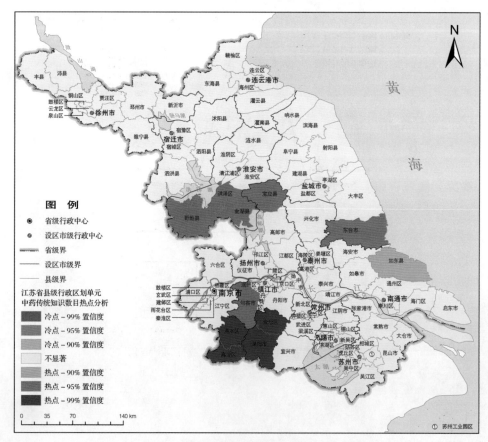

图 2-31 江苏省县域中药传统知识数目热点分析

第五节·江苏省中药材种子种苗繁育基地及动态监测体系建立

依托全国第四次中药资源普查研究任务,在"国家基本药物所需中药原料资源调查和监测"公共卫生专项资助下,江苏省启动中药材种子种苗繁育基地及中药资源动态监测体系建设,为区域中药资源有效供给和保障中药材质量奠定了重要基础。

■ 一、中药材种子种苗繁育基地

2014年江苏省启动中药材种子种苗基地建设,项目牵头单位为南京中医药大学,协作单位为江苏省中药资源产业化过程协同创新中心,参加单位包括:江苏苏中药业集团股份有限公司、江苏茅山地道药材种植有限公司、济川药业集团有限公司、江苏吉贝尔药业有限公司、苏州创德兴芡实有限公司、江苏康缘药业股份有限公司、江苏亚邦药业集团等7家企业。项目按照国家基本药物所需重要中药材种子种苗繁育基地建设的总体目标和布局,根据江苏省中药资源及产业发展特点,依据经论证的省级基地建设方案实施建设,分别开展种子种苗繁育基地建设及相关繁育标准规程制定。

(一) 基地建设

项目组按要求完成繁育基地、实验室、种质资源圃及相关配套设施建设,其中种植基地面积达到 $1.37\,km^2$,主基地建设面积 $0.13\,km^2$(图 2-32)。

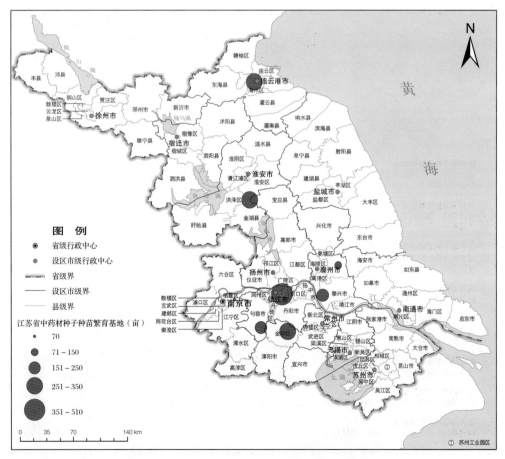

图 2-32 江苏省中药材种子种苗繁育基地面积分布

目前已收集包括茅苍术、黄蜀葵、银杏、桑、芡实、青蒿、荆芥等80余种江苏省地产中药材种质资源300余份,收集中药材种子标本近200份。土地产权清晰,基地布局合理,基础设施和生产设备完备。成立了江苏省中药材种子种苗繁育基地建设领导小组及其工作机构,各基地均按要求建立了管理机构和规章制度,基地管理规范,制度齐全。建成实验室面积900 m²,配套设施面积约17333 m²,实验室检测及管理人员80余人,为华东地区地产中药种质资源保存提供了条件。实施了7个药材品种种子种苗繁育技术相关研究(表2-15、图2-33),制订并提交了20项种子种苗标准及繁育规程,完成黄蜀葵、芡、银杏、桑、荆芥5个种子种苗团体标准的制定与申报,申请4件专利。具备年生产种子种苗24000 kg以上,种苗1300万株以上的生产能力。开展了50余次技术指导工作,种子种苗销售产生直

表2-15　江苏省地产药材品种种子种苗繁育技术研究基地

品种	建设单位	基地所在地
茅苍术	江苏茅山地道中药材种植有限公司	江苏省句容市茅山风景区方山茶场
黄蜀葵	江苏苏中药业集团股份有限公司	江苏省宜兴市太华镇茂花村
银杏	济川药业集团银杏研究院	江苏省泰兴市果园场
芡	苏州创德兴芡实有限公司	江苏省淮安市白马湖
桑	江苏吉贝尔药业有限公司	江苏省镇江市丹阳开发区镇北村
青蒿	江苏康缘生态农业发展有限公司	江苏省连云港市东海县李埝林场三分场
荆芥	江苏亚邦药业集团	江苏省常州市溧阳天目湖度假区

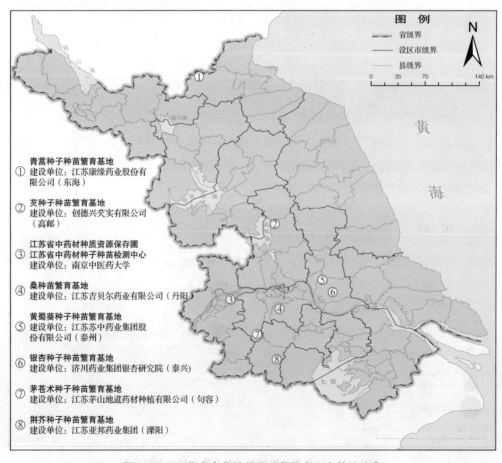

图2-33　江苏省中药材种子种苗繁育研究基地分布

接经济效益560余万元,良种推广面积近13.3 km²,年新增收益4500万元,为江苏省区域农业产业结构调整及省外贫困地区中药材产业扶贫工作提供了有力支撑。

1. 南京中医药大学种质资源保存主基地 完成南京中医药大学药用植物园70亩种质保存圃改造(图2-34),设置种子种苗引种驯化区、种子种苗繁育区、科研实验区、生态环境模拟区(阴生、沙生、水生、湿生、旱生等)。项目建设的重点保护区位于素山东北侧山麓缓坡地带(图2-35),面积约$9.3×10^4$ m²(140亩),该地块倚南朝北,东西两侧为下延的山脊,小气候阴凉湿润,土层较深,腐殖质丰富。根据素山地形地貌、土壤等特点,建立了3个功能区,分别为重点保护区、普通引种区、离体保护区。目前结合中药资源普查工作的开展,已引种保存500余种药用植物种质资源。

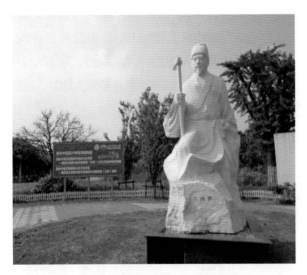

图2-34 南京中医药大学药用植物园

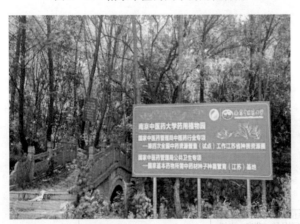

图2-35 南京中医药大学素山重点药用植物自然保护区

专门成立江苏省中药材种子种苗繁育基地建设领导小组及其工作机构,办公室挂靠在江苏省中药资源普查办公室,建成药用植物种子低温保存库1个,定期更新种子,实现药用植物种质资源的离体保护。配备了2名专科及以上学历且从事2年以上中药材种子种苗引种、驯化、栽培的技术人员,并定期对种子生产相关人员进行培训。建立各项种子种苗保存圃管理制度,制定种子种苗引种、驯化制度。

2. 江苏苏中药业集团股份有限公司(泰州)黄蜀葵繁育基地 繁育面积约$1×10^5$ m²(150亩),亩产优质种子约60 kg,亩产种苗约12000株。年产种子约2400 kg,种苗约24万株,可根据实际需要扩大良种生产量。

3. 江苏茅山地道药材种植有限公司(句容)茅苍术繁育基地 有效繁育面积$1.3×10^5$ m²(200亩),建立了全套种质材料采集与种植前保存及繁育技术,并根据研究资料制定种子种苗繁育技术SOP。

4. 济川药业集团银杏研究院(泰兴)银杏繁育基地 建成银杏种苗繁育基地$1.6×10^5$ m²(250亩),江苏省大宗地产药材银杏种子种苗繁育基地已收集银杏种子不同种质资源5个以上。完成银杏种子种苗繁育技术SOP制定。

5. 江苏吉贝尔药业有限公司(镇江)桑繁育基地 在丹阳市、丹徒区、润州区建立了4个品种繁育点,繁育面积达$3.4×10^5$ m²(510亩),可以实现年繁育各类苗木400万株。在丹徒区江心洲建立了丰驰桑种子繁育基地,年产种子300 kg,可用于繁育苗木1500万株。

6. 苏州创德兴芡实有限公司(苏州)芡繁育基地 高宝湖育种基地$2×10^5$ m²(300亩),太湖基地$3.3×10^4$ m²(50亩),自主选育芡实品种"创德兴1号"在逐年扩大种植面积。

7. 江苏康缘药业股份有限公司(连云港)青蒿繁育基地 已完成$2×10^5$ m²(300亩)种子种苗基地建设,对江苏东海、连云港、徐州、句容、盱眙,河南商丘、郑州,山东平邑等8个地区青蒿资源进行调查和采集种子,并完成播种育苗和移栽等种质资源的保存工作。

8. 江苏亚邦药业集团（常州）荆芥繁育基地

有效繁育面积 $2\times10^5\,m^2$（300亩），亩产优良种子 10 kg，发芽率 85%，亩用种量 0.5 kg，重点推广本地传统道地荆芥种质资源。

（二）标准规程制定

在江苏省种子种苗繁育研究中心的指导和帮助下，各基地组织多方技术力量积极开展优良品种选育工作，对种子种苗生产过程中的关键技术进行研究，形成了种子种苗生产规范和质量标准，其中黄蜀葵种子、银杏种苗、桑种苗、芡实种子、荆芥种子等 5 项获批中华中医药学会种子种苗团体标准（表 2－16），其

表 2－16　江苏省中药材种子种苗团体标准名单

标准名称	标准编号
中药材种子种苗 芡种子	T/CACM 1056.106－2019
中药材种子种苗 银杏种子	T/CACM 1056.110－2019
中药材种子种苗 荆芥种子	T/CACM 1056.105－2019
中药材种子种苗 黄蜀葵种子	T/CACM 1056.104－2019
中药材种子种苗 桑种苗	T/CACM 1056.107－2019

余品种也已制定相应标准。

■ 二、中药资源动态监测体系

（一）江苏省中药原料质量监测信息和技术服务概况

江苏省中药原料质量监测信息和技术服务中心（简称"省级中心"）是为国家基本药物中药原料资源动态监测和信息服务体系下辖的 28 个省级中心之一，中心主任为段金廒教授，现有工作人员 8 人，其中专职人员 1 人。

省级中心在江苏省中医药局领导下开展工作，依托南京中医药大学建设运行，联合射阳县洋马镇、泰州医药城国科化物生物医药科技有限公司、溧水区市场监督管理局（后变更为苏州市中医医院），分别在射阳县洋马镇、泰州医药城、溧水区永阳镇（后变更为苏州市吴中区）作为江苏省中医药产业代表性的 3 个区域设立工作站，分别覆盖苏北、苏中及苏南地区，并在省内各县（区、市）设立监测点（图 2－36），

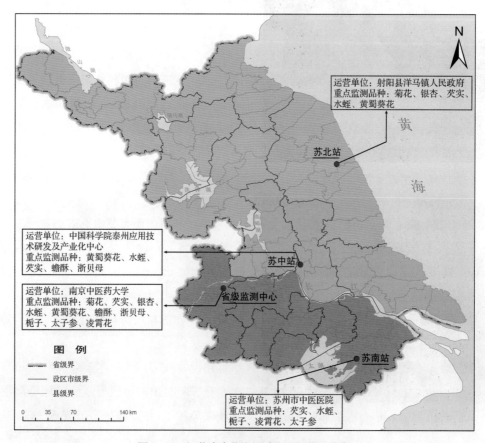

运营单位：射阳县洋马镇人民政府
重点监测品种：菊花、银杏、芡实、水蛭、黄蜀葵花

运营单位：中国科学院泰州应用技术研发及产业化中心
重点监测品种：黄蜀葵花、水蛭、芡实、蟾酥、浙贝母

运营单位：南京中医药大学
重点监测品种：菊花、芡实、银杏、水蛭、黄蜀葵花、蟾酥、浙贝母、栀子、太子参、凌霄花

运营单位：苏州市中医医院
重点监测品种：芡实、水蛭、栀子、凌霄花、太子参

苏北站
苏中站
省级监测中心
苏南站

图 例
省级界
设区市级界
县级界

0　35　70　　140 km

图 2－36　江苏省中药资源动态监测体系分布

构建了覆盖全省的产地信息网络,收集江苏省中药资源产销信息数据。针对江苏省内菊花、银杏叶、水蛭、黄蜀葵花、栀子、太子参、凌霄花、芡实、蟾酥、浙贝母等10种重要中药原料资源的产量、流通量、质量、价格等信息进行监测审核并向中心平台报送有关信息(表2-17)。

表2-17　江苏省中药资源动态监测站分布及监测品种

序号	机构名称	依托建设单位	所在地址	监测区域	监测药材品种
1	省级监测中心	南京中医药大学	江苏省南京市栖霞区仙林大道138号	苏中、苏南、苏北地区	菊花、银杏叶、水蛭、黄蜀葵花、栀子、太子参、凌霄花、芡实、蟾酥、浙贝母等
2	苏南站	苏州市中医医院	江苏省苏州市姑苏区杨素路18号	南京、镇江、无锡、苏州、常州	水蛭、栀子、太子参、凌霄花、芡实等
3	苏中站	中国科学院泰州应用技术研发及产业化中心	江苏省泰州市药城大道1号双子楼D楼	泰州、扬州、南通	水蛭、芡实、黄蜀葵花、蟾酥、浙贝母等
4	苏北站	射阳县洋马镇人民政府	江苏省盐城市射阳县洋马镇厚朴东路1号	盐城、徐州、连云港、淮安、宿迁	菊花、银杏、芡实、水蛭、黄蜀葵花等

江苏省中药资源动态监测信息和技术服务体系围绕做好省内中药原料资源的产量、流通量、质量、价格等信息进行监测工作,省级中心及3个监测站均已按照国家要求完成了LED显示屏、视频会议系统、相机、电脑等办公设施购置,拥有符合标准的办公场地及进行中药材技术服务所需的全部仪器设备,江苏省中药资源动态监测信息和技术服务省级中心及苏北、苏中、苏南3个监测站于2018年12月顺利通过国家中医药管理局组织的验收。

（二）组织机构建设

1. 省级中心及监测站工作人员

（1）省级中心：段金廒教授担任省级中心主任,配备秘书、专职信息服务人员和专职技术服务人员4名,下派监测站技术人员3名,并组建了专家指导委员会。省级中心配备了多名专、兼职管理和技术服务人员。

（2）苏南动态监测站：位于苏州市吴中区,运营单位为苏州市中医医院,有站长沈夕坤,技术人员李孟洋,信息人员沈多荣、韩赟、宋如珺等5名工作人员(图2-37)。

（3）苏中动态监测站：位于泰州医药城,运营单位为泰州医药城国科化物生物医药科技有限公司,本站现拥有站长杨小平,技术人员董子衣,信息人员蒋文广3名工作人员(图2-38)。

（4）苏北动态监测站：位于射阳县洋马镇,运营单位为射阳县洋马镇人民政府,站长孙晓东,技术人员朱文彬,信息人员姚金平、孙彬4名工作人员(图2-39)。

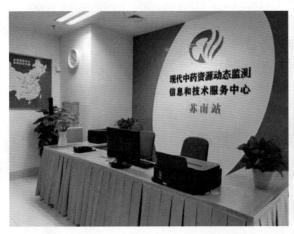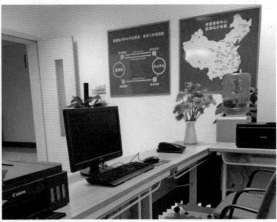

图2-37　苏南站办公场地

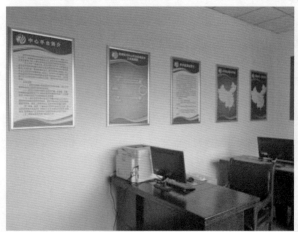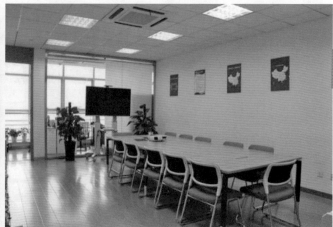

图 2-38　苏中监测站办公场所

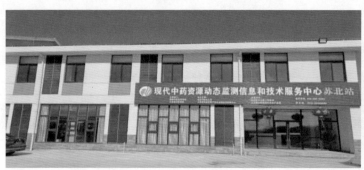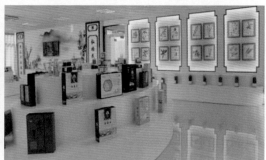

图 2-39　苏北监测站办公场所

2. 工作人员培训交流　江苏省中药资源动态监测信息和技术服务体系积极参加国家中心平台组织的各种培训和交流活动,先后组织参加了浙江丽水、陕西西安、北京京东宾馆三次技术培训和交流,从组织模式、场地设施、仪器设备、技术人员、场景模拟等方面进行学习交流(图 2-40)。

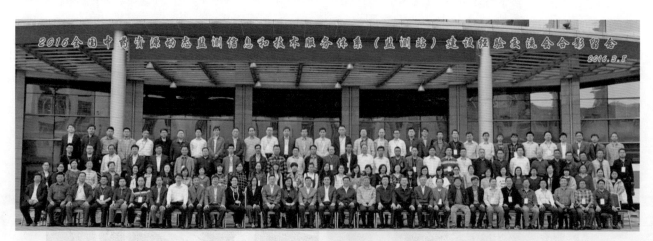

图 2-40　全国中药资源动态监测信息和技术服务体系(监测站)建设经验交流

3. 制作宣传及技术培训材料 省级中心印制了平台简介,并在中心办公场所墙体张贴了省级中心简介、组织机构、服务内容等宣传展板,还印制了江苏省中药原料质量监测技术服务中心简介(图2-41)、基本框架服务目录(图2-42),并组织专家编写了《江苏省常用中药材栽培技术手册》等供技术培训使用。

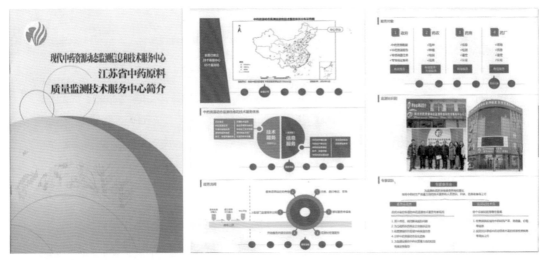

图2-41 江苏省中药原料质量监测技术服务中心简介

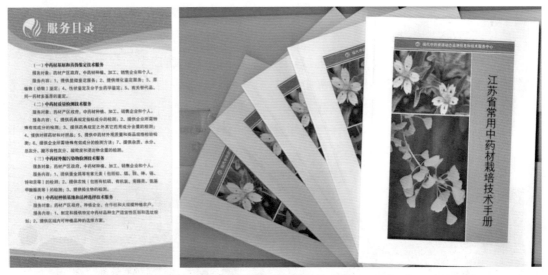

图2-42 江苏省中药原料质量监测技术服务中心基本框架服务目录及培训材料

(三) 中药原料质量监测信息和技术服务

江苏省中药原料质量监测信息和技术服务体系配合国家中心平台开展有关调研与服务、CNAS多场所标准实验室认证等工作,并自主开展江苏省水生药材生产区划研究等工作,积极对省内药农、药商、药企提供信息和技术服务。

1. 江苏省中药原料质量监测信息调查上报 省级中心构建了江苏省监测站-监测点-药材种植基地-种子种苗基地等中药资源信息收集网络,掌握江苏省中药材产业基本数据。省级中心根据国家中心要求,结合江苏省中药资源特点,选择菊花、银杏叶、水蛭、黄蜀葵花、栀子、太子参、凌霄花、芡实、蟾酥、浙贝母等10种地产道地药材,对每周上报"市场调查"信息、每周上报"产地调查"产地信息进行审核、上报(图2-43)。截至2019年,累计完成菊花,水蛭等10个品种402条流通量调查数据、2566条价格调查数据的审核上报工作。

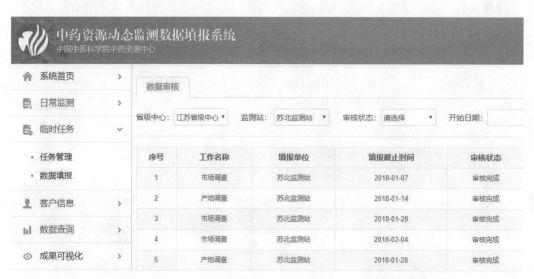

图 2-43　江苏省中药资源动态监测信息数据填报审核

2. 江苏省中药原料技术服务　江苏省中药原料质量监测信息和技术服务体系积极对省内药农、药商、药企提供信息和技术服务。联合射阳县人民政府定期举办"江苏菊花产业发展论坛"。省级中心及监测站共进行技术咨询和培训等 16 次（图 2-44、图 2-45），发放宣传、培训手册 500 余册。省级中心联合监测站先后赴泰州海陵区、连云港东海县开展药材病虫草害应急处理工作。协助企业新建了四叶草、益母草、栀子、浙贝母、延胡索等药材基地。受江苏省中医药局管理委托，赴涟水县、丰县等地开展中药材产业扶贫技术指导工作，并为溧水区康养小镇建设提供技术咨询。江苏省监测体系整合资源及技术优势，通过向省内中药制药企业提供资源评估、原料药材基地建设指导等方式，积极开展运营机制探索及自我造血能力培养，为江苏省动态监测体系后续良性发展提供了重要基础和经验积累。

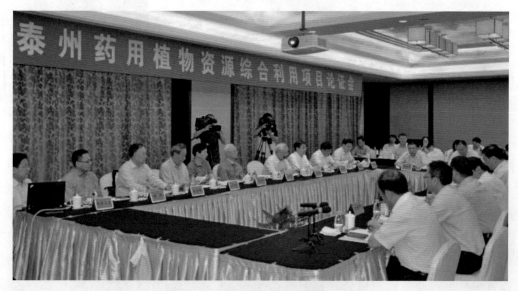

图 2-44　省级中心主任段金廒参加"泰州药用植物资源综合利用项目"专家论证会

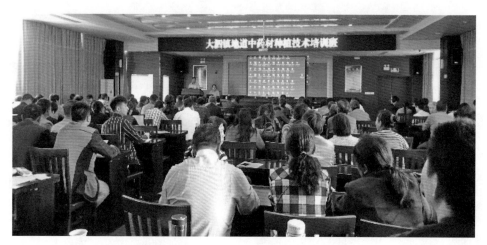

图 2 - 45　严辉副教授在苏中站高港大泗镇进行中药材种植技术培训（2016.10）

2017 年 10 月 20 日，由射阳县人民政府、江苏省中药资源产业化过程协同创新中心、国家中药材产业技术体系、江苏省中药原料质量监测与技术服务中心联合举办"洋马菊花产业发展论坛及技术对接会"，国内 20 余位专家对菊花基地和苏北监测站进行考察，并由射阳县人民政府聘请段金廒教授等 9 位专家为射阳县人民政府中药材产业技术专家（图 2 - 46）。

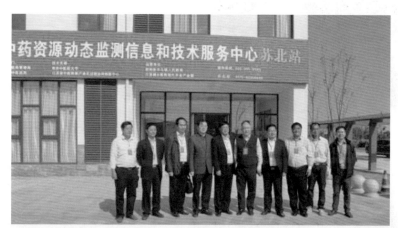

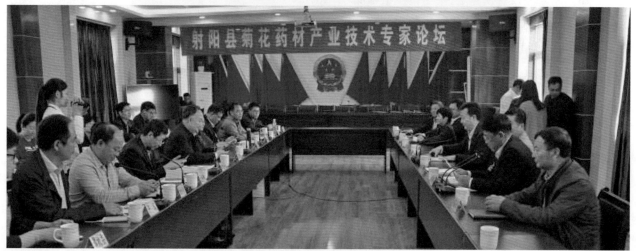

图 2 - 46　省级中心专家人员参观指导菊花加工基地及苏北动态监测站（2017.10）

2017年12月23日，省级中心与苏北监测站开展的射阳菊花资源循环利用实践被中央二套财经频道专题报道，对中药材资源的综合开发利用起到了示范带动作用，在国内产生了一定的影响，推动了地方药材产业发展（图2-47）。

随着中药原料资源信息体系的资源完善，省级中心及监测站的专家们积极开展技术服务，为省内济川药业集团有限公司、江苏康缘药业股份有限公司、扬子江药业集团江苏龙凤堂中药有限公司、江苏融昱药业有限公司、江苏承开中药有限公司等企业开展原料药材资源评估、建设优质药源基地等提供服务。

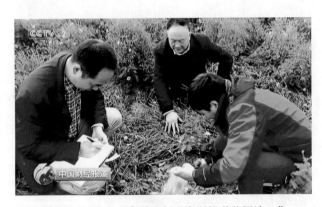

图2-47 中央二套财经频道专题报道监测站工作

江苏省中药原料质量监测与技术服务体系在江苏省中医药局领导和支持下开展相关工作，目前已组建了中药材基原及真伪鉴定、中药材质量检测、中药材有害物质检测、种子种苗质量检测、中药材种植技术、中药材病虫害防治、中药材采收加工等7个功能性服务平台。在前期基础上，充分利用全国第四次中药资源普查工作中获得的产地药材专业合作社、本地药材经销大户等信息，从政府科技部门、农林部门获得药材种植、经营企业信息，增加信息填报点的覆盖面和专业素质，进一步完善江苏中药资源动态监测信息网络，充分做好中药资源相关资源的整合，以便为政府主管部门及企事业单位服务，为加快推进江苏省中药产业提供助力。

◇参◇考◇文◇献◇

[1] 段金廒,钱士辉,袁昌齐,等.江苏省中药资源区划研究[J].江苏中医药,2004(2)：5-7.

[2] 段金廒,钱士辉,史发枝,等.江苏省中药资源生产发展战略研究[J].世界科学技术,2001(6)：42-45,81

[3] 中国科学院植物研究所南京中山植物园.江苏省植物药材志[M].北京：科学出版社,1959.

[4] 南京药学院.江苏药材志[M].南京：江苏人民出版社,1965.

[5] 江苏省人民政府.江苏省中医药发展战略规划（2016—2030年）[ER/OL].（2017-04-21）.http：//www.jiangsu.gov.cn/art/2017/4/21/art_46482_2557541.html.

[6] 刘启新.江苏植物志：1～5卷[M].南京：江苏凤凰科学技术出版社,2015.

[7] 钱士辉,段金廒,杨念云,等.江苏省中药资源与生产现状[J].中药研究与信息,2001(12)：20-23.

[8] 钱士辉,段金廒,杨念云,等.江苏省地产地道中药资源的生产现状与开发利用（上）[J].中国野生植物资源,2002(1)：35-40.

[9] 钱士辉,段金廒,杨念云,等.江苏省地产地道中药资源的生产现状与开发利用（下）[J].中国野生植物资源,2002(2)：12-17.

[10] 周伟,刘启新,宋春凤,等.中国岩风属一新种——老山岩风[J].植物资源与环境学报,2015,24(3)：107-108.

[11] 严辉,郭盛,段金廒,等.适宜于我国东部沿海地区水生、耐盐药用生物资源调查方法技术的探讨与实践[J].中国现代中药,2015,17(7)：637-645.

[12] 刘睿,严辉,段金廒,等.洪泽湖区域湿地及人工水体类型中药资源适宜调查方法的探索与建议[J].中国中药杂志,2016,41(16)：2975-2980.

[13] 张兴德,陈建伟,吴健,等.基于空间分层随机抽样的平原地区（江苏省启东市）中药资源普查[J].中国现代中药,2017,19(11)：1582

[14] 吴啟南,郝振国,段金廒,等.基于多源卫星遥感影像的水生药材芡实遥感监测方法研究[J].世界科学技术—中医药现代化,2017,19(11)：1787-1793.

[15] 严辉,郭盛,段金廒,等.江苏地区外来入侵植物及其资源化利用现状与应对策略[J].中国现代中药,2014,16(12)：961-970.

[16] 李颖,黄璐琦,张小波,等.中药材种子种苗繁育基地建设进展概况[J].中国中药杂志,2017,42(22)：4262-4265.

[17] 阙灵,杨光,黄璐琦,等.中药资源评估技术指导原则解读[J].中成药,2019,41(1)：220-224.

［18］黄璐琦,张小波.全国中药资源普查的信息化工作[J].
中国中药杂志,2017,42(22)：4251-4255.

［19］张小波,李梦,王慧,等.全国中药资源普查中位置信息
获取和共享应用设计[J].中国中药杂志,2017,42(22)：
4271-4276.

［20］成功,黄璐琦,薛达元,等.中药资源传统知识调查基本
程序与关键技术方法[J].中国中药杂志,2014,39(24)：

4728-4731.

［21］中国珍稀濒危信息系统.中国珍稀濒危植物名录(汇总)
[DB/OL].http://www.iplant.cn/rep/protlist.

［22］严辉,巢建国,谷巍,等.近四十年来江苏省中药资源品
种、分布变化及其成因分析[J].南京中医药大学学报
(自然科学版),2020,36(5)：573-578.

第三章

江苏省中药资源区划方法学

第一节·中药资源区划目的与区划原则

药用植物和药用动物的生长繁衍受到生态环境等自然因素的影响,在生长过程中逐渐适应了特定的自然环境。环境发生变化,其内在质量也可能发生变化,为了合理发展道地药材及扩大种植区域,必须开展中药资源区划工作。中药资源区划是农业资源综合区划的一个组成部分,是在综合分析研究自然条件、资源条件和社会经济条件的基础上,按照中药资源地域分异规律,进行中药资源的共同性、差异性聚类和分区划片,并阐明中药资源的生产特点,发展方向和区域布局,为因地制宜、分类指导、发挥不同区域中药资源优势、制定中药资源发展规划、指导发展中药生产提供科学的基础依据,根本目的是维护大环境的自然生态平衡,发挥区域中药资源优势,合理开发和保护中药资源优势,提高综合生产效益,达到人和自然的和谐共生,实现中药资源生产的持续发展。

■ 一、中药资源区划的目的与任务

(一) 中药资源区划的目的

我国中药资源随着长期的开发利用以及生态环境的变化,资源蕴藏量日益减少。要保护中药资源,尊重自然规律,加强宏观控制,就需要进行中药资源区划的调查研究,为国家战略资源和区域性资源经济的健康发展进行科学规划与合理布局。

中药资源区划是在中药资源调查的基础上,以中药资源和中药生产地域系统为研究对象,通过对中药资源区域分布与中药生产特征的分析,根据区域相似性、区际差异性,将全国划分成不同级别的中药资源保护管理、开发利用和中药生产的区域。

通过分析中药资源区域分布与中药资源生产规律,从自然条件、社会经济、技术发展等多角度进行生态环境、地理分布、区域特征、历史成因、时空变化、区域分异,以及与中药资源数量、质量等相关因素的综合评价研究。因此,中药资源区划体系的建立有利于中药资源的开发、保护及中药生产的分区规划、分类指导、分级实施,有利于按市场机制调整中药生产与流通,创造更佳的经济效益、社会效益和生态效益,促进中医药事业的健康发展。

中药资源区划的目的在于:揭示中药资源生产的地域分异规律,因地制宜,合理规划和进行中药材生产基地布局,正确选建优质药材商品生产基地,实现资源的合理配置,充分发挥区域性药用生物资源优势,为我国区域性中药资源保护与开发利用提供科学依据。

(1) 依据中药资源分布的区域性特点,评价不同地区中药资源的种类、数量(蕴藏量)和质量,以及资源分布与消长规律;研究地道药材的成因,探讨优质药材与产地环境、人为因素之间的关系。

(2) 开展适宜生产区分析,为野生药用生物资源品种的人工繁育和驯化提供科学依据。选择各区域有代表性的中药资源种类,研究其生长的环境条件和适宜的生长区域,为中药资源区划提供依据;科学地指导引种和野生变家种、家养,根据各地的自然条件、社会经济状况及生产力水平,选建中药材生产基地。

(3) 揭示各地中药资源与药材生产的地域性特点,为调整药材生产结构和合理规划生产基地布局提供科学依据。中药资源区划在综合评价各地自然条件、经济条件的基础上,研究主要品种的适宜区域,在分析药材生产现状和区域性特点的基础上划分不同级别的中药资源区,为研究药材生产布局提供了系统资料和科学依据。推动中药材生产专业化、布局区域化,充分发挥各地的自然条件和资源优势,避免盲目引种及扩大种植区域。

（二） 中药资源区划的任务

（1） 正确评价不同地区中药资源的种类（基原）、数量（蕴藏量、产量）、质量（功能药效）及分布与消长规律,深入探讨药物功效与产地的关系,无疑将为合理利用各地的中药资源、发挥其道地药材的资源优势提供科学依据。

（2） 深入开展适宜区的分析研究。对不同地区代表品种分布适宜区的分析研究,不仅为划分中药资源区提供依据,也为合理地引种新品种和变野生药材为家种、家养在理论和实践上给予科学地指导,防止盲目种植。

（3） 揭示各地中药资源与药材生产的地域性特点,为调整药材生产结构和布局提供科学依据。药材生产专业化,是指一个地区（或单位）根据该地区的自然条件和社会经济条件,发展以道地药材为重点的最适宜品种,并且使这些品种的生产在该地区（或单位）药材生产中占绝对优势。同时要兼顾适宜于本地区的常用、较常用、少常用和不常用药材的生产,使各类药材生产结构合理,并保持总体满足需要的生产规模。

（4） 合理确定不同地区中药材生产发展方向,为制定中药材生产规划提供科学依据。中药资源区划根据中药材生产地域分异规律划分中药资源区,分区论证各区中药材生产发展方向和生产布局,为制定中药材发展规划提供依据,使规划建立在对不同地区、不同情况的客观基础上,更加符合当地的实际,增强规划的科学性。

■ 二、中药资源区划的原则

中国地域辽阔,南北跨热带到寒温带,东西从多雨湿润地区到干旱荒漠地区,气候复杂,土壤类型多样,中药资源丰富。在中药资源调查的基础上,辨明地域分异规律,科学合理地制定中药生产区划,充分发挥地区资源、经济和技术优势,因地制宜,合理布局生产基地;调整生产品种结构,发展适宜优质药材生产,以实现资源的合理配置,为制定中药资源的保护和开发策略提供科学依据。

（一） 依据自然因素区划

构成自然界的各种环境因素,如地貌、土壤、气候、水文,与植物、动物相互联系、相互制约,形成了一个内在联系的有机整体。药用生物的生存和发展与温度、光照、水分等环境条件密切相关。温度、光照、水分是气候条件构成的主要因素,而其变化又受到地貌、土壤等其他环境因素的制约。因此,气候、地貌、土壤等因素直接或间接地影响着中药资源的形成和分布,应作为区域划分的重要依据。

1. 气候条件相似性原则 受太阳辐射、大气环境及地形等因素影响,不同地区形成了各具特色的气候条件和土壤条件。如低纬度地区太阳辐射能量大,温度高,高纬度地区太阳辐射能量小,温度低;我国东部沿海地区受海洋季风影响而气候湿润,远离海洋的西北部内陆地区则形成了大陆性干旱气候。因此,不同气候带（温带、亚热带和热带）,以及同一气候带中不同气候特点,应作为区划的重要依据。气候因素中,温度和水分是区划气候相似性的重要指标。

2. 地形、地貌一致性原则 地貌构成人类社会活动的基底,也是自然环境中重要的稳定性因素之一。地貌影响水分、热量在地球表面的再分配和地表物质的迁移,因而间接地影响着土壤和植被的构成和演替。地貌还制约着农、林、牧用地的分布及土地利用方式和生产水平,直接影响到药材的生产。如当归、木香、黄连等适宜在高寒山区发展,泽泻、芡实等则宜在水生湿地生态区发展生产。因此,在气候条件相似的区域内,地形、地貌条件也应作为区划的重要依据,特别是划分二级区域的主要依据。

3. 地带性土壤类型相同原则 土壤是陆生药

用植物生长的基本条件,又是供应水分和养分的源泉,还是生态系统中物质循环和能量交换的重要场所。不同土壤类型肥力特征不同,适宜生长的药用植物各异。土壤结构和酸碱度常常直接影响药材的生长和分布。不同药用植物对土壤质地的要求也不同,如党参、山药、板蓝根、白芍等大多数根及根茎类药材适宜在砂壤土中生长,而地黄适宜肥沃的黏土,北沙参则在海边沙地条件下较为适宜。许多药用植物对土壤酸碱度有不同的要求和适应范围,如人参、三七适宜微酸性土壤;满山红、栀子、狗脊适宜酸性土壤;枸杞、罗布麻、麻黄、柽柳、甘草等具有较强的抗碱性,可以在一定程度的盐碱地上正常生长。因此,在划分的同一个区域内,地带性土壤应尽量保持基本相同。

(二) 依据社会经济因素区划

中药资源是一种自然资源,但当人们种植、养殖、采集、捕猎、收购、加工以及用于防病治病时,它们也就进入了社会经济范畴。因此,社会经济因素也应作为区域划分的主要依据。

1. 生产力水平一致性原则　一个地区的生产力包括土地、劳动力、资金、交通运输、科学技术等。生产力水平高的地区,一般中药资源开发的力度较大,野生资源破坏严重,需要加强对野生资源的保护并投资培育人工资源;在生产力水平低的地区,一般中药资源的开发利用程度较小,野生资源保存较好,需要在加强资源保护的同时适度开发利用。不同生产力水平的地区,一般划分为不同的区域。

2. 中药生产特点相对一致性原则　中药资源区划的重要目的之一是有利于中药材生产的进行。因此,中药材生产状况,特别是目前人工生产状况,应作为中药资源区划的重要原则。在具体工作中,可选择在药材生产中占有重要地位又具有地区特色的大宗药材作为中药资源区的标志种,研究其资源现状和发展趋势。研究内容包括野生中药资源的数量、质量及其空间分布和时间上的消长规律,家种、家养种类的栽培面积、饲养规律、产量、质量、道地

性、生产和应用的历史及现状、主产区布局和发展,以及药材的收购、储藏、加工、销售及出口等内容。在分析单品种资源水平地带性和垂直地带性分布规律的基础上,深入探讨不同地区的主要种类及其组合特征,按中药生产区域差异,确定不同等级的地域单元。一般来说,划分出的中药资源区中,一级区主要代表药材种类的产量、蕴藏量可占全国75%以上,二级区可占全国50%以上,代表种类的道地药材产区(即生态-生产适宜区)通常位于该区域之内。

3. 中药生产发展方向相对一致性原则　中药生产发展方向是指一定时期内各中药资源区药材生产专业化发展趋势。如我国东部湿润和半湿润地区,以家种家养药材为主;而在西部干旱和半干旱地区,多数以野生中药资源的保护和可持续利用为主。中药资源区是一个由多种中药资源组成的区域生产综合体,其中优势品种的发展标志着具体区域中药生产的发展方向。不同中药资源区在资源开发和生产中常常存在相似的问题,如中药资源的综合利用和保护、新资源的开发、提高家种和家养药材的生产技术以及调整生产布局、建立生产基地等。因此,划区时应注意生产方向的相对一致性。

4. 与农业区划相协调原则　中药资源区划作为一项部门区划,是农业区划的组成部分。中药资源区划应同各类农业区划(农业部门区划、自然条件区划、农业技术改造和综合农业区划)相协调。某些在农业上具有重要价值的气候指标,如≥10℃的积温、最冷月和最热月气温值、无霜期、年降水量等,均作为中药资源区划的主要参考依据。中药材生产,特别是中药材种植业、饲养业要同农业、林业、牧业、渔业相结合。有些地区实行粮-药、林-药、果-药的间作、套种,实际上将药材生产和农业各部门生产融为一体。

5. 不同等级的中药资源区划相互衔接原则　由于中药材生产的地域范围不同,中药资源区划则有等级之分。按行政区域范围大小,中药资源区划分为全国中药资源区划、省(自治区)级中药资源区

划、地(市、盟)级中药资源区划和县(旗)级中药资源区划。下级区划是上级区划的基础,上级区划指导下级区划。不同级别的区划自下而上、自上而下相互衔接,构成完整的体系。全国中药资源区划在依据全国中药生产地域分异规律和参照农业专业与部门区划、综合农业区划确定中药资源区界线时,尽量考虑与省级区划界线的相衔接。

中药资源区划虽然不是单纯的部门经济区划,但含有社会经济的属性。因此,在确定中药资源区划分区边界时,应尽量保持一定行政区界的完整。这样便于对基层单位取得经济统计资料加以研究分析,也有利于对中药资源区划所提出的发展方向、途径和措施的组织实施。不同等级的中药资源区划,所要保持的行政区界应有所不同。县级区划到村,省级区划到乡,而全国中药资源区划将保持县(旗、州、区)级行政区别的完整性。

(三) 依据中药资源类别区划

中药资源主要分为植物、动物和矿物资源。矿物资源的形成主要受地质作用影响,受气候、土壤等自然条件的影响极小。从中药材生产角度看,药用动物的养殖和药用植物的种植以及野生资源的保护主要与动物药、植物药资源相关。因此,在进行划区时,应以植物药和动物药资源作为区划的主体进行科学的分析和规划。

第二节 · 江苏省中药资源区划数据库建设

药用生物资源的地理分布和生长发育特征具有明显的地域性。因此,中药资源区划分析的基本原则是生态因子指标须与原产地的生态因子指标相似。基于此,利用地理信息技术构建适宜产地评价模型,采用多指标综合评价的方法对中药资源的生态适宜度进行定量化、空间化分析,从生态学角度利用最大信息熵模型分析对中药材生长起关键作用的生态因子群,进而利用地理信息技术的空间信息提取、空间计算和数据叠加等空间分析方法,对中药资源区划进行分析。

一、中药资源区划分析方法和技术

在以地理信息技术为基础的区划分析中,地理信息技术可以通过空间分析的方法实现对区划模型的建立、基础数据和分析结果的处理。为了更好地对药材生态适宜性进行分析,可以从生态学角度,利用生态位模型对分布区域进行预测。

(一) 地理信息技术

地理信息技术是在计算机硬件和软件支持下,运用系统工程和信息科学的理论,科学管理和综合分析具有空间内涵的地理数据以提供对规划、管理、决策和研究所需信息的空间信息技术。其特点:数据借助于图形图像来描述,属性数据和空间数据联合管理,具有空间分析功能、提炼挖掘数据成果。地理信息技术已经成为空间数据处理与集成和可视化最成功的技术之一,并作为空间信息技术处理的有效工具极大地推动了空间信息技术在各个领域的应用。

在数据库系统这个层面上来说,根据应用可以采用普通管理信息系统和地理信息管理系统。普通的管理信息系统可以包含事物的属性数据、图形数据等,描述结论的机制是以文字的形式表达出来,相对于空间信息,这种数据库存储的是二维数据,即不具有空间信息。中药资源区划分析研究要表现数据的三维信息,即空间信息和属性信息的集合。地理信息技术在中药资源区划分析研究上很好地诠释了空间数据与属性数据之间的关系。以地理信息技术为依托，中药资源及生态适宜以属性的方式录入系统，结合复杂的空间分析，使隐藏在普通管理信息系统背后的空间信息完整地呈现出来。复杂的空间数据以简洁的图表、可视化的图形，再配以生动的文字说明，给中药资源生态适宜性研究带来了新的活力。当前，随着地理信息技术的不断进步，地理信息技术作为强大的技术支持，为具有空间属性的动、植物和环境因子数据，在综合进行管理、显示和分析的生态学研究中，发挥了不可替代的作用，使抽象的生态学的空间研究不仅从定性走向定量，并且向着图形和图像可视化的方向发展，大大地推进了空间生态学的发展。

地理信息技术在资源区划、气候区划、农业区划、灾害区划等诸多方面显示出巨大的优势。当前，地理信息技术也被引入中药资源的区划分析研究中，在中药资源区划研究过程中，向多因子指标化、定量化、分析综合化、多学科、现代技术集成方向发展，为中药资源区划分析提供了广阔的前景。利用地理信息技术将目标物种发生区域内的生物学特性和自然地理特征结合起来，在中药资源适宜产区预测研究中起到重要作用。

（二）最大熵模型

基于生态位模型分析中药材适宜产区是目前较为主流的方法。生态位（ecological niche）是指一个种群在生态系统中，在时间空间上所占据的位置及其与相关种群之间的功能关系与作用。每个物种都有自己独特的生态位，借以与其他物种区别。生态位模型是利用数学模型描述物种的生态位需求，用数学方法拟合或模拟物种的潜在地理分布，并根据目标地区的各种环境条件进行生态位空间投影，进而分析物种的生态适宜性。以物种已知分布点生态特征为基础，通过比较物种存在地的生态地理变量来确定该物种所占有的生态位，在此基础上建立一个模型，利用该模型对预测区域其他栅格点的环境数据进行计算，得出该栅格点的概率值，并用该值判断所预测物种是否有分布。再投影到地理空间中，

预测物种在该地理中间中的分布情况，最后建立适宜产区的分布图。

Garp 模型、MaxEnt 模型、Bioclim 和 Domain 模型为当前较为主流的生态位模型。其中应用于中药资源区划分析研究的最为广泛是 MaxEnt 模型，而其余 3 种模型运用较少。最大熵模型（Maximum Entropy，Maxent）是一个密度估计和物种分布预测模型，是以最大熵理论为基础的一种选择型方法。Maxent 模型从符合条件的分布中选择熵最大的分布作为最优分布，首先确定特征空间，即物种已知分布区域，接着寻找限制物种分布的约束条件和环境变量，构筑约束集合，最后建立两者之间的相互关系。

■ 二、地理信息技术空间分析原理

中药资源品种的分布和生存繁衍受周围环境因素的制约。环境因素是指直接或间接地影响中药材生长的所有因素，包括影响中药材发展的生态因素（水、光、热、土壤等）和生物因素（动、植物，微生物及人类）的总和。生态因素是指环境中直接影响中药材形态、生理和分布的因素，如光照、温度、水分、地形、土壤等；生物因素是指与中药材生长发育密切相关的动物、土壤微生物以及人类活动。由于生物因素的不确定性和不可衡量性，中药资源生态区划重点考虑的是生态因素，其中最典型的是气候因素和土壤因素。光、热、水是构成气候条件的主要因子，它们决定了成土过程的水热条件，是土壤环境系统中的重要因素，而且与中药材生长发育唇齿相关。土壤是中药材赖以生存的物质基础，土壤的结构、pH、肥力、水分等与中药材生长密切相关。一般中药材适宜在有机质含量高，团粒结构，保水、保肥性能好，中性或微酸性的土壤上生长。

利用地理信息空间分析技术能够对影响药材分布和品质形成的多因素进行复合分析，从而对药材的区划进行定量的评价，其中空间分析技术主要包括栅格数据的空间分析技术和矢量数据的空间分析技术。在地理信息技术支持下：①可利用 GIS 数据

采集和转换功能将不同来源的数据转换成模型或系统规定的格式。②可利用 GIS 空间分析(特别是空间叠加分析)和图形显示功能,研究各要素的空间分布特征及要素之间的关系。③可利用 GIS 与外部程序进行数据交换的功能,对地理数据库进行操作、分析。④可利用 GIS 的数据分析功能,对属性数据进行统计分析,为分区标准提供可靠数值。⑤可利用栅格分析功能和区划分区标准对区划结果进行分区,并利用 GIS 的图形输出功能输入需要的地图。

在地理信息技术应用中,空间分析方法是区划分析的基础及核心方法。主要分为对栅格数据的空间分析和对矢量数据的空间分析。栅格数据空间分析首先用于基础数据的处理,形成统一空间范围和统一空间参考的基础数据库。其次,利用栅格数据的统计分析、栅格重分类等功能对信息熵模型结果进行处理(图 3-1)。

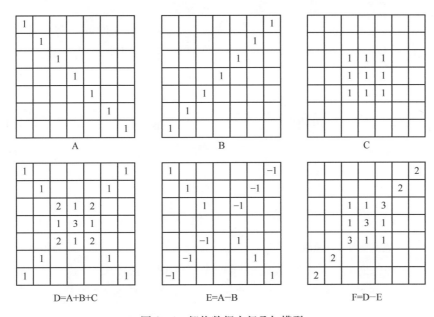

图 3-1 栅格数据空间叠加模型

矢量数据空间分析主要包括空间数据查询和属性分析、多边形的叠加分析和矢量数据的擦除、相交等。通过矢量数据的空间分析可以对分析结果进行进一步优化。尤其是在对水生药用资源的区划分析中,可以利用矢量数据的查询功能,提取适合水生药材生长的水域,通过擦除功能,对不适宜生长的区域,比如水深超过 2 m 的区域进行空间删除,从而实现分布区域和水域分布的空间关联,使区划分析更加精细,更加合理(图 3-2)。

三、中药资源区划分析模型及空间数据库

利用地理信息技术,将药用植物实际采集和调查的点位生成空间点位库,在此基础上利用最大信息熵模型进行适宜区预测。最大熵模型是以最大熵理论为基础的一种选择性方法,通常作为密度估计和物种分布的预测模型。最大熵模型的原理是从符合条件的分布中选择熵最大的分布作为最优分布,首先确定特征空间,即确定物种已知分布区域,然后寻找限制物种分布的约束条件,即环境变量,构筑约束结合;最后建立两者之间的相互关系。需要注意的是,线性特征使用变量自身对物种所在点的环境变量均值进行建模,二次特征(环境变量的平方)则通过物种所在点变量的变异进行建模。通过确定阈值和折叶点值的特征,建立物种与所在地环境因子之间的响应,从而获得适宜环境因子范围值和权重,以此为依据在给定范围确定与之相似区域,从而实

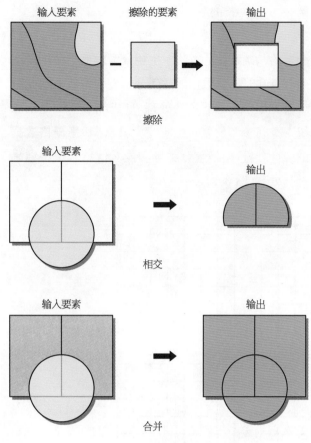

图 3-2 矢量数据空间分析模型

现对药用生物物种潜在分布的预测,得到与采集点位生态环境的相似程度值。最后利用地理信息空间分析技术对结果进行分级,实现预测结果的可视化。

数据是分析的基础,建立结构合理、数据准确、时效性强的空间数据库是利用地理信息技术进行中药资源区划分析的基础。空间数据库涉及的数据类型、数据格式多样,在空间数据库建立时,必须按照统一的构建原则,将多源异构数据按照统一的标准规范进行数据集成,为中药资源区划奠定数据基础。

(一) 数据库构建的原则

优质的数据库是区划分析的基础,数据库的构建设计尤为重要,数据库的结构和内容设计关系到分析结果的准确性、高效性,以及数据库与分析软件的兼容性。尤其是数据库要具有支持中药资源区划分析过程中专业模型构建的相应功能,因此在数据库构建的过程中确定如下原则。

1. 保证数据库数据的规范统一 中药资源区划分析数据库包括基础地理信息数据、土壤因子数据、气象因子数据、地形因子数据及水系数据,是一个综合的空间数据库。涉及的数据类型和格式多样,且数据来源广泛,造成数据源入库规则不一致,比如属性分类不同、单位不同等。因此数据库的设计首先要做的是必须将多源异构数据按照统一的标准规范进行集成并录入到数据库中,尤其是参与区划分析的因子数据,需要有统一的地理空间参考和地理空间范围。

2. 保证数据库的实时更新能力和可扩展能力 环境因子数据的丰富程度影响预测结果,基于这样的特点,数据应具备实时更新的能力,随时可以扩展新的数据信息。

3. 保证数据库文件与分析软件的兼容性 根据地理信息技术进行区划分析的软件主要通过采用空间分析来进行结果分析和可视化。所以通常以数据格式和字段类型来设计数据库的主要特征,并通过数据格式转化来实现数据库文件与分析软件的兼容性,将数据存放至合适的数据库管理系统与分析软件实现信息交互。

(二) 数据库建立

构建中药资源区划数据库主要是完成气候因子数据、土壤性质数据、土地利用数据、基础地理数据、水系分布数据等数据的建库存档管理。建库是利用计算机、地理信息及空间数据库等技术,实现中药资源区划数据综合集成和管理。建成中药资源区划分析综合数据库,有助于保证多源数据空间参考、空间范围的一致性,实现数据的统一存储和高效管理。

1. 江苏省基础地理信息数据 基础地理信息数据用于对分析后的栅格和矢量数据进行叠加分析和制图,以丰富的图形方式表达分析结果。

基础地理信息数据库是国家 1:100 万的基础地理信息数据,主要包括政区、居民地、交通与管网、水系及附属设施、地貌、地名、测量控制点等内容,各层包括一个或多个属性表,基础地理信息数据以点、线、面的矢量形式存放于空间数据库中。主要以数字线划地图(DLG)数据形式储存。

数字线划地图(DLG)数据是通过对 1:100 万基础地理数据拼接、实体化,提取了符合区划分析需要的包含道路、境界、居民地、地形、水系等要素在内的全国范围基础空间数据(含图形数据和属性数据)。

2. 江苏省气象因子数据 气象要素是反映地球表层环境状况的指标参数,也是参与中药区划的关键指标。气象要素如降水、温度、太阳辐射等在空间尺度上是连续分布的数据,但由于自然和社会因素的限制导致气象站点数量有限而且分布不均,需要进行气象要素的空间插值以得到非广大气象站点所在区域内的气象信息数据。空间插值是通过已知的空间数据估算未知空间数据值的数学方法,其前提条件是空间地物具有一定的空间相关性。常用于空间插值的方法有逆距离权重法、多项式插值法、克吕格插值法、样条插值法等。

气候因子是影响药用生物资源种类分布和品质的重要因素。根据区划需要收集 1950—2000 年间的气象观测数据,通过空间插值,形成气候因子数据库。主要数据包含:1~12 月平均降水量、1~12 月平均气温、年平均降水量、年平均气温、最干月降水量、最暖季平均温等 43 个气候因子数据。

3. 江苏省土壤因子数据 土壤是药材生长的最基本的要素,是影响药材分布和品质的重要因子之一。中药材所需的水分和营养成分由土壤提供。对于中药材生长发育具有重要影响的土壤质地、有机质、营养元素、水分及酸碱度等土壤因子是决定中药材产量和质量的重要因子。

土壤因子数据中,主要包括土壤基础性状数据集和土壤养分数据集,总计土壤指标 19 个。土壤性状数据包含土壤酸碱度、阳离子交换能力、含沙量、黏土量等 7 个指标。土壤养分数据集包含土壤有效硼、有效铁、有效锰、有效锌等土壤有效态元素,是药用植物生长所需要的不可缺少的元素;同时还包含全氮、全磷、全钾、有机质 4 个反映土壤基础肥力的指标,另外收录了土壤有机碳含量反映土壤中含碳的情况,土壤碳酸钙来反映土壤钙化的程度,总计指标 12 个。

土壤基本性状数据来源于《中国土壤数据库》《中国土壤科学数据库》。根据第二次全国土地调查提供的《1:100 万中华人民共和国土壤图》(1995 年编制)数字化后制成。采用的土壤分类系统主要为 FAO - 90。

土壤养分数据集来源于农田养分数据库和根据第二次全国土地调查结果数字化的《1:400 万中国土壤有效元素空间分布图》,以《1:400 万中国土壤有效元素空间分布图》数据库的,经空间插值后构成土壤养分数据集。

4. 江苏省地形因子数据 地形、地貌对中药资源的影响是通过对光照、温度、水分等自然因子的制约而间接实现的,对植物的生存具有不可忽视的作用。地形的变化会导致某个地区的气候有别于所处的大环境,区域内的小气候的形成与地貌有着密不可分的关系。同物种的药材的分布与品质也会因生境海拔不同存在差别。另外,坡向和坡度的不同同样影响植物的分布,如喜暖、喜光的种类通常会在向南的阳坡生长,而喜阴喜凉的植物在向北的阴坡生长;在地形坡度变化过大时,矮小的灌木和草本药用种类能够适应和生存,乔木类药用种类难于生长。

地形因子数据主要包括海拔、坡度、坡向三种指标数据。其中海拔高度可以有数字高程模型直接提取,而坡度、坡向数据则需要利用 DEM 数据进一步加工处理而成。

数字高程模型数据(DEM)是进行中药适宜性分析不可缺少数据之一,DEM 数据(格网尺寸1000m×1000 m)利用等高线、高程点数据及河流等地形要素特征,用不规则三角网(TIN)方法内插获得,最后进行投影转换,统一空间参考,将其转换成栅格格式存储。

在 DEM 的基础上,利用地理信息空间分析方法,提取不同栅格单元的坡度、坡向数据,并按照一定的等级对坡度、坡向数据进行划分,最后存储于空间数据库中。

5. 江苏省水系分布数据 对于水生药用资源而言,水系的分布对其生长环境及分布的重要性不言而喻。水系的空间分布决定了水生药用资源的空间分布,而水深对药用资源的生长又起着决定性的作用。然而对于水系数据而言,其时空变动性和不稳定性等因素造成了数据采集存在巨大困难。为了更深入研究江苏省水生药用资源的分布,在区划分析数据库中,针对江苏省收集了水系分布数据,建立江苏省水系分布数据集。该数据集主要包括江苏省水系分布数据和江苏省主要湖泊等深线数据。

四、江苏省中药资源区划分析系统

依据前述的中药资源区划分析技术路线和关键技术研究,开发了"江苏省水生药用生物资源生产区划分析系统"。系统结合了 GIS 技术、软件工程技术,特别是空间数据库技术,通过 GIS 组件的功能专门针对中药材生产区划定制开发。该系统以 .NET平台为基础,采用 C/S 结构,以单机桌面模式实现数据处理的各个功能,从而为江苏省中药资源区划分析提供了良好的平台。

(一) 系统研发

"江苏省水生药用生物资源生产区划分析系统"以实际采集的资源样点坐标为依据,以资源生长或分布的生态因子数据库为基础,通过科学的地理空间分析方法,旨在建成基于水生药用资源实际点位的区划分析系统。其中,资源生长的样点数据是系统分析的基础,区划和生态适宜性分析是系统建设的核心,通过对水生生物资源生长环境的空间分析,实现区划分析的科学化,智能化,流程化。系统的总体设计路线如图 3-3 所示。

江苏省水生药用生物资源生产区划分析系统基于空间数据库构建,利用 GIS 组件技术,实现水生药用资源生态环境适宜范围提取、分布区划分析等业务处理。整个体系划分为四个层次。

1. 数据层 存储了整个平台运行时的处理数据和控制数据,为平台运行提供基本的数据支撑,主要包含空间数据库、环境因子数据库和水生药用资源信息表等数据。

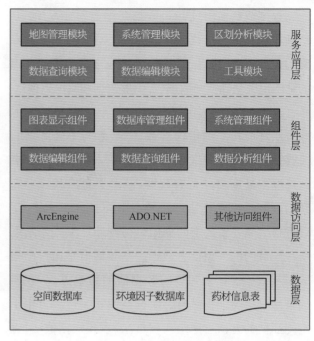

图 3-3 系统设计线路图

2. 数据访问层 为应用组件提供各类数据访问的接口,根据不同的数据存储模式有空间数据引擎、关系数据库访问接口及文件系统访问组件。空间数据及相应的属性数据通过 ESRI 公司的ArcSDE 组件进行存储和访问,其他的数据通过ADO. NET 组件进行访问和处理。

3. 组件层 提供平台区划空间分析处理和产品制作所需的算法、功能和支撑组件。各类业务组件的集合,这些组件分别完成不同的功能,包含图表显示组件、数据库管理组件、系统管理组件、数据编辑组件、数据查询组件和数据分析组件等。其中系统管理和数据库管理组件是平台运行的基础,提供点位数据、环境因子空间数据、数据组织和交换、基础数据处理等功能支持;数据分析组件是平台运行的核心,提供算法支持、数据分析、空间分析等核心运算;图表显示组件、数据查询组件等是平台为地图空间显示、数据查询等提供功能支持。

4. 应用层 主要面向不同水生药用生物资源品种区划进行分析展示,直接服务于用户需求。应用层由相应的业务模块开发构成,主要有地图管理模块、系统管理模块、区划分析模块、数据查询模块、数据编辑模块、工具模块等。

根据功能分工的不同,将"江苏省水生药用生物资源生产区划分析系统"分为:数据浏览模块、系统管理模块、数据查询模块、区划分析模块、图形编辑模块、通用工具模块、打印与输出模块和系统帮助模块,功能设计如图3-4所示。

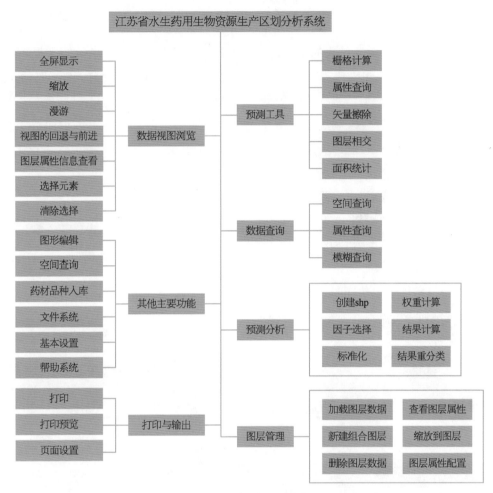

图 3-4 系统主要功能

(二) 区划分析系统流程

利用水生药用生物资源区划分析系统,可以快速高效的完成中药资源的区划分析。其核心处理过程包括以下3个步骤。

1. 获取数据源 数据主体是环境因子数据和采样点数据,通过统一投影及空间范围等预处理后,将数据加入基础数据库中;而收集整理的相关信息如基础地理信息数据等则作为基础数据加入空间数据库中。

2. 区划分析 区划分析主要涉及生态适宜性的计算和结果的分类输出,通过最大信息熵模型计算中水生药用生物资源的适宜度分布,并在此基础

上提取分布点对应的适宜度,按照设计的算法进行分类。

3. 结果的空间表达与输出 区划分析结果以栅格形式保存到数据库中并在系统中显示。

主要分析流程有:

1. 数据准备 根据药材的原产地或主产区的调查结果进行实地采样,记录位点数据,或从文献等方面获取点位信息,形成药材点位数据集。

2. 环境因子数据选择 利用相关平台,从建立的中药资源区划分析空间数据库中提取采集到的主要产区的药材的位点的气候、地形、土壤或水系等数据,形成环境因子数据集。

3. 模型分析 分布区域分析主要是依据中药材分布区域分析中的 Maxent 模型,计算结果即为该药材的适宜分布区。在计算过程中,涉及地形、气候、土壤等众多数据的转换、裁剪、分类等操作,完成对数据的预处理之后,基于中药资源区划分析数据库和药材的采样点的数据,完成分布结果的预测。

4. 结果分类及处理 将预测结果按照一定的空间分析方式进行分类,形成分类结果。将分类的栅格数据转换成面的矢量数据文件,利用基础地理信息数据及水系数据等空间数据,对计算结果进行矢量空间分析,对区划结果进行进一步优化。

5. 结果输出 在优化完成后,可以将分类结果与基础地理信息数据叠加,经过编辑、美化等处理生成专题地图,或者图片等格式,实现区划结果的可视化。同时,区划结果还可以进一步通过空间分析功能,根据需要完成相关统计,输出统计图表等。

以芡实为例,其区划分析流程如图 3-5 所示。

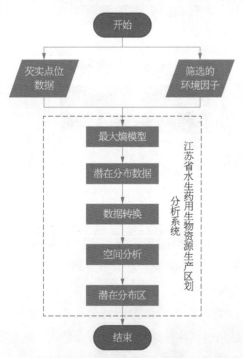

图 3-5 芡实区划分析流程

芡实为水生药用植物,其生长环境主要与水深、温度、降水等因素有关。在进行分析中,对芡实的分析涉及的核心流程有:

(1)基于筛选的环境因子数据,采用最大信息熵理论对芡实适宜度进行分析。

(2)基于 GIS 技术对适宜度分析结果进行分类,根据适宜度大小主要分为:适宜区、次适宜区及不适宜区。

(3)基于现有的水域分布数据,基于 GIS 技术对分类结果进行空间叠加,进一步对分类结果进行合理分析。

(4)根据江苏省主要湖泊的等深线分布数据,提取适合的水深区域,对适宜区进行优化。

◇ 参 ◇ 考 ◇ 文 ◇ 献 ◇

[1] 中国药材公司. 中国中药区划[M]. 北京:科学出版社,1995.

[2] 张小波,黄璐琦. 中国中药区划[M]. 北京:科学出版社,2019.

[3] 陈士林,等. 中国药材产地生态适宜性区划[M]. 2 版. 北京:科学出版社,2017.

[4] 冉懋雄. 试论中药区划与中药区划学的建立与发展(I)[J]. 中药材,1992,15(1):53.

[5] 冉懋雄,张惠源,周莹,等. 中国中药区划的研究与建立[J]. 中国中药杂志,1995,20(9):518-521.

[6] 冉悠雄,邓炜. 论贵州中药资源区域分布与区划[J]. 中国中药杂志,1995,20(10):579-582.

[7] 冉懋雄. 中药区划认识论[J]. 中国中药杂志,1997,22(4):9-12.

[8] 孙成忠,陈士林,赵润怀,等. 地理信息系统与中药资源信息化建设[J]. 中国现代中药,2006,8(10):4-7.

[9] 郭兰萍,黄璐琦,吕冬梅,等. 基于 3S 技术的中药道地药材空间分析数据库的构建及应用[J]. 中国中药杂志,2007,32(17):1821-1824.

[10] 陆玉麒,林康,张莉. 市域空间发展类型区划分的方法探讨[J]. 地理学报,2007,62(4):351-363.

[11] 陈士林,索风梅,韩建萍,等. 中国药材生态适宜性分析及生产区划[J]. 中草药,2007,38(4):481-487.

[12] 曹卫东,曹有挥,吴威,等. 县域尺度的空间主体功能区划分初探[J]. 水土保持通报,2008(2):93-97.

[13] 张洁瑕,陈佑启. 中国土地利用区划研究概况与展望[J]. 中国土地科学,2008,22(5):62.

[14] 孙成忠,陈士林,魏建和,等. 基于 GIS 技术的中药材适宜性数值区划划分[J]. 世界科学技术—中医药现代化,2009,11(1):48-53,63.

[15] 张小波,郭兰萍,黄璐琦,中药区划研究进展[J]. 中国农业资源与区划,2010,31(3):64-69.

[16] 张小波,郭兰萍,周涛,等.关于中药区划理论和区划指标体系的探讨[J].中国中药杂志,2010,35(17):2350 - 2355.

[17] 谢彩香,索风梅,周应群,等.基于地理信息系统的中药材生态适宜性定量化研究[J].中国中药杂志,2011,36(3):379 - 382.

[18] 王晓静,孙成忠,陈士林,等.《中药资源分类与代码》国家标准网络查询系统的设计与开发[J].世界科学技术—中医药现代化,2012(4):1904 - 1908.

[19] 黄璐琦,陆建伟,郭兰萍,等.第四次全国中药资源普查方案设计与实施[J].中国中药杂志,2013,38(5):625 - 628.

[20] 朱寿东,张小波,黄璐琦,等.中药材区划20年——从单品种区划到区域区划[J].中国现代中药,2014,16(2):91 - 95,99.

[21] 冉懋雄,周厚琼.中药区划与中药材GAP和区域经济发展[J].中药材,2015,38(4):655 - 658.

[22] 孙成忠,郝振国,朱寿东,等.地理信息技术在中药资源生产区划研究中的应用[J].测绘通报,2016(12):96 - 99,123.

[23] 黄璐琦,张小波.全国中药资源普查的信息化工作[J].中国中药杂志,2017(22):4251 - 4255.

[24] 孙成忠,郝振国,张静华,等.中药资源区划分析系统的设计与实现[J].世界科学技术—中医药现代化,2019,21(11):125 - 129.

[25] 段金廒,钱士辉,袁昌齐,等.江苏省中药资源区划研究[J].江苏中医药,2004(2):5 - 7.

第四章

江苏省中药资源区划系统及分区论述

第一节·江苏省中药资源区划系统

考虑到江苏省综合农业区划的现行状况与分区的衔接,根据上述依据和原则,江苏省中药资源区划为二级分区,采用三名法即地理单元＋地貌＋中药资源类型综合命名,全省共分为 5 个一级区和 14 个二级区,如图 4-1 所示,具体为:

Ⅰ 宁镇扬低山丘陵道地药材区

Ⅰ1 宜溧低山丘陵区

Ⅰ2 宁镇茅山丘陵区

Ⅰ3 江北丘陵区

Ⅱ 太湖平原"四小"药材区

Ⅱ1 苏州市区丘陵区

Ⅱ2 太湖平原区

Ⅲ 沿海平原滩涂野生及家种药材区

Ⅲ1 滩涂浅海区

Ⅲ2 沿海平原区

Ⅲ3 云台山

Ⅳ 江淮平原药材生产区

Ⅳ1 通海沿江平原区

Ⅳ2 通扬沿江高沙土平原区

Ⅳ3 里下河低洼平原区

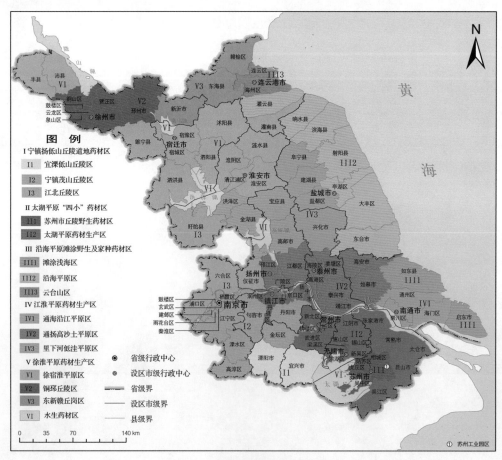

图 4-1 江苏省中药资源区划

V　徐淮平原药材生产区

　　V1　徐宿淮平原区

　　V2　东新赣丘岗区

　　V3　铜邳丘岗区

一、宁镇扬低山丘陵中药资源区划

　　该区北以洪泽湖南岸为界,南至宜溧山地,东与太湖流域平原"四小"药材区和江淮平原家种家养药材区接壤,西抵安徽边境,全区包括南京、镇江2个市辖区和六合、浦口、溧水、高淳、句容、丹徒、丹阳、金坛、溧阳、宜兴、仪征、盱眙等12个县(市、区)。全区土地总面积 18 061 km²,占全省土地总面积17.60%,耕地面积 8 229.3 km²,占江苏全省耕地总面积16.38%;共辖 342 个乡镇,5 385 个行政村,总人口 1147.63 万人,占全省总人口 16.37%,其中农业人口 647.82 万人,农业劳动力 199.77 万人;人均耕地 720 m²(1.08 亩),农业劳均耕地 4 100 m²(6.2 亩)。

　　全区地貌类型复杂、地形多变,是低山丘陵比重最大的区域,其中低山丘陵岗地面积占土地总面积53.11%。其基本特点:①特定的区域条件,形成了农业生产领域广、门类齐全,包括粮油为主的种植业,又有正在兴起的园艺业、林业,也有多种类的畜牧业和水产业,并建有多种农副产品的生产基地。②农业生产和农村经济发展较快,依托城市加工业和市场的发展,农业生产迈向产业化经营的道路。③农业生态环境得到较好控制,工矿企业"三废"污染源实行达标排放。在农村结构调整中,重视林地建设和发展牧草种植,大部分地区水土流失逐渐减少。在较好的生态环境中,农-药结合、林-药结合,有发展中药资源生产的潜力。④农业结构尚不合理,资源类型结构和生产门类结构尚有距离,大部分岗坡地区仍处于低效益利用和低效益产出状态。

　　该区南北狭长,东西较窄,气候水热条件由北向南的渐变趋势比较明显,特别是宜溧山区,是全省降水、热量最为优越的中亚热带气候区,具有热量丰富、水分充沛的特点,常绿植被生长繁茂。全区由于地势变化大,地貌类型复杂,低山、丘陵、岗地、河谷、平原、洼地、湖库等交替分布,构成了多种类中药资源的生态环境,药用植物、动物种类构成在全省最为丰富。

二、太湖平原中药资源区划

　　本区位于江苏长江以南东部地区,东邻上海,西接宁镇扬低山丘陵区,南与浙江为邻。包括苏州、无锡、常州3个市辖区和太仓、昆山、常熟、吴江、张家港、江阴、武进、扬中8个县(市、区)。土地总面积 13 296 km²,占全省土地总面积 12.96%,耕地面积 5 300.8 km²,占全省耕地面积 10.55%;辖282 个乡镇 5 313 个行政村,全区总人口 1 136.20万人,占全省总人口 16.21%,其中农业人口 675.35万人,农业劳动力 122.02 万人;人均占有耕地 470 m²(0.7 亩),每农业劳动力负担耕地 4 300 m²(6.5 亩),为人多地少、土地资源紧缺地区。

　　本区农业生产条件优越,生产水平较高,工业基础雄厚,第三产业发达,是江苏综合实力最强和农村经济最富庶的地区,也是全国农业生产最发达的地区之一。农业生产的基本特点是土地资源紧缺,非农产业和农业争地的矛盾突出,也导致农与药之间的用地矛盾;土地肥沃,农业生产基础设施好,形成了传统农业技术精华和先进科技结合的生产技术体系,建有一系列农业科技示范推广基地,土地产出水平高;农业生产面向市场,商品化程度高,产业化经营活跃,农民纯收入达到全省较高水平。

三、沿海平原滩涂中药资源区划

　　本区位于苏北东部沿海地区,东邻黄海,西与江淮平原和徐淮平原接壤,北起苏鲁交界的绣针河口,南至长江口北支,包括连云港市辖区(不含赣榆)和启东、如东、东台、大丰、射阳、滨海、响水、灌云等8

个县(市、区),以及海门、通州、海安、赣榆 4 个县(市、区)的滩涂。土地总面积 17 141 km²,占全省土地总面积 16.71%,耕地面积 8 335.2 km²,占全省耕地总面积的 16.59%;辖 256 个乡镇,4 286 个行政村,全区总人口 871.10 万人,占全省总人口 12.43%,其中农业人口 659.04 万人,农业劳动力 217.42 万人;人均占有耕地 1 010 m²(1.52 亩),每农业劳动力负担耕地 3 830 m²(5.75 亩),是土地资源较宽裕,农-药生产矛盾较小的地区。

本区农业生产和农村经济的基本特点:一是农业资源有特定的优势。土地资源丰富,滩涂广阔,并在不断淤涨之中,后备土地资源充足;生物资源具有区域特殊性,堤内以耕作植被为主,滩涂为盐生、沙生植被为主,浅海有海洋水生植物、动物,沿海滩涂建有丹顶鹤和麋鹿两个自然保护区,且幅员面积大;资源生态环境以自然为主,人为干预较其他区小,药材资源蕴藏量较大。凸兀于海边的云台山区,中药资源种类繁多,也是江苏中药资源集中的区域。二是农业生产发展快,以粮棉为主,海洋水产具独特优势,畜牧业具有一定规模,多种经营发展比重大,不仅是江苏省的海洋水产基地,也是全省主要的粮棉基地和重要的畜牧和林业基地。三是本区南北跨度大,区域经济差异大,从南向北的过渡性明显,总体上工业基础较差,而南部优于北部;农村经济水平较低,而南部明显优于北部,农民人均纯收入南部启东达 3 770 元,而北部灌云、响水、滨海 3 县仅 2 900～3 000 元,相差约 800 元。

本区是江苏省沿海的狭长地带,南北长约 740 km,东西宽不到 50 km,为海洋性气候,土地资源丰富,滩涂海域广阔,具有独特的中药资源种类构成与分布,药材生产潜力大。

■ 四、江淮平原中药资源区划

本区位于江苏省中部,江淮之间,北邻徐淮平原,南抵长江,东靠沿海平原,西与宁镇扬低山丘陵区和安徽天长接壤。包括扬州、南通、泰州、盐城 4

个市辖区和江都、高邮、宝应、靖江、泰兴、姜堰、兴化、通州、海门、如皋、海安、盐都、建湖、阜宁等 14 个县(市、区)。土地总面积 23 359 km²,占全省土地面积 22.77%,耕地面积 12 290.1 km²,占总全省总耕地的 24.46%;辖有 563 个乡镇 10 964 个行政村,全区总人口 1 852.48 万人,占全省总人口的 26.43%,其中农业人口 1 369.05 万人,农业劳动力 405.59 万人;人均占有耕地面积 660 m²(1.0 亩),每农业劳动力负担耕地面积 3 630 m²(4.55 亩)。

本区农业资源条件好,既有里下河水网低洼圩区,又有南部高爽的长江三角洲平原,土地资源质量较好,土壤肥沃,热量充裕,光热水匹配协调,具有作物多宜性,是生物资源培育驯化的良好区域;农业生产条件改善快,通过农业开发,原来大面积的中低产耕地改造成为稳产高产农田,农业生产水平取得很大提高;农业资源优势得到较好发挥,基本形成了粮棉油、银杏、花卉、水产、水生经济作物、蚕桑、畜禽等规模基地;农业生产结构在调整中日趋合理,既有稳定的以粮棉油为主的种植业,又具较为发达的水产业,以猪禽为主的规模畜牧业发展很快,传统的花木、银杏、特经和水生作物方兴未艾,农林牧渔趋向全面发展;农业生产商品化、市场化程度较高,农村经济比较活跃,多种经营发展快,农民收入不断提高,已成为江苏农业较为发达的区域。

本区自然环境的三个基本特点:一是地势低平,呈周高中低的碟形洼地,土壤理化性状好,土地质量较高。二是海洋性季风气候明显,气候温暖湿润,气象要素匹配同步,有利于农业生产,但洪涝、台风概率较大。三是水系发达,河网稠密,湖泊众多,水面面积大。主导生态因子决定了本区既具水生、湿生中药资源优势,又具有发展水生动物、植物药材生产的良好条件。

■ 五、徐淮平原中药资源区划

本区位于苏北灌溉总渠以北,东与沿海平原滩涂区相邻,西邻安徽,北接山东,南与江淮平原接壤,包括徐州、淮安、宿迁3个市辖区和涟水、丰县、沛县、铜山、邳州、睢宁、新沂、泗洪、泗阳、宿豫、沭阳、东海、灌南等13个县(市、区),以及赣榆除滩涂以外的地区。土地总面积30716 km²,占全省土地总面积的29.94%,耕地面积16089.8 km²,占全省总耕地的32.02%;辖有479个乡镇,8953个行政村,全区总人口2001.65万人,占全省总人口的28.56%,其中农业人口1601.37万人,农业劳动力560.21万人;人均占有耕地800 m²(1.20亩),每农业劳动力

负担耕地2870 m²(4.3亩),是全省面积最大的区域。人口密度相对较低,耕地相对宽裕,经济实力较差,农民人均收入处于全省最低。

本区自然环境的基本特点:一是以高爽、倾斜平原为主,兼有孤丘、岗岭分布。二是气候温和,光能资源丰富,潜在生产力较高,水资源相对不足。三是土地资源量比较丰富,森林、林网覆盖面积大,生态环境有较大改善。适宜于发展药材生态种植模式,推广林-药间作和发展林下特色经济。

第二节·江苏省中药资源区划分区论述

■ 一、宁镇扬低山丘陵中药资源区划特点

(一) 区域自然、社会经济条件

1. 多类型的地形地貌和土壤 该区是全省山、丘、岗地集中区,以老山、宁镇、茅山山脉和宜溧天目山余脉以及仪征、六合、盱眙岛状孤山,伴有岗、平、台、洼地分布,岗冲相间,山、岗、沟谷、平原、盆地交错组合成复杂的综合地貌特征。低山丘陵多在海拔200~300 m间,少数山峰突起在海拔400~500 m,宜溧山地的黄塔顶海拔高达611 m,为全省的第二高峰。由于地形变化,非地带性差异明显,往往在沿江、沿湖和山体间形成独特的“水域小气候”和“地形小气候”以及城市的“热岛效应”。因此,不同地形地貌、坡向等都具有不同的生态环境条件,形成本区中药资源种类多、分布较集中的特点,成为本区中药资源的优势条件。

本区的土壤类型多,既有明显的地带性土壤,也有明显的非地带性土壤。地带性土壤以黄棕壤和黄红壤为主,黄棕壤分布于仪征、六合、浦口、盱眙和宁

镇、茅山山地的广大地区,由北向南土壤的富铝化程度逐渐加强,酸碱度下降,并由黄棕壤向黄红壤转化,至宜溧山地区主要分布有黄红壤。宁镇、茅山、盱眙低山丘陵区,有石灰岩风化形成的碱性土壤,为非地带性土壤。平原地区是在地带性土壤的基础上,经多年垦耕种植,形成以水稻土为主的耕作土壤,丘岗地区有部分旱作土壤,而石臼湖、固城湖周围仍有非地带性沼泽土。经多年来的改土培肥,土壤肥力普遍提高,但丘陵山区仍有较大面积的低产土壤分布。众多的土壤类型,为多种类的药用植物生长提供了基础条件。

2. 过渡性的气候 本区南北地跨2个纬度,南北狭长,气候地带性差异明显,南北跨有中亚热带和北亚热带两个生物气候带,热量和降水资源由南向北递减。全区光、温、水资源比较充裕,年总辐射量108~115 kcal/cm²,日照时数2000~2250 h,年平均温度14.6~16.0℃,极端最低气温−7.5~17.0℃,≥0℃积温5330~5820℃,≥10℃积温4750~5100℃,无霜期206~240天,年平均降水量940~1200 mm,光、热、水三要素匹配协调,均能满足农作物和林木生长的需要。由于本区地形、地貌多样,区

域小气候明显,受地方海拔高度、小地形方位、地形形态和水体影响,具有多种类型的小气候,其中特别是山体较高、地形变化较多的宜溧、老山、宁镇、茅山、盱眙等山体集中区尤为突出。形成山顶、山坡、北坡、南坡、沟谷等不同部位的气候要素差异,能生长不同类型的植物资源,成为本区药用植、动物种类多的突出因素。然而由于降水产生的地表径流由高到低流,蓄水量尚不足,使丘岗地区降水利用率低于平原,加之气候上存在干湿阶段明显的特点,易涝易旱尤为突出,致使丘岗区干旱概率较高,使栽培药材受到影响。

3. 丰富的植被类型和大面积的林草地 本区低山丘陵面积大,地带性植被明显,从北到南有:①北亚热带生物气候的落叶常绿阔叶混交林,分布于长江以北低山丘陵区,含常绿灌木的落叶阔叶混交林,长江以南宁镇、茅山低山丘陵有少量常绿乔木的落叶阔叶混交林。②中亚热带生物气候带的常绿阔叶林,分布于宜溧山地,有苦槠林、青冈林、小红栲、石栎林及紫楠林等,但由于处中亚热带北缘,林内含落叶阔叶林树种。③落叶阔叶林是暖温带生物气候植被,在地处北亚热带和暖温带过渡区的盱眙有分布,主要为栓皮栎、麻栎、白栎林及次生性类型化香树、黄檀、山槐占优势的阔叶林。④地带性的针叶林有马尾松林、杉木林、赤松林、黑松和侧柏林,以盱眙分布较多,自北向南在马尾松林内混生的阔叶林逐渐增加,至宜溧低山丘陵有杉木林分布。⑤地带性的竹林以宜溧山区分布最多,其中毛竹林占全省总面积的76%。⑥灌丛和草丛,在整个低山丘陵区均有分布。大面积的农田均为耕作植被,而湖泊水域分布有水生植物。

本区林地、草地面积大,植被覆盖率不断增加,建有多处森林公园和自然保护区,自然生态环境良好,部分原有荒山、荒坡已开始种植有草被,为药用生物的抚育更新、生长繁衍提供了基础条件。

(二) 中药资源的生产现状和特点

1. 生产现状 本区是江苏野生药材资源的主要产地,道地药材资源较多,是药材生产的老区,中

医药历史悠久,具有中药生产的丰富经验。以句容茅山为例,据《茅山志》记载,早在汉唐时代茅山就出产很多药材,如茅苍术、繁阳石脑、太保黄精、山人首乌等,药材生产已成为本区传统性的骨干副业。1949年以后药材生产发展较快,生产的品种多,既有以道地药材为主野生药材采收,又发展有野生转家种家养。分析表明,1978年以后,中药资源曾因野生药材的过度挖掘和采收而减少,把重点放到野生转家种(养)生产方面,80年代的药材生产处于稳定。据1983年统计,全区收购药材品种258种,其中野生药材230种,总收购量386.1×10⁴ kg,家种家养品种40多个,种植面积11.7 km²,许多地产药材不仅调往省外,还向东南亚出口,如明党参、茅苍术、夏枯草、百合等。在90年代前期,随着计划经济向市场经济体制转轨,药材市场全面放开,全区药材生产受到很大冲击,一些药农因随行就市,收购无保障而弃种药材,甚至连原有的药材种植场也纷纷改种农作。在90年代后期,在农业结构调整的新形势下广大农民把发展药材生产作为多种经营的组成部分,除部分农民零星种植外,发展规模种植和开发使得本区药材生产面积在2000年达到了14 km²以上,如江宁、盱眙已经开发立项,孕育着本区药材生产适应市场新的发展趋向。

2. 生产特点

(1) 中药资源种类和数量具有优势。 本区低山丘陵的自然生态环境造就了多类型、多种类药材资源的生长条件,野生中药资源种类多是本区药材生产的资源优势,成为全省野生药材的主产区。野生药材主要有茅苍术、明党参、百部、威灵仙、猫爪草、草乌、夏枯草、南沙参、桔梗等百余种;家种家养药用生物有薏苡仁、红花、杜仲、菊花、板蓝根、川乌、白芍、鹿茸、乌骨鸡等数十种。道地药材有茅苍术、明党参、百合、夏枯草、桔梗、三棱、太子参、苏菊花、野马追、连钱草、蜈蚣等。野生资源之丰富,居全省之首,其中宜兴、溧阳、句容、江宁、浦口、盱眙等地是野生药材的重点产区,以药用植物为例,宜兴有844种,溧阳有830种,浦口有879种,句容有705种,盱

眙有 549 种。

（2）自然条件优越，发展药材生产潜力大。本区位于江苏省西南部，呈南北狭长形，跨中亚热带、北亚热带两个生物气候带，而北部盱眙并兼有暖温带植物生长，这决定了本区能生长和引种多种药用植物，特别是宜溧地区是江苏省引种中亚热带和南方药材的唯一区域。光、热、水资源丰富，匹配同步，加上本区地形多样，既有低山、丘陵、岗地，又有沟谷、平原、湖泊、滩地，宜于多类型药用植、动物生长，特别是区域地形小气候条件优越，更使药用植、动物种类趋于复杂多样。本区目前尚属人均土地较多的地区，低山丘陵区面积大，人地矛盾相对宽松，仍有林区、山坡、草地、庭园边地、水面、滩地可用于发展药材生产，特别是可以利用多种类的地形部位，发展多种类中药资源生产。

（3）中医药科技力量和中药制药力量较雄厚。南京从事中药资源生产的科技人员，或是中医药科研力量，还是中药制药的技术力量均较雄厚。既有全国知名的中国药科大学、南京中医药大学，又有江苏省中医药研究院、江苏省中科院植物研究所等科研单位，更有多家大型中药制药企业，都有一批水平较高的科研、生产技术人员，客观上对本区中药资源的生产是一个技术、智力支撑，是振兴中医药事业的中坚力量。

（三）中药资源生产的存在问题

1. 资源开发和保护失衡　自 20 世纪 80 年代以来，本区农业资源开发先是以广度开发为主，较大面积的开发四荒，以致荒山、荒地、荒滩、荒水面积缩小，使得药用植、动物资源赖以生长之地减少；开山采石和大面积的丘陵山区开发，破坏了原有的生态环境；人工造林，开发果树和茶园，又使得许多野生草本药材无栖身之地。同时，对中药资源保护意识淡薄，没有采取保护措施，导致野生药材资源，特别是野生道地药材资源储量逐渐减少。

2. 药材生产与经营机制脱节，制约药材生产发展　在市场经济体制下，药材生产全面开放。但在体制改革中没有解决好药材生产和收购经营之间的

联接关系，经营机制没有完善，药材收购站徒有虚名，甚至有部分地区撤销了药材收购站，影响了农民对药材种植的积极性，致使原有种植户和生产者弃药经农，严重制约了药材生产的发展。野生药材资源多以保护为名不允许开发利用，也无有效措施推广抚育更新、轮采轮收，致使合理的自然资源利用状况被抑制，造成了中药资源的严重浪费。

3. 生产技术素质差，限制了药材生产的发展
本区原是药材生产的主产区，有一批从事中药资源种植的队伍。多年来，由于药材生产的效益较低，原有生产人员绝大部分离岗从事其他行业生产，而一些新从事药材种植的农民缺少栽培技术知识，更缺乏市场意识，致使种植药材的质量得不到保证，降低了经济效益。而本区具有优势的科研技术队伍与农民的生产严重脱节，也没有单位主管农民种药技术的培训，导致药材生产难以发展。

（四）发展方向和途径

发挥区域优势，突出重点的原则。以保护中药资源为基础，以药材加工为依托，发展道地药材和大宗药材相结合，突出道地药材资源保护和生产为重点，不断引进培育亚热带木本药材资源，逐步开拓药材生产的新局面，解决中药资源稀缺的状况。走以保护求发展，实行农-药、林-药、草-药兼顾，保护、生产、发展的路子，采取重点中药资源保护区与药材生产基地同等重要和共同发展的策略。进行规范化生产，采取重点带动，走出中药资源生产的低谷，逐步向现代化方向发展。在区域布局上，按重点药材区、一般药材区和不适宜区实行分类指导，做到因地制宜，突出重点。

1. 重点药材区　主要在低山丘陵和岗地，海拔 200 m 以下的山坡，这些地方是野生药材的集中分布区。应加强对野生资源，特别是名贵稀有药材资源的保护和管理工作，做到分片轮流采集，以利药材资源的更新和恢复。还应充分利用宜林山地，发展木本药材，使之与造林计划相结合，取得多方效益。

2. 一般药材区　主要指平原圩区、滩田、十边隙地、河堤等，以巩固现有药材生产为主，对基础好

的乡村可适当发展。

3. 不适宜发展区 主要是指经济林比重较大或者茶叶种植面积较大的地区,以及距离城镇工矿企业、城区较近的地区。该地区一般经济收入较高,生活富裕,发展药材生产的动力不足。

(五) 代表性药材产区

1. 宜溧低山丘陵区

(1) 基本情况:本区位于江苏省南部,东邻太湖,南与浙江、安徽两地交界,包括宜兴、溧阳 2 个县级市。土地总面积 3574 km²,耕地面积 1366.1 km²;辖 79 个乡镇 1422 个行政村,全区总人口 186.37 万人,其中农业人口 129.10 万人,农业劳动力 41.69 万人;人均占有耕地 730 m²(1.10 亩),每农业劳动力负担耕地 3300 m²(4.9 亩),尚属江南土地资源宽松的区域,其中低山丘陵面积占全区土地总面积 33.78%,平原占 66.22%。

本区农业生产发展较快,多种经营发达,农村经济比较活跃,是宁镇扬低山丘陵区中较为富裕的区域。区内低山、丘陵、岗地、河网平原、湖泊等多种土地资源兼备,农林牧渔门类齐全,农业结构相对合理,既有基础较好的农副产品加工业,又有以旅游为主的第三产业,低山丘陵区林木、竹、茶、果园成片,是江苏省毛竹、刚竹、茶叶、板栗等林特产品基地。全区林木覆盖率较高,建有龙池山森林公园和自然保护区。

(2) 中药资源生产特点

1) 自然条件优越,中药资源种类丰富。本区为中亚热带北缘,热量、水分资源丰沛充裕,丘陵山区林竹繁茂,农业生态环境优良,常绿阔叶林和落叶阔叶林混交分布,平原区河网稠密,水生生物资源丰富,成为江苏药用植、动物种类最多,分布最为集中的区域,并以亚热带药用植、动物分布为特点。据第四次全国中药资源普查结果表明,全区共有药用植物 1032 种,药用动物 115 种,药用矿物 8 种。大宗药材资源有太子参、桔梗、南沙参、紫丹参、紫苏、平地木等;道地药材资源有太子参、明党参、百合、桔梗、茅苍术、浙贝母、金蝉衣(花)等;菌类药材资源有灵芝、金蝉花、马勃等。

2) 具有引种中亚热带和南方药材的环境条件。本区气候条件全省最优,光、温、水等要素能满足中亚热带药用植物的生长发育。土地资源条件较好,山岗起伏、地形复杂,丘陵区土层相对较厚,土壤有机质较高,呈酸性到强酸性,能适应中亚热带和南方药用植物的生长。引种的实践证明,从近邻的浙江、江西、安徽及湖北、四川等地引种的一些名贵种类,生长良好。据宜兴太华镇调查,山茱萸在移植后 3—4 年能开花结果;杜仲在移栽后,约 10 年就能成材。因此本区具有发展亚热带药用植物和引种南方药材的生态条件。

3) 独特的地形小气候,为多种药用植、动物提供生长的特定环境。宜溧山区地形复杂,山体较高,交错分布,不同地形部位小气候差异明显,晴天地面温度高,雨天地面湿度大,最高气温时阳坡比阴坡可高 15 ℃左右,阴坡直接辐射小,蒸发量和气温变幅小,土壤具有较好的水分,适合于多种阴湿环境的药用植物生长,如龙胆、白及、七叶一枝花、天南星、玉竹、丹参、杜衡、半夏等。

(3) 发展方向和途径:发挥种类优势,发展低山丘陵药材为主,兼顾平原圩区药材生产,突出地道药材生产,兼顾大宗药材,以保护野生中药资源为主,积极引种、试种中亚热带中药资源和南方名贵木本中药资源,实行引种、试种、研究、生产、发展的结合,药材生产和农林生产的结合,中药资源开发利用和保护的结合,使本区成为全省的中亚热带和南方药材的生产供应基地。

1) 加强野生中药资源的保护和抚育。目前本区野生中药资源种类多,但部分种已面临濒危,保护野生中药资源已刻不容缓。因此,一方面利用已建立的龙池山森林公园和自然保护区,增加药用植、动物保护内容,严禁猎捕和采挖药用植物,以利其生长繁衍。对一些生态环境较好的林区,要采取封山育林和封山育药相结合,促使药用植、动物资源的恢复。在野生药材资源集中的小区域,如溧阳的平桥、横涧;宜兴的太华、茗岭、湖父等地,以实现药用植物、动物的生态平衡为宗旨,采用定点、划片、限量采收;在药用植物、动物分布稀少的地区,要限制采收,逐步提高自然生长与演替更新能力。

2) 利用区域优势,开展中药资源的引种、试种和野生转家种(养)。本区分低山丘陵区和平原圩区两大区域,区域优势差异明显,低山丘陵区自然环境宜多种木本药材如杜仲、黄柏、厚朴、银杏、木瓜、连翘、山茱萸、栀子等生长,应结合造林和林木更新,大力发展木本药材。平原圩区土地肥沃、水分充足,适宜浅根性草本药用植物生长,宜利用房前屋后发展一、二年生草本药材,如紫苏等。面积较大、水质较好的水面,宜发展水生、湿生药用植物、动物,如芡、莲、香蒲、泽泻、龟、鳖等。

3) 因地制宜,分类指导,加快野生中药资源转家种(养)的试验研究和道地药材的标准化生产。根据低山丘陵区不同地形部位的小气候条件,因地制宜地分类种植和培育药用植物、动物资源,丘陵阳坡适宜发展栀子、孩儿参、桔梗等;阴坡适宜发展黄精、玉竹、明党参等;山区竹林下宜发展金蝉衣(花);山间阴湿处宜发展东北南星、明党参、丹参、百部、杜衡等;溧阳山体阳坡宜发展苍术、白毛藤、牛蒡等;宜兴沿太湖边地区适宜种植百合。为了加快中药资源野生转家种(养),应选择太华或平桥低山丘陵区,开展野生转家种(养)和就地推广工作,对道地药材的家种要按其生态适宜性和品质要求,进行规范化和生态化生产,如宜兴百合、茅苍术、太子参等。

2. 宁镇茅山丘陵区

(1) 基本情况:本区位于宁镇扬低山丘陵区的中部,地处长江以南,包括南京(除六合、浦口外)、镇江 2 个市辖区和句容、丹阳、金坛等 3 个县级市。土地总面积 8955 km²,耕地面积 4157.2 km²;辖 177 个乡镇,2953 个行政村,全区总人口 732.60 万人,其中农业人口 360.65 万人,农业劳动力 104.35 万人;人均占有耕地 570 m²(0.85 亩),每农业劳动力负担耕地 4000 m²(5.98 亩);属城镇人口较多的区域,在全区土地总面积中丘陵岗地占 54.76%,平原占 45.24%。

本区自然资源丰富,农业生产门类齐全,依托城市辐射,农业生产和农村经济发展迅速,种植业以稻麦为主。随着农业综合开发的深入,加快了多种经营发展步伐,林牧渔和园艺业逐步形成规模。全区林地面积大,盛产薪炭林、用材林、毛竹、茶叶、干水果等林特产品,南部固城河、石臼湖低洼平原圩区,水产业发达,食草畜禽有一定基础,发展加快,建有粮油、花卉、蔬菜、畜禽、水产、林特产品等多种商品生产基地,产业结构逐步趋向合理。

(2) 中药资源生产特点

1) 自然条件较好,野生中药资源丰富。本区丘陵岗地面积大,地形变化多,以宁镇山脉与茅山山脉为主体,连续分布,山体一般海拔 200~400 m。由于全区地处北亚热带南部,水热条件尚充足,小气候明显,地带性植被类型为落叶阔叶常绿阔叶混交林,以阔叶林占优势,药用植、动物种类多,其中宝华山自然保护区已成为本区药用植物品种资源的集中地区。全区经调查发现,药用植物、动物资源达 1 156 种,仅次于宜溧山区,有较多的地道野生药材资源分布,如茅苍术、明党参等,成为本区发展药材资源生产的基础优势。

2) 药材生产基础好,家种药材起步早。本区不仅是江苏野生药材主产地,也是中药资源生产老区,药材生产是丘陵山区农民的传统副业,农民历来有采药习惯,有一批专业性强的生产人员,生产基础好,经验丰富。早在 20 世纪 50 年代就开始了引种、试种和野生转家种(养),各地相继办起药材种植场(队),规模较大的有南京郊摄山、铁心桥等药材种植场,种植面积均在 0.67 km² 以上;溧水东屏、共和,句容磨盘、天王、袁巷,丹徒江心洲、高桥等地农民均有较好的种植基础。全区 1983 年药材种植面积达 7.32 km²。主要栽培品种有白术、玄参、紫丹参、板蓝根、红花等。80 年代后期、90 年代前期,建立市场经济体制后,药材生产与市场脱节,生产处于停滞状态,而句容红山、袁巷等地仍有一定种植,随着农业结构调整,江宁、溧水等地又有了规模生产发展,其中江宁丹阳镇药材种植面积达 2.5 km²,溧水柘塘街道种植面积达 2 km² 以上。

3）水域优势地区，水生、湿生中药资源利用不充分。本区内的秦淮河圩区，石臼湖、固城湖低洼圩区，水域资源优势突出，水面面积大，水质较好，具有水生植物、动物生长繁衍的良好条件，适宜水生、湿生药用生物如莲、芡、龟、鳖、芦苇、香蒲、白及、半枝莲、菖蒲、鱼腥草等生长。目前已经成为水产养殖和水生经济作物商品基地，水生药材产量不高。

（3）发展方向和途径：加强野生中药资源保护，实现资源种类抚育和发展，突出道地药材有计划采收和生产，坚持野生和家种（养）并举方针，以丘陵山区药材生产为主，兼顾水生、湿生药材生产，加快引种、试种和野生转家种（养），提倡规模和分散种植相结合，有计划建立中药资源生产基地，实现以基地带农户的药材生产的全面发展，达到满足出口，供应本区对药材的需要。

1）强化野生道地中药资源的保护，保证中药资源的稳定和发展。本区林草地面积大，建立了多个森林公园和自然保护区，采取林草、药草结合，保护野生药材资源生长和抚育。实行有计划收购，根据不同区域资源量的分布状况，定点、划片控制采收量，维护药材生长的平衡，其中特别是地道药材如茅苍术、明党参、桔梗等，要严格采取保护措施，巩固和发展本区的优势地位。

2）合理规划，突出重点，有计划地发展药材生产。本区地形差异较大，城镇发展迅速，要按区域地形部位药材生长的适宜性，进行全面规划。重点区域应是宁镇、茅山山脉为主干的丘陵山区，应作为野生地道中药资源生产抚育的重点区；丘陵山区待开垦和已开垦的地区应作为重点野生转家种（养）的试验和生产区；平原地区按土地资源的条件，发展适宜的草本药用植物；石臼湖、固城湖周低洼平原圩区，重点发展水生、湿生药用植物、动物，四旁绿化地应根据林药兼顾的原则，发展一些适宜的药用林木、花卉林木园地，花药兼顾，发展一些药用作物的花卉盆景。

3）积极发展适宜性强和价值高的中药资源品种。根据区域的适宜性，有计划、有目的地安排中药资源适宜品种的遴选，优化生产结构，充分利用原有的生产基础，引导农民进行药材生产，实行按区域发展地道药材和大宗药材的生产品种，特别是江宁、句容、溧水等县（市、区）；在用地矛盾较小的地点逐步建立药材生产基地；与此同时，要探索和改革药材的收购经营机制，保证市场对药材的收购，解决药材生产的后顾之忧，促进药材生产的发展。

3. 江北丘陵区

（1）基本情况：本区位于宁镇扬低山丘陵区北部，南以长江为界，北抵洪泽湖南岸，东与江淮平原区相接，西与安徽为邻，安徽天长将本区分为南北两块，包括浦口、六合、仪征和盱眙 4 个县（市、区）。土地总面积 5 532 km²，耕地面积 2 706 km²；辖 86 个乡镇 1 263 个行政村，全区总人口 288.66 万人，其农业人口 185.07 万人，农业劳动力 53.73 万人；人均占有耕地 1 180 m²（1.78 亩），每农业劳动力负担耕地 5 000 m²（7.55 亩），属人少地多区域，农-药生产矛盾小。

本区土地资源丰富，土地类型较繁杂，丘陵山区面积比重大，占土地总面积 63.24%，平原占 36.76%，与江南两区比较，气候属北亚热带北部，土地质量较差，农业生产发展快，门类也较多，但生产水平较低，农业内部结构与资源相比尚欠合理，种植业以稻油为主，多种经济发展规模尚小，农村经济条件较差，农民人均纯收入尚较低。

（2）中药资源生产特点

1）南北气候条件差异形成药用植、动物种类分布差异。本区属北亚热带，药用植物、动物种类多，鉴于北部北亚热带向暖温带过渡，气温较南部仪征、六合、浦口低，积温低 20 ℃以上，年降水量 911～1 040 mm，降水稳定性差，亚热带植物大面积分布少，其药用植物也少，盱眙只有 549 种，以北方药材资源居多，如酸枣仁、柏子仁、知母、香加皮、五加皮等，而浦口有 879 种，与江南亚热带区数量相仿。

2）中药资源分布不均，以山区居多。本区丘陵岗地面积大，而丘陵面积比重较小，仅占土地全面积的 7.9%，丘陵与岗地面积比为 1∶7。丘陵岗地区是野生中药资源的主要分布区,野生药材的收购量占总收购量的 90% 以上,大部分集中在高丘陵地带,其中浦口老山狮子岭、六合芝麻岭、仪征青山和铜山,以及盱眙铁山寺、杨郢、马岗上哨和棋盘山,中药资源种类较丰富,重点种有明党参、南沙参、桔梗、蜈蚣、松花粉、侧柏、猫爪草、山楂、白头翁等 300 多种,而本区平缓岗地、滁河沿岸平原和沿江平原,资源量较少。

3) 药材生产发展较早,特色明显。20 世纪 50 年代以后,本区药材生产发展较快,当地农民有采收野生药材和家种药材的传统,有一定的经验。以地产大宗药材和地道药材为重点,如杜仲、明党参、桔梗、蜈蚣、柏子仁、京三棱等,并建有药材专业种植场,如盱眙甘泉药材种植场一直保留至今;浦口老山山脉的星甸镇等处种植杜仲、银杏、明党参。目前已形成杜仲基地 8.25 km²,并列入了农林厅的发展规划,星甸镇的三棵无心银杏已列入名木保护范围,并营造了成片的银杏林。在当前农业结构调整中,盱眙把药材生产作为当地的六大支柱产业,仇集、王店、龙山、马坝等乡镇发展药材种植面积 6.5 km² 以上,初步形成了规模。

(3) 发展方向和途径:立足全区,以具有中药资源优势的浦口、盱眙为重点,突出野生中药资源的保护和发展野生转家种(养)药材生产。从野马追、连钱草、丹参、明党参、蜈蚣、杜仲、柏子仁等重点品种入手,实行农-药、林-药兼做、兼顾的方针,有计划有步骤发展地道药材和大宗药材生产,以点带面逐年发展,以丰富药材资源,保障药材供给,走出一条药业兴旺、药农致富的路子。

1) 因地制宜、合理布局。针对丘陵岗地面积大的有利条件,坚持按地形、土壤、气候条件进行适地种植,做到药材品种生产的合理布局,对于土壤瘠薄的丘陵岗地,宜种植耐风、耐旱的木本药材资源,如马尾松、山楂、狭叶山胡椒等;结合灌丛草地面积大的特点,种植耐旱的草本药材资源,如紫丹参、金银花、玫瑰等。盱眙、六合、仪征是夏枯草、连钱草、猫爪草、松花粉、柏子仁、蜈蚣等药材生产适宜区。这

些地区日照充足,降水条件差,平岗多,土质差,适宜于松花粉、柏子仁、槐米等木本类药材和夏枯草、连钱草、猫爪草、柴胡、茵陈等草本类药材生产;在间隙、阴湿草地适宜蜈蚣生长;浦口丘陵岗地是杜仲、桔梗、明党参、蜈蚣等药材资源适宜区。该区域气候较温暖,雨水充沛,日照充足,老山山脉一般在海拔 200～400 m 之间,生态环境较好,适宜发展杜仲、桔梗、明党参、百部、丹参、蜈蚣等道地药材。

2) 采育结合、合理利用和保护野生中药资源。历史上由于对野生药材资源缺乏保护措施,一段时间滥采滥挖,使野生中药资源减少,甚至趋于濒危,如龙胆、柴胡、白及、京三棱等。今后要采取积极保护措施,在老山森林公园、铁山寺森林自然保护区等,按森林公园和自然保护区的规定,充实和明确药用植物、动物的保护内容;对中药资源种类较多的林地,实行封山育药,积极开展野生转家种(养),保证中药资源不流失和减少;对野生药用生物资源,有计划地实行采收,做到定点、划片按资源量的多少,按季轮流采收,并加强资源抚育。在盱眙铁山寺自然保护区内,通过引种、试种,逐步增加品种,建立药材品种园,达到药材品种的保护和增加。

3) 以市场为导向,依托药材加工企业,发展家种药材生产。发展家种药材生产,是既解决野生药材资源量不足,又解决用药需求增大的途径。面对市场经济条件下药材价格多变的现实情况,发展家种药材生产必须掌握市场信息,开拓销售渠道,特别是把重点放在地道紧俏药材品种上,建立稳定的药材销路;或是依托药材加工厂的药材生产需要,通过建立购销合同,有计划地发展生产。针对本区中药资源种类多的优势,建立仿生道地药材生态化种植生产基地,以满足高端市场的需要,形成差异化发展格局。

二、太湖平原中药资源区划特点

(一) 区域自然、社会经济条件

本区农业生产条件优越,生产水平较高,工业基

础雄厚,第三产业发达,是江苏省综合实力最强和农村经济最富庶的地区,也是全国农业生产最发达的地区之一。农业生产的基本特点是土地资源紧缺,非农产业和农业争地的矛盾突出,导致农与药之间的用地矛盾;土地肥沃,农业生产基础设施好,形成了传统农业技术精华和先进科技结合的生产技术体系,建有一系列农业科技示范推广基地,土地产出水平高;农业生产面向市场,商品化程度高,产业化经营活跃,农民纯收入达到全省最高水平。

1. 平原和水网为主的土地资源环境 本区依江伴湖、临海怀水,以平原为主,仅有 2.9% 的孤山,地势低平,河网稠密,湖泊成群,河湖水面面积占土地总面积 30% 以上,整个平原分为沿江西北和东北部的高亢平原,中部和西部为锡澄和太湖平原,东部和南部为阳澄、淀泖和两吴低洼圩荡平原,区内有大型湖泊太湖以及洮湖、阳澄湖、昆承湖、淀山湖等,在江阴、常熟等地有丘陵分布,已建有多个森林公园。本区丘陵有明显的地带性黄棕壤分布,主要有黄沙土、石质土、老红土等类型,一般山坡土层较薄,仅50～70 cm,山坞土层较厚,在 1 m 左右。平原农业土壤以水稻土、壤土为主,土质疏松、通气和排水性好,有机质较丰富,为农作物高产区。不同土地类型具有不同种类中药资源生产的条件,阳澄淀泖区和两吴低洼湖荡平原为主的水网湿地具有发展水生、湿生中药资源的生态环境,而其他平原区具有家种栽培药材的良好条件,沿湖丘陵地区则是野生中药资源的集中地区。

2. 优良的气候环境 太湖流域属北亚热带南缘,又受海洋性气候的影响,其内部受太湖水体的调节,使得本区水热资源充裕,各要素匹配良好,春季升温早,秋季降温迟,生长季节长,全年积温高,是全省热量最丰富的地区。年平均气温 15～16℃,年均极端最低气温−8～5.6℃,日平均气温≥0℃作物可以生长的时期有 335～351 天,积温值 5500～5850℃,≥10℃的喜温作物生长期有 225～230 天,积温值 4800～5070℃,无霜期长达 225～240 天,作物生长期年平均日照达 1988～2203 h,年降水量达

到 1000～1150 mm,整个气候条件较宁镇扬低山丘陵区北亚热带地区为好,气候环境的优势极有利于本区引种、驯化南方药用植、动物资源。但本区 7～9 月份,受台风影响的频率较大,往往给中药资源生产带来一定危害。

3. 丰富的生态与植被环境 本区地带性植被类型为落叶阔叶常绿阔叶混交林,以常绿阔叶树的种类和数量与宁镇扬低山丘陵区比较明显增多,更具有典型性,具有明显的层次性,乔木层常绿阔叶林以苦槠或青冈为主,常见冬青,落叶阔叶林树种常见栓皮栎、白栎、枫香树等;灌木层常绿树种有枸骨、乌饭树、栀子、竹叶花椒,落叶灌木常见有白檀、茅莓、金樱子、六月雪等;草本层常见麦冬、泽兰、一枝黄花、淡竹叶等;藤本植物有菝葜、络石、木防己、薯蓣等。本区马尾松普遍分布,林内混生的落叶与常绿树种以及草本植物比较多,这些地带性植被主要分布于丘陵地带,也是野生药材的主产区。广阔的平原区主要是作物植被;水域则是水生、湿生植被,也是水生、湿生中药资源较集中的地区。

(二) 中药资源生产现状和特点

1. 生产现状 本区中药资源开发利用历史悠久,历代名医辈出,药业兴盛,成为经济文化发达地区药业生产的特色。以苏州市区为中心,地产药材素以小草药、小花果、小动物、小矿物闻名省内外,而成为本区药材生产的代表。地道药材有苏薄荷、灯心草、苏芡、荆芥、苏枳壳、僵蚕、土鳖虫、珍珠、乌梢蛇、龟板、鳖甲等。20 世纪 80 年代中前期是药材生产的高峰期,不仅野生药材有很大发展,引种、试种和野生转家种(养)也取得了很快发展,建有专业药材种植场,形成了收购网络,保障了药材生产。1983 年,全区收购药材品种约 273 种,总收购量达 29424×10^4 kg,其中野生药材收购量占 65%,特别是野生药材主产区的苏州市区丘陵区,野生药材资源收购量占全区收购量的 42.2%,家种药材生产多集中在昆山、武进、江阴、太仓等地,种植面积近 4.67 km²,地产药材除自给外,许多品种还年年调出。本区经济发达,随着计划经济向市场经济的转换,药材生产效

益比较低,加之用地矛盾大,全区总体上形成了药材生产的颓势,但也发展有一些特色品种生产,如土鳖虫、珍珠、蛇等。

2. 中药资源生产特点

(1)中药资源较丰富,以"四小"药材为特色。本区优良的自然环境,分布有较丰富的中药资源,以小草药、小花果、小动物、小矿物的"四小"药材是太湖流域药材生产的特色,在省内占有很大的优势。其中小草药类有苏薄荷、灯心草、半枝莲、金钱草、地丁草、白花蛇舌草等;小花果类有枫茄花、梅花、玳玳花、凌霄花、碧桃干、大力子、青皮、苏枳壳等;小动物类有珍珠、乌梢蛇、僵蚕、地鳖虫、鼠妇虫等;小矿物类有寒水石、无名异、紫石英、白石英、代赭石等。本区不仅小品种比较齐全,质量也较好,如太仓的龙脑薄荷,吴中的四花青皮、灯心草,武进的孟荆芥,太湖的淡水珍珠等饮誉全国。一些小品种药材和地方性药材,如石见穿、天青地白草、大青草、白槿皮、半枝莲等,在江浙一带历来行销,成为区域性习惯用药。

(2)自然条件优越,有利于发展药材生产。本区光、热、水资源为全省最丰富的地区之一,土壤肥沃,水域面积大,是江南有名的水乡泽国,自然条件适宜多种药材生长。沿江洲田一带有大面积种植的历史和群众基础,种药技术也较好,引种的药材如杭白菊、白术、丹皮等,产量均达到了稳产高产。而在湖荡水面、洼地浅滩,历史上就是淡水水产和水生经济作物区,如淡水珍珠、苏芡、莲、灯心草、芦苇等水生、湿生药材是本区的传统产品。因此,充分利用本区优越的自然条件和蕴藏在产区药农中的技术力量,正是发展药材生产的优势所在。

(三) 中药资源生产存在的问题

1. 中药资源和生产面积不断减少 本区土地资源利用率高,历来是江苏的商品粮基地,在20世纪六七十年代"以粮为纲"时期,药材生产没有列入农业经济的范围。自80年代开始,农业生产广泛加强,荒地、荒山、荒滩大部被开发。90年代市场全部放开,药材生产效益比较低,加上工业化城镇化的迅速发展,占用大批土地,一方面野生中药资源的生长和栖息环境缩减;另一方面因经济效益低,从事药材生产的专业药农和种植场(队)逐渐减少,原有的药材田改种其他,造成了野生中药资源和家种药材面积的不断减少。

2. 环境污染较重,影响生产药材的质量 本区属经济最发达地区,农业生态环境较为脆弱,特别是人为活动的干扰,庞大的城镇人口和发达的工业,大量的"三废"排放,导致环境污染的不断加重,加之农业生产大量化肥和农药的使用,农业内源污染也十分突出,是江苏省环境污染最为严重的地区,从而导致药材产量和质量降低。

3. 经济效益低,制约了药材生产的发展 太湖地区经济发展水平高,农民的生活富裕,经济收入较高。药材生产从生产和技术管理上有特定的要求,费工费时,与其他多种经营比较,效益低、市场风险大,从而制约着本区药材生产的发展和产业振兴。

(四) 发展方向和途径

以保护中药资源为基础,充分发挥本区域的"四小"特色药材优势,加强污染治理和生态环境建设。以道地和大宗药材为重点,实行旱生、水生、湿生中药资源兼顾;生产上充分利用技术优势,逐步过渡到规范化生产;要以药材加工为带动,建立生产、收购经营和加工联动的生产经营机制;实施药材的综合开发,发展产业化经营,不断提高药材生产的经济效益。

1. 强化药材生产的市场机制,解决药材生产的比较效益 按市场经济规律,改革药材生产的经营机制,充分利用本区药材生产的技术优势和药材加工制药的集团优势,开发中药制剂新品种,并以此带动建立药材生产、收购、加工制药相联结的产业化经营机制,提高药材生产的经济效益,以促进药材产业的稳定和健康发展。

2. 因势利导,发挥药材生产的特色 药材生产是农业多种经营的一个组成部分。要总结本区历史上药业兴旺的成功经验,发挥"四小"药材的特色优势。坚持专业户和适度规模集约化生产形式,加强科技投入和管理,加强药用动物、植物资源的保护和抚育,通过加强污染治理、生态环境建设和推进药材的规范化生产,提高药材质量,实现药材产业可持续发展。

3. 突出区域重点,在农业结构调整中求发展

太湖地区自然条件优良,应根据资源条件,水土的组合状况和原有药材生产的基础,按中药资源的适宜性程度建立重点发展区域:一是太湖周边丘陵区,二是中南部水网荡区,三是中西部和东部农作区。

太湖周边丘陵区是野生中药资源种类最多的地区,又是典型的江南小品种药材生产区。应在保护中药资源的基础上,大力发展特色药材生产,对于濒危种类应加强野生转家种的力度,保证中药资源的稳定性。中南部水网荡区,具有良好的水生、湿生药材如珍珠、龟、鳖、灯心草等生长条件。中西部和东部农作区,这一区域农民有种药的传统,经验丰富,生产基础较好,从事药材生产的专业户较多,加上这里水土条件适宜,重点是发展技术要求高、高附加值的特色药材品种,如武进的孟荆芥,无锡的土鳖虫、地龙,常熟的蛇。此外,还可利用花卉产业发展小花果药材等。

(五) 代表性药材产区

1. 苏州市区丘陵野生药材区

(1)基本情况:本区位于太湖东部沿岸地区和部分岛屿,包括苏州市辖区(除吴江)。土地总面积4044 km²,其中丘陵面积 170 km² 以上,耕地面积649.9 km²;辖 38 个乡镇 880 个行政村,全区人口205.90 万人,其中农业人口 100.31 万人,农业劳动力 15.36 万人;人均占有耕地面积 320 m²(0.48亩),每农业劳动力负担耕地 4200 m²(6.3 亩),为土地资源紧缺,人多地少的地区。

全区经济发达,三产业结构较为合理,区域农业以种植稻米为主,园艺、养殖业颇具规模,形成了特种水产、亚热带常绿果树、水生蔬菜、花卉苗木和茶叶生产基地,又是全国旅游观光胜地,太湖西山建有农业高科技区,农业商品化程度高,农村经济实力强,农民较为富裕。

(2)中药资源生产特点

1)水热资源丰富,适宜多种亚热带药用植、动物生长。本区处亚热带南缘,水热条件为省内最优越的地带之一。且受太湖大面积水体的调节,水域周围的气温变化较小,日较差和年较差也较小,在同一寒潮的袭击下,在洞庭山区形成了一个天然的避冻场所。年平均气温 16℃,年极端最低气温−8℃,无霜期235～244 天,加之土壤肥沃,降水充沛,适宜多种亚热带药用植物、动物生长。小药材品种和数量在省内占有重要地位,特产药材有凌霄花、梅花、白花蛇舌草、谷精草、马勃、枇杷叶、香橼、乌梢蛇、紫梢花、紫石英、寒水石等。

2)重点小药材产地相对集中,有利于提高集约化经营水平。全区以地势平坦的水网平原为主,丘陵面积不到土地总面积 10%。沿湖丘陵海拔在100～300 m 之间,主要包括东西洞庭山、穹窿山、渔洋山和潭山等。在低山丘陵区的东山、西山、光福等地为花果集中区,很多果园的副产品如花、果、核、皮、蒂都是药材,如枇杷叶、陈皮、青皮、香橼、银杏、杏仁、碧桃干、桃仁、石榴皮、柿蒂、玫瑰花、梅花等。其他品种分布也比较集中,如南芡主要分布在苏州市郊长青、虎丘等乡;灯心草主要分布于苏州市东郊地区车坊、郭巷、斜塘、娄葑等镇(乡);龟、鳖主要分布于吴中太平、泗泾、湘城等乡。由于产区的相对集中,集约化经营程度也较高,对提高经济效益、形成拳头产品、增强销售竞争能力非常有利。

3)药材生产有较好的基础。历史上,本区药材生产不仅有专业种植,且农民有传统的采收和种植习惯,且有较为完整的药材收购网络。全区每年平均收购的药材品种约 300 个,其中以丘陵山区收购量占全区一半左右,且有就地采收、作坊式加工的习惯。目前有药材公司与药材生产基地开展合作,发展规范化和规模化药材生产,为发展药材生产提供支撑。

(3)发展方向和途径:充分利用水土条件、资源集中和生产加工技术的优势,加强环境的治理和建设,继续发挥“四小”药材生产的特色,通过改革和营造适应市场经济规律的运行机制,闯出一条促使药业兴旺的发展路子。

1)合理利用和保护、抚育野生中药资源,大力发展特色品种药材。由于多年来人们只采不育,本区的野生中药资源蕴藏量有所下降,部分品种甚至面临濒危,应采取保护、抚育、促生产、限采收的发展原则,保持其稳定发展。对于某些多年生小草本药材,如半枝莲、白花蛇舌草、白及等,可收集成熟种子,人工散播于山草丛中,令其自然生长。对于小花果药材,可结合旅游度假区环境建设和园林绿化建设来加快发展,如种植梅花、合欢、辛夷、桂花、香樟等,既能美化环境,又能提供药用植物资源。对于小动物药材,应根据其生长习性,不要破坏已有的局部环境,根据动物种类有计划地发展,如利用水域资源饲养龟、鳖、珍珠蚌等,还可发展某些特种小动物养殖的专业户。

2)抓住重点品种,形成特色地道药材的新优势。一是要针对本区自然条件优越,适宜亚热带药用植、动物生长的特点,对原有道地药材如龙脑薄荷、灯心草、南荠、苏枳壳、青皮等有计划地恢复和发展。原来苏州市郊栽培的龙脑薄荷,省内外享有盛誉,要尽可能恢复和扩种;灯心草是具有悠久历史的栽培品种,南荠曾是苏州的出口商品,均应根据具体情况,重点发展。二是根据目前的市场行情,引进部分具有特殊功能、市场紧俏的名贵药材品种资源加以发展。

2. 太湖平原药材生产区

(1)基本情况:本区包括无锡、常州(除金坛外)2个市辖区和吴江、昆山、太仓、常熟、张家港、江阴、扬中等7个区(市)。土地总面积 9252 km²,耕地面积 4650.9 km²;辖 244 个乡镇,4435 个行政村,全区总人口 930.30 万人,其中农业人口 575.04 万人,农业劳动力 106.66 万人;人均占有耕地 500 m²(0.75亩),每农业劳动力负担耕地 4400 m²(6.5亩),属人多地少的区域。

本区是江苏农村经济发达区,历来是农业稳产高产区,全区有较雄厚的工业基础,发达的旅游业,

一、二、三产结构比较合理。农业生产以粮油为主,农牧渔业发展较快,基地建设规模不断扩大,发展潜力较大。农业现代化水平较高,人均纯收入是全省较高的区域。

(2)中药资源生产特点

1)中药资源种类较少。本区地势平坦,以湖荡水网平原为主。野生药材主要是小草本和少数木本药材,如益母草、车前草、萹蓄、艾叶、地肤子、天名精等,分布较散,密度小;在家前屋后,河边路旁,常见苦楝、香椿、臭椿、女贞等木本药材和一些绿化观赏植物,如月季、蜡梅、冬青、银杏等;另外,本区水域面积大,发展水生、湿生药材条件较好,主要品种有龟板、鳖甲、水蛭、珍珠、灯心草、芦根等。

2)家种(养)药材有一定基础,但不平衡性较大。本区药材生产发展历史长短不一,种植经验和技术水平也有差距,如武进的孟河、万绥 2 个乡镇,栽培历史悠久,自宋代以来,形成了孟荆芥等一些传统地道药材;太仓新毛乡种植小叶黄种薄荷已有百余年历史,素称薄荷之乡。而多数地区药材生产是从 20 世纪 50 年代后期发展起来的,薏苡、红花、板蓝根、浙贝母、延胡索、僵蚕、土鳖虫等 40 多个品种,且在僵蚕、土鳖虫、鳖的人工养殖和番红花等引种方面取得较大突破。在计划经济时期有一些药材种植场,但分布不均且规模不大,市场开放以后也因效益比较低而相继转向,现尚有一些专业户从事特种药材资源的生产,如土鳖虫、地龙、乌梢蛇等。最近,张家港在农业结构调整中,根据市场需要种植牡丹面积达 4 km²。

(3)发展方向和途径:充分发挥原有药材生产经济技术力量强和区域资源优势,以引种、试种和野生转家种(养)生产,重点突出传统品种,增加科技投入,实行标准化生产,提高药材质量,营造新的生产优势。

1)巩固发展本区特色药材优势。本区历史上种植的特色道地药材素以质量好而著称,如孟荆芥、苏薄荷、瓜蒌、紫苏、僵蚕、土鳖虫、鳖等,应利用已有生产地和专业户,进一步巩固发展。此外,还可通过

提高科技生产水平,推行规范化生产,重造特色药材优势。

2)突出区域重点药材资源,形成适度生产规模。鉴于本区药材生产的区域不平衡性,充分利用原有生产基础,实行区域重点品种的生产布局,以重点带一般,促进药材生产发展。水域面积大的中南部地区,水面资源丰富,重点发展鳖、龟、珍珠、水蛭、苏芡等水生、湿生中药资源。武进历史上就是孟荆芥、板蓝根等特色药材的生产地,具有良好的适宜性,宜在孟河、万绥两镇发展;苏薄荷在太仓种植历史悠久,面积大,并在全国声誉较高,应在老产区新毛镇发展;土鳖虫、地龙以无锡市区产量大,养殖经验丰富,宜原养殖地发展提高;常熟宜发展蛇业;扬中江堤港岸边适宜发展牛蒡子。

三、沿海平原滩涂中药资源区划特点

(一)区域自然、社会经济条件

本区是江苏省沿海的狭长地带,南北长约740 km,东西宽不到50 km,为海洋性气候,土地资源丰富,滩涂海域广阔,具有独特的中药资源分布,药材生产潜力大。本区农业生产和农村经济的基本特点:一是农业资源有特定的优势。土地资源丰富,滩涂广阔,并在不断淤涨之中,后备土地资源充足;生物资源具有区域特殊性,堤内以耕作植被为主,滩涂为盐生、沙生植被为主,浅海有海洋水生植、动物,沿海滩涂建有丹顶鹤和麋鹿两个自然保护区,且幅员面积大;资源生态环境以自然为主,人为干预较其他区小,药材资源蕴藏量较大。凸兀于海边的云台山区,中药资源种类繁多,也是江苏省中药资源集中的区域。二是农业生产发展快,以粮棉为主,海洋水产具独特优势,畜牧业具有一定规模,多种经营发展比重大,不仅是江苏的海洋水产基地,也是全省主要的粮棉基地和重要的畜牧和林业基地。三是本区南北跨度大,区域经济差异大,从南向北的过渡性明显,总体上工业基础较差,而南部好于北部;农村经济水平较低,而南部明显好于北部。

1. 广阔的滨海平原沿海滩涂和高耸的云台山脉,以及过渡地带的盐渍化为主的土壤 本区原为宽阔的浅海。大部分是汉代以后新形成的滨海沉积平原,目前沿海滩涂中部仍处在不断的淤长过程中,境内平原地势平坦,海拔2～5 m,起伏和缓,沿海滩涂除云台山处为基岩海岸外,其他大多为淤泥质海岸,沙滩范围较小,滩涂由陆向海依次为高潮滩、中潮滩、低潮滩,再向外则是广阔的浅海,中部海域分布有辐射状沙滩。北部云台山脉沿海岸而立,属断块山地,并在海域有部分岩岛分布,云台山最高峰海拔625 m,为江苏省最高山峰。

沿海岸的土壤为盐土和盐渍化土,盐分以氯化物为主。随着成陆时间不同,土壤的含盐程度不同,成陆愈迟土壤含盐程度愈重,反之愈轻。从而形成与海岸大致平行,从海边向内依次为重盐土、盐土、轻盐土、重盐渍化土、中盐渍化土、轻盐渍化土和脱盐土的分布规律,土壤有机质从海向陆递增。由于区域土壤沉积物来源不同,质地有些差别,大部分为粉砂质土壤,耕性优良,通气、通水、导热性能良好,pH 7.8～8.0。因此这一地区具有耐盐药材资源生长的特点,浅海水域则分布有海洋药材资源。

2. 典型的海洋性气候环境 本区是紧靠黄海的南北狭长地带、具有典型的海洋性气候特征。表现为气候温和湿润、降水丰富、日照充足、季风盛行,南北差异幅度较小。苏北灌溉总渠正值北亚热带和暖温带的分界,热量资源由南向北递降。渠南年平均气温为14～15℃,而渠北为13～14℃;≥10℃积温渠南大于4500℃,渠北小于4500℃;无霜期渠南为216～225天,渠北为210～215天,而降水量恰是沿海岸有一个纵向的多雨带,年降水量900～1050 mm,沿海多雾,四季温度的变化呈现为春季温度回升缓慢,对药用植物早播、早发有影响,而秋季降温迟,有利于药用植物生长。水热资源条件能够满足药用植、动物生长繁衍的需要。但由于本区面临海洋,台风的发生频率和强度较其他地区为大,会给药材生产产生一定危害。

3. 典型区域分异的植被类型 本区具有典型的区域植被分异,全区分为4个明显的植被类型区:①淤泥质滩涂区域的滨海盐生植被类型,有藜科、禾本科、莎草科及蓝雪科为主的盐生和耐盐植物组成。分别以盐蒿、糙叶苔、芦苇、滨蒿为优势种组成不同的盐生植物群落。②沙质海滩区域的沙生植被类型,由砂引草、矮生苔草、珊瑚菜等典型沙生植物为主组成的植物群落。③云台山区的山地植被类型,在紧靠海边的云台山呈岛状分布,地带性的落叶阔叶林内有不少亚热带植物成分,常见的有盐肤木、枫香树、化香树、黄檀等,还有常绿阔叶树红楠。这类阔叶林多为次生性的,单优势种群有麻栎林、栓皮栎林。④海岸带内陆区域不同的栽培植被类型,随着栽培作物的熟制和种类不同组成多种不同的作物植被,既有北部两年三熟的作物植被,也有一年两熟的作物植被等,随着多熟制发展,其作物植被愈趋复杂。总之,沿海及海岸带植被纬度地带性的分异不明显,由此形成该区域发展沿海中药资源生产与其他区域有不同的特点。

(二) 中药资源生产现状和特点

1. 生产现状 本区与内陆比较,土地开垦历史较短,大部分地区在1949年前基本没有种植药材。然而也有少许地区有较长的栽培历史,如滨海的白首乌种植、云台山区药材生产、东台的薏苡仁和光明子生产等,在1957年以后逐步形成了家种药材的新产区,即云台山区和沿海滩涂的野生中药资源生长区和产区、浅海海洋药材资源区、内陆家种药材种植区。云台山区是江苏暖温带地区中药资源种类最多的地区,凭借沿海特有的海洋性气候环境的优势和有利的地势条件,成为仅次于宜溧山区的药材集中生长地,从20世纪50年代末,这里建有朝阳药材种植场,从事药材生产的野生转家种(养)工作,是较为理想的药材生产和试验驯化的地区。沿海滩涂是江苏唯一的盐生药材集中地,地产药材品种较多,但利用尚不充分。缺少有序采集和收购系统,已利用的仅罗布麻、芦苇、桑蚕、经济贝类,其中在东台建有罗布麻加工厂。紧靠滩涂的内陆平原,是目前药材主产区,从射阳、滨海、大丰到东台、如东、启东,均有一定的家种药材生产规模。射阳药材种植场和洋马乡,已经成为目前江苏省以白菊花为主的最大药材生产基地,有40 km² 以上的生产规模,被誉为"中国药材之乡""苏菊生产基地"。东台以新曹镇为中心,已经形成了以薄荷为主要品种的药材生产基地,其生产规模达到200 km²。在滨海,也形成一定规模的白首乌生产基地,生产面积达3.3 km²,并建有加工厂。在如东和启东也都有一定数量的药材种植。与此同时,本区形成了一批药材生产的专业村、专业户以及药材营销经纪人,为今后药材生产的发展奠定了较好的基础。

2. 生产特点

(1) 盐生和浅海药用植、动物资源丰富,开发潜力大。本区滩涂浅海北起绣针河口南至长江北口的特殊区位,是盐生和海洋药用植、动物资源的集中地,由于海岸线长,滩涂广阔,分布的耐盐药用植、动物资源有230多种,在中、重盐土中,常见有茵陈蒿、蒲公英、车前草、苍耳等;在轻盐土中,常见的有地丁草、龙胆、半夏、远志、益母草等。蕴藏量在 5×10^5 kg 以上的有罗布麻、芦苇、茵陈蒿等,具有广阔的发展前景;海洋药材有海龙、海马、牡蛎、瓦楞子、蛤壳、海藻、毛蚶、玳瑁等30多种,有的资源量巨大,有的尚未利用于药业,均具有很大的开发价值;发展盐生和海洋药材是本区的方向和特色。

(2) 云台山区药用植物、动物种类多,是较为优越的多元生态药材发展生产区。云台山区虽处在暖温带内,由于特殊的地形和海洋性气候形成了南北药材资源均能生长的特殊环境,有野生药用生物500多种,而且有不少是亚热带的种类。在江苏省有名或江苏省独有的种类有紫草、辽吉侧金盏花、楼斗菜、烟台百里香、北沙参等。因此,利用云台山优越的自然环境,通过建立药材种植场,使之成为发展药材生产的重要基地。

(3) 家种药材生产在江苏占有重要地位。本区自20世纪50年代后期起,家种药材生产迅速发展,种植面积不断扩大,生产水平不断提高,药材生产的专业村、专业户不断出现,积累了丰富的家种(养)的经验。在市场经济条件下,本区域政府和药企抓住机遇,发展药材生产,仅以射阳洋马镇种植为例,他们探索出产、学、研、销结合的发展药材生产之路,从70年代数公顷生产面积不断发展直至目前60 km²,药材品种有菊花、丹参、板蓝根、薏苡等10多个,其中菊花产业年产值近5亿元,并由单纯的种植发展到生产、加工、销售一体化经营。

(三) 药材生产的存在问题

1. 区域内药材生产不平衡 本区中药资源区域差异和优势十分明显,在平原、滩涂浅海、云台山脉三大区域中以沿海平原药材生产较为突出,云台山区资源优势尚未形成药材生产优势,而滩涂浅海药材资源独特,生产利用水平很低。作为江苏唯一的沿海平原区,平原区的家种药材已形成规模,而滩涂盐生和浅海海洋药材生产特色尚未形成,发展海洋药业显得滞缓。

2. 药材生产经营管理机制与市场经济不适应 在市场经济体制建立后,药材生产随着计划经济向市场经济转轨过程中,没有形成与市场经济相适应的生产经营管理机制,使药材生产出现失调。从事药材生产的农户不能适应市场变化,出现生产上的盲目性,导致一些药材品种积压滞销和一些品种脱销,形成产、销的矛盾,而管理部门也没有以市场信息作引导,为农民开拓畅销渠道,严重制约药材生产的发展。

3. 药材生产科技力量缺乏 药材市场的竞争,靠的是药材生产科技的竞争。然而沿海地区药材科技力量较薄弱,一些药材生产老区虽然有一定的生产技术基础,而目前药材生产是一家一户进行的,缺乏一定的技术辅导人员,加上为种植药材服务的机构和人员缺乏,而形成种植过程达不到技术要求、管理粗放、规模化程度低,这将严重制约今后药材生产的发展。

(四) 发展方向和途径

应按照区域分异规律,发挥区域资源优势,突出区域重点,加强药材生产基础建设,积极发展道地、大宗药材,坚持野生抚育和人工生产并举,通过增加科技投入,调整产品结构,形成区域重点品种布局,建立白菊花生产基地,努力推行规范化生产,带动全区形成生产特色。依托制药企业,树立名牌产品,逐步建立以基地为基础的,拳头产品带动的,品种多、产量稳、质量高的新兴药材生产区。

1. 总揽全区,实行分区品种布局优化,分类指导 滩涂浅海中药资源以野生为主,发展方向突出盐生、海洋药材生产;沿海平原中药资源以家种(养)为主,发展方向突出地道、大宗药材的家种(养),作为沿海药业的后方基地;云台山区药材发展方向以保护和发展中药资源为主,形成中药资源多元发展基地。

2. 努力开发滩涂浅海药材资源 对蕴藏量大的野生中药资源如牡蛎、蛤壳、海螵蛸、鱼脑石、罗布麻、芦根、中华补血草等采取保护和利用相结合,提高利用程度。对于在国内外市场具有竞争能力的中药资源,如蟾蜍等,应加强资源保护,保持种质优势。对于具有深层次治病功能的海洋药材资源,要进一步加强科学研究,拓宽开发功能,逐步实现海洋药材生产与创新药物的新突破。

3. 家种药材,应遵循市场经济规律,有计划、有重点地合理布局 一方面,要对本区域有基础的传统药材品种,如白菊花、白首乌、薄荷、光明子等,使其逐步走上规范化生产轨道,提高质量;另一方面,要把靠滩涂的平原区作为滩涂浅海药材资源的种(养)基地,特别是利用盐渍土引种、试栽耐盐性药用植物资源。

4. 用市场经济规律,建立适应市场信息的生产经营机制 要吸取洋马药材生产的成功经验,逐步走上科研、生产、收购、加工于一体的药材生产产业化经营之路,要加强对分散农户药材生产的服务和组织建设,加强技术指导,开拓药材销路,提高生产积极性,不断提高药材生产的经济效益。

(五) 代表性药材产区

1. 滩涂浅海区

(1) 基本情况:本区位于沿海平原东部,即以老海堤为界,南起长江北口,北至绣针河口的滩涂浅海区域,包括启东、海门、通州、如东、东台、大丰、射阳、滨海、响水、灌云、赣榆和连云港市、连云、海州区的滩涂浅海。土地总面积 4863 km²,耕地面积 445.4 km²;辖 39 个乡镇 383 个行政村和 5058 个企业,全区总人口 57.01 万人,其中农业人口 44.80 万人,农业劳动力 15.96 万人;人均占有耕地 780 m²(1.17 亩),每农业劳动力负担耕地 2790 m²(4.2 亩)。

本区为老海堤以外的滩涂浅海区,人少地多,土地资源在不断增加,整个区域基本上属自然生态环境,野生、海洋药用植、动物资源丰富,随着沿海滩涂围垦,资源的人为开发利用程度不断提高。由于本区土地含盐量大,主要生长耐盐作物,种植业发展一定程度上需要有一个脱盐改土过程,目前生产水平不高,主要产业是水产业,尤以海洋水产突出,是江苏独有的海洋水产基地。

(2)中药资源生产特点:耐盐药用植物和海洋药材资源是滩涂浅海区的资源特色,其中海洋药材中有海螵蛸、蛤壳、牡蛎、瓦楞子、鱼脑石,以及海龙、海马等,前者资源丰富,分布较广,后者在连云港沿岸浅水海域;盐生野生中药资源有罗布麻、益母草、芦根、茵陈蒿等 230 多种。本区是处在逐步成陆过程中,资源的利用程度低,除少数的药用植物外,大多处在自生自灭的演替状态中,作为药材资源的开发利用,仅仅在起步,绝大多数植、动物药用功能尚未有效开发,资源的优势没有得到释放,其中特别是海洋药材资源,有着广阔的开发前景。

(3)发展方向和途径:抓住本区域盐生、海洋中药资源特色,发挥滩涂浅海中药资源优势,保护天然药用资源基础;加强科学技术研究,挖掘中药资源功能潜力;依托沿海平原,加强中药资源科学生产基础设施建设;在利用野生中药资源的同时,通过引进技术,发展药材生产,逐步向建立具有江苏特色的海洋中药产业发展。

1)合理开发利用滩涂中药资源。本区滩涂中药资源丰富,但利用率较低,如罗布麻、瓦楞子、牡蛎、蛤壳等,蕴藏量大,具有较大的开发潜力。一方面,要加强有计划采收、开拓销路、发展加工等一系列基础工作,以提高野生中药资源的利用率;另一方面,要结合滩涂综合开发,农、药兼顾,有计划发展药材的家种(养),如在广阔的滩涂自然保护区以及滩涂草丛中,人工种植海洋药材和养殖小动物药材,利用滩涂荒地,引种耐盐性较强的药用植物,如紫菀、龙胆草等,既可增加资源,又可抑制土壤返盐,改善土壤理化性质,提高土壤肥力。

2)开发和利用海洋中药资源。江苏大面积的浅海水域,有着丰富的海洋水产资源。近年来海洋捕捞发展很快,但药业利用较少。本着水产、药业兼顾的原则,理顺渔-药结合机制,提高水产品的利用程度。江苏海州湾水域更有许多名贵中药资源,尖海龙、日本海马、盘大鲍、黄海葵等均有分布,东牛山、平山、达山海区是江苏唯一的海珍品养殖基地。在结合海珍品养殖的同时发展名贵海洋药用动物资源性健康产品,推动特色产业高质量发展。

3)加强科学研究,开拓海洋生物的药用功能,发展海洋药业。要依托科研院所,加强海洋生物的药用研究,开拓海洋生物的药用功能,发展新兴的海洋药业,建议在连云港和盐城两地建立以海洋药材和滩涂药材生产的科研生产指导机构,逐步在原有制药厂的基础上,有重点的发展海洋制药加工,使之成为江苏海上苏东的支柱产业。

2. 沿海平原区

(1)基本情况:本区位于江苏省的东部沿海,与滩涂浅海接壤,包括启东、如东、东台、大丰、射阳、滨海、响水、灌云等 8 个县(市、区)除滩涂以外的区域,西部与江淮平原和徐淮平原相接,北抵云台山区,南至长江北岸。土地总面积 11 454 km²,耕地面积 7753.7 km²;辖 207 个乡镇,3 815 个行政村,全区总人口 775.20 万人,其中农业人口 610.01 万人,农业劳动力 197.07 万人;人均占有耕地 1030 m²(1.54 亩),每农业劳动力负担耕地 3 970 m²(5.9 亩),是全省人均占有耕地最多的区域。

本区自然和资源条件优越,土地资源丰富,人地矛盾小,平原地势低平,大部分地区不足 5 m,土壤内陆向东依次为水稻土、潮土和盐土类,以壤土为主,加上沿海湿润的季风气候,适宜多种农作物生长。农业生产发展快,种植业以稻麦棉为主,多种经营发达,其产值已超过农业总产值50%,农业结构不断得到优化,沿海的林业、水产、畜牧和粮棉、蔬菜基地日趋规模化,已经形成农林牧渔较为协调发展的态势,随着乡镇工业的发展,农村劳动力得到较大的转移,农村经济实力不断提高,农民纯收入不断增加,但在北部几个县发展较慢。

(2) 中药资源生产特点

1) 中药资源生产条件良好。本区土壤呈过渡性分布,海洋性季风气候的温暖湿润使得本区较为疏松的土壤可进行多种作物和药用植物的栽培和驯化。东部地区是盐渍化分布的区域,荒草地、林地较多,既有较多的耐盐药用植物资源分布,又具有药材生产不与农业争地的条件,能作为滩涂浅海野生中药资源进行野生转家种(养)的良好场所。目前在射阳、滨海、东台、如东、启东均建有引种、试种和野生转家种(养)的基地,有的已经成为具有一定生产规模的基地。

2) 药材生产基础好,发展潜力大。本区家种药材生产虽然起步较其他内陆地区晚,发展迟,但农民具有一定的种植药材的传统,如滨海白首乌种植并加工制粉已有百余年历史;东台种植决明子已有50年多历史,薄荷种植也有多年经验;射阳药材种植已有近40年历史,当地药农积累了丰富的生产经验。近30年来,家种药材迅速发展。各地涌现了一大批药材生产专业乡(镇)、专业村和专业户,如滨海临淮乡、振东乡,射阳黄尖乡、洋马乡,启东北新乡、民主乡、新港乡,如东岔河镇等,均有一定面积的药材种植,发展良好的品种有白菊花、白术、紫菀、杭白芷、薏苡、北沙参等20多个品种;在堆堤荒地,还引种了多种木本药材,如银杏、西河柳、杜仲、黄柏、山楂等。特别是射阳以洋马乡为中心,药材种植面积达到了40 km² 以上,栽培品种发展到30多个,并探索出药材生产的产业化经营道路,为沿海平原地区发展药材生产提供了较为有益的经验。大丰堰北村成功地

养殖可生产香料和药用的海狸鼠达几万只,并实行加工销售一体化经营,加之本区具有一定声誉的蟾酥、刺猬皮、白首乌等名贵中药资源,为进一步发展药材生产提供了良好的基础,具有很大开发利用潜力。

(3) 发展方向和途径:立足全区,面向全省、全国。以本区生态条件为基础,重点突出发展盐生药材,推进白菊花、白首乌、薄荷、蟾酥、刺猬皮等名产道地药材的开发利用,兼顾大宗药材。抓住环境优势条件,实行规模生产和农户生产相结合,通过扩大规模建基地,以白菊花规范化生产带动其他品种生产。使本区成为既具有单品种名优特色药材,又具有以盐生药材为生产特色的全省突出的多品种药材规范化生产基地。

1) 实行分区规划,分类指导。全区为沿海狭长带,按南北区域生态条件、药用生物资源特点和药材生产的适宜性,实行分区分类指导,突出重点,区域联动,共同发展。总渠以北为白首乌、玄参等适宜区,灌云、响水、滨海三地均为平原,在黏壤土中适宜发展白首乌,在砂质壤土中适宜发展北沙参、玄参等。总渠以南为白菊花、龙胆、蟾酥等适宜区,射阳、大丰、东台等地应突出发展白菊花、龙胆、光明子等,如东、启东应突出"启东蟾酥"优势,发展蟾蜍、决明子、浙贝母、延胡索、龙胆等。

2) 对家种(养)药材生产实行有计划地发展。发展家种(养)药材,既要考虑市场需求,又要兼顾本地优势条件和传统品种,应以传统老品种为基础,根据市场要求,有计划地扩充家种(养)药材新品种。特别是对一些种植面积不大,有发展前途的品种,如射干、知母、柴胡等。此外,大丰堰北村海狸鼠养殖和加工海狸香已初具规模,市场供不应求,宜进一步扩大。

3) 切实抓好农户药材生产,逐步走向集约化经营。应坚持规模生产和分散生产两条腿走路,狠抓以射阳洋马白菊花、滨海白首乌、东台薄荷为主的规模生产,走出药材规范化种植和产业化经营的发展道路,带动分散农户的药材生产。政府要为农户的药材生产提供必要的技术、销售服务,解决他们生产

过程中的困难,让分散农户在市场经济中提高市场意识,逐步走向联合,向药材生产产业化方向发展。

3. 云台山区

(1)基本情况:本区位于沿海平原北部,东邻黄海、北濒海州湾,与滩涂浅海相接,南与沿海平原相接,西至徐淮平原;土地总面积 824 km²,耕地面积 136.1 km²;辖 10 个乡镇 88 个行政村,全区总人口 58.89 万人,其中农业人口 13.23 万,农业劳动力 4.39 万人;人均占有耕地 230 m²(0.35 亩),每农业劳动力负担耕地 3100 m²(4.65 亩)。

本区包括连云、海州的大部分,其中低山丘陵面积 171.2 km²,占土地总面积 20.78%。土地资源农业利用以林地为主,呈现林业、园艺、种植和水产、畜牧、养殖的多种经营占主导地位,耕地只有林地面积的 2/3,种植业以粮棉为主,鉴于农村紧靠城区,甚至交错分布,乡镇工业比较发达,农业商品化程度较高,农村经济比较活跃。

(2)中药资源生产特点

1)山地地形复杂,中药资源种类丰富。全区地貌多样,低山丘陵、平原、河流、岛屿、海岸兼有,而以低山丘陵面积较大,沿海独特的地位,和由锦屏山及前、中、后云台山组成的低山丘陵,大小山峦 157 座,高差变化大,形成许多独特的小地形、小气候,成为孕育和汇集南北方药用植物、动物的多样性的良好生态环境。中药资源种类较多,仅次于江南宜溧山区,既包括南方的无患子、化香树、苦木、山胡椒、枫香树、刺楸、乌桕、紫金牛等,又包括北方的赤松、酸枣、铃兰、北柴胡、延胡索、烟台百里香、耧斗菜、东北南星、辽吉侧金盏花、紫草等。主要中药资源有北沙参、蔓荆子、紫草、黄芩、灵芝等 20 多种。

2)生物气候的过渡性,是中药资源引种驯化的适宜地区。本区不仅属于亚热带向暖温带过渡区,而且海洋性气候特征明显,各种小地形、小气候较多,具有多种药用动物、植物资源的生长环境。冬季不寒冷,夏季不酷热,气温变化缓和,年平均气温 14℃左右,极端最低气温 -14.7℃,无霜期 220 天,年平均降水量 961.6 mm,年均日照时长 2501 h。在严寒的冬天,仍有小地形的气候条件如苏南,形成药用动物、植物资源引种驯化的良好环境。本区曾先后引种过山茱萸、杜仲、黄柏、杭白菊等 50 余种中药资源品种,大部分已在云台山落脚,长势良好。加上本区中药资源种类丰富的特点,可以把云台山区建成江苏药用动物、植物家种(养)培育驯化的实验基地,成为江苏中药资源种质繁育基地。

(3)发展方向和途径:以加强药用动物、植物资源的保护及合理开发利用为基础,进一步加强药材研究和生产队伍建设,通过完善药材生产及经营机制,增加科技投入,实现本区药材生产的新发展。重点是发挥地方特色药材优势,发展重点中药资源品种,形成拳头产品。使本区成为具有特色药材繁育、种子种苗供给功能,同时药食两用品种丰富的江苏省药材生产重要保障区域,带动江苏北方区域药材生产的发展。

1)以保护中药资源促药材生产。本区中药资源种类较多,但历史上的无序生产,过度采挖,使有些药材品种资源量大量减少,有的面临濒危、灭绝,如紫草、北沙参、单叶蔓荆等。因此,要切实做好云台山区中药资源的保护工作,要与农林部门密切配合,在已建立保护区内,强化中药资源保护措施,对蕴藏量少、面积分布不大、种类较集中的地区,实行封山育林、育药,促使资源生长繁育,并在旅游地区与旅游部门协作,建立旅游保护条例制度,防止旅游破坏,在此基础上,有计划、有步骤地实施中药资源的开发性生产,实施和分区、分片轮采、采大留小、采密留疏的采集计划制度,以区域生态平衡促使中药资源生产的良性循环。

2)加强栽培驯化实验基地和药材种质园建设。本区自然条件优越,生物气候过渡性和小地形、小气候的多样性,是引种驯化比较理想的区域。要充分利用这一优势,加强引种驯化基地建设,使本区成为淮北家种(养)药材的供应源地。一是强化云台山森林自然保护区的保护工作,增加中药资源保护的内容,周边结合引种,使之向药用植物种质园的方向发展。二是在山区选择具有代表性、生态环境好的地点,如朝阳、宿城、东磊、花果山,建立药材培育驯化实验基地。三是加强稀有濒危种类的研究,实行就地保护和迁地保护相结合的方法,使中药资源迅速恢复和发展。

■ 四、江淮平原中药资源区划特点

(一) 区域自然、社会经济条件

本区发展农业的自然资源条件好,既有里下河水网低洼圩区,又有南部高爽的长江三角洲平原,土地资源质量较好,土壤肥沃,热量充裕,光、热、水匹配协调,具有作物多宜性,是生物资源培育驯化的良好区域。农业生产条件改善快,通过农业开发,原来大面积的中低产耕地被改造成为稳产高产农田,农业生产水平取得很大提高。农业资源优势得到较好发挥,基本形成了粮棉油、银杏、花卉、水产、水生经济作物、蚕桑、畜禽等规模化基地。农业生产结构在调整中日趋合理,既有稳定的以粮棉油为主的种植业,又具较为发达的水产业,以猪禽为主的规模畜牧业发展很快,传统的花木、银杏、特种经济和水生作物方兴未艾,农林牧渔趋向全面发展。农业生产商品化、市场化程度较高,农村经济比较活跃,多种经营发展快,农民收入不断提高,目前已成为江苏省农业较为发达的区域。

本区自然环境的三个基本特点:一是地势低平,呈周高中低的碟形洼地,土壤理化性状好,土地质量较高。二是海洋性季风气候明显,气候温暖湿润,气象要素匹配同步,有利于农业生产,但洪涝、台风机率较多。三是湖泊众多,水资源丰富。这决定了本区既具水生、湿生中药资源优势,又具有发展中药材生态种植的良好条件。

1. 典型的水网、平原地貌和土壤 本区平原由低洼平原和长江三角洲平原组成,地面高程为1~5m。以通扬运河为界,北部里下河地区为长江北部的碟形浅洼平原,是全省著名的湖荡水网区,具有水网密度大,水域面积比重高的特点,众多湖泊高度集中,较大的湖泊有洪泽湖、高邮湖、邵伯湖、宝应湖、

白马湖、射阳湖等,构成适宜水生、湿生中药资源生长的地貌环境。通扬运河以南东至海门,是长江三角洲平原北翼,地势高爽,河网较密,西部沿江为高沙土平原,有东西向高地横亘,高程在5m左右,东部则为平坦的平原。

里下河地区,广泛分布有由沼泽土和草甸土起源的水稻土,耕地质量较好,保水、保肥力强,有机质含量较高,在省内仅次于太湖地区。土壤含钾量在全省属于中上水平,唯速效磷含量较低。南部三泰高沙土地区,土壤沙性重,漏水、漏肥,在潮土分布区具有夜潮性,极适宜半夏、荆芥的生长。而通海地区则以壤质土壤为主,土壤疏松,保水、保肥性能好,是多种家种药材的生长适宜区。

2. 良好的气候环境 本区地处北亚热带北缘向暖温带过渡区,距海洋近,受海洋性气候影响较大,加之境内水网密布,水面积大,水体对气候有一定的调节作用,特别是里下河地区是全省热量较丰富的地区。全区年平均气温14~15℃,≥0℃的积温为4580~4800℃,年内温度的变化比较平缓,与省内同纬度的西部地区比较,春季升温迟,秋季降温缓慢,夏无酷暑,冬无严寒,年降雨量1000mm左右,雨热同季,有利于药材生长。无霜期205~215天,年日照时数为2130~2360h,由西向东北逐渐增多。光、热、水资源配合良好,光能资源优于太湖,热量资源优于徐淮,有利于发展药材生产,但降水和温度年际变化比较明显,气候灾害较为频繁,对稳定药材生长、基地建设有一定影响。

3. 地域特色的植被环境 本区种植业发达,无天然植被分布,主要是作物植被。由于水域面积大,具有水生、湿生植物广泛大面积分布的特色,尤以里下河地区突出。常见的湿生植被为以芦苇、菰、莲、香蒲等为优势种的挺水植物群落类型,主要分布于湖泊边缘、湖荡地和低洼湿地。水生植物常见以芡、菱等为优势种的浮叶水生群落类型,以浮萍与紫萍等为优势种的漂浮水生群落类型,以及以狐尾藻、黑藻等优势种的沉水植物群落。此外,在沿运大堤广泛分布有人工栽培的林木,以及高沙土地区分布为

主的银杏。

(二) 中药资源生产现状和特点

1. 生产现状 本区使用中药历史较早,明代《惟扬志》(1542年)中就有关于中药蒲黄、莲、银杏、荸荠、半夏等的记载。江苏东部南通一带,在明代《嘉靖通州志》就记载有地产药材33种,《万历通州志》则载有半夏、薄荷、瓜蒌等57种地产药材,可见当时本区对地产药材的生产利用较为广泛。但1949年前后药材种植较少。自1957年以后,特别是80年代前期,药材种植面积达 6.66 km^2 以上,栽培品种有荆芥、半夏、红花、地黄、白菊花、延胡索、浙贝母、玉竹、白术、川芎等40多种,其中通州、海门一带的延胡索、浙贝母的生产列为全国第二大生产基地。本区野生药材以水生、湿生药材为主,如泽兰、蒲黄、龟板、鳖甲、水蛭等;道地药材有荆芥、银杏、半夏、芡实、兴化荸荠、蒲黄、泽兰、苏薄荷等。家种药材有延胡索、浙贝母、玉竹等,在东部通海地区较为突出,面积大、品质优。

2. 生产特点

(1) 水生、湿生药材资源丰富,开发利用潜力大。由于本区水网稠密,水域滩地面积大,具水生、湿生中药资源良好的生态环境,水生、湿生中药资源种类多,且蕴藏量大。据20世纪80年代普查资料,水生、湿生中药资源有136种,其中植物类有60种,动物类有72种,总蕴藏量 $4 \times 10^4 \text{ kg}$ 以上,其中牡蛎 $5 \times 10^6 \text{ kg}$,泽兰 $2.6 \times 10^6 \text{ kg}$,蒲黄 $2.58 \times 10^6 \text{ kg}$。从80年代后期开始的大规模农业综合开发,围滩造田,围水养殖,使荡滩面积减少,原有的种植制度和中药资源的生长环境有所改变,导致水生、湿生中药资源的蕴藏量相对减少,但区域水生、湿生中药资源仍占据优势地位,仍具很大的开发潜力。

(2) 药材生产基础较好,具有良好的发展条件。本区气候条件较好,光、热、水三者配合协调,适宜于发展药材生产。近30年来,家种药材发展较快,形成规模和品质上乘的药材有紫丹参、佩兰、芡实、土鳖虫、龟板、鳖甲等;此外还有红花、泽泻、浙贝母、延胡索、白术、菊花、防风等。自1957年以来,本区建

有为数较多的专业药材种植场(队),群众积累了丰富的家种(养)药材生产的经验,使药材生产具有良好的基础。

(3) 药材生产区域差异明显。本区中药资源和药材生产具有明显的差异性,大致分为三个区域:①里下河地区,以水生、湿生中药资源和药材生产为主,主要是随着农业"四水"开发,发展大规模的水生经济作物(如莲),进行大规模的水产养殖(如特种水产的龟、鳖、三角帆蚌等),专门作为药材生产的较少。②高沙土及周边地区,以沙土、潮土类药材居多,如半夏、荆芥、银杏、桑螵蛸等,是这些药材的最适宜区,但因耕地紧张,生产经营机制制约,原有的荆芥、半夏等生产优势丧失,生产处于停滞状态,而银杏发展较快,桑园随市场变化而变化。③通海地区,是家种药材最发达区,以浙贝母、延胡索、玉竹为主,栽培种类较多,生产水平和商品率高。

(三) 存在问题

1. 自然环境的变化,使野生中药资源发展与供给受到影响 本区历史上经历了一个较长的开发利用过程,里下河地区的水改旱、围湖造田、开滩种粮;高沙土地区的旱改水,这些开发给农业生产带来快速发展,然而通过开发带来了区域中药资源生长和栖息生态条件的变化和种植制度的改变,不少野生中药资源生长受到影响,由此而产生资源量减少,有些种类面临濒危,甚至灭绝,如蟾蜍、乌梢蛇等。

2. 药材生产不适应市场需求变化而处于不稳定发展状态 本区历史上药材资源和生产特色明显,但由于分散农户的药材生产经营难以适应市场经济规律的变化,缺乏信息引导的自发生产,导致生产的药材品种不能适应市场的要求,其生产效益低,影响农民生产的积极性,制约了药材生产的发展,如三泰地区素以半夏、荆芥而知名,但迄今的生产面积呈现萎缩状态,生产和供给不够稳定。

(四) 发展方向和途径

以发展道地药材和传统大宗药材为重点,逐步推进生态药材仿生种植工作。按区域分异规律,因水、因土、因肥制宜,合理布局。里下河低洼地区突

出水生、湿生药材,沿江地区突出道地药材和大宗药材,实行按区域功能开发利用中药资源。通过积极引导投入,强化基础服务建设,依托市场和企业,建立适应市场经济的生产经营管理机制,在重点地区增加药材生产在开发利用中的份额,逐步建立药材生产基地,带动区域药材生产的发展。

(1)以区域中药资源优势和生产基础为依据,实施分区发展的思路。里下河地区以水生、湿生药材为区域发展重点,充分利用资源量大,群众素有种植水生、湿生经济作物和药材的习惯,实行多功能开发,宜发展蒲黄、莳萝、泽兰、芡实、蒲黄、珍珠、龟板、鳖甲、莲藕、薏苡仁等,通过对中药资源的循环利用研究,走出一条多途径开发的新路子。

通海地区在原有浙贝母、延胡索的全国第二生产基地的基础上,加强规范化生产,建立以优势种为主的多种药材生产基地。通南高沙土地区要以治理污染和加强环境建设为重点,逐步恢复半夏和荆芥的生产,改善和提高银杏叶的质量,并兼顾一些小药材的生产。

(2)加强药材生产经营管理机制建设,调动农民的药材生产积极性。一是要加强市场信息引导,按市场需要发展药材生产。二是要加强技术队伍服务建设,通过掌握标准化生产技术,提高药材的质量,增加市场的竞争力。三是开拓市场销路,恢复药材生产收购系统,并充分发挥本区药材加工企业的带动作用,建立生产、收购、加工于一体药材产业化经营体系,逐步开拓药材生产的新路子。

(3)农、林、牧、渔、药兼顾,形成多元化协调发展的良好局面。本区是农业较为发达的区域,要以充分利用资源为宗旨,协调农业各部门和药材生产的关系,按互助互利的原则,协调资源的多功能开发。要在深度加工上下功夫,保证生产效益的提高,以及提供制药工业的原料,如香蒲、莲、薏苡、芡、桑、银杏等资源的综合开发利用和循环经济绿色发展。

(五)代表性药材产区

1. 通海沿江平原区

(1)基本情况:本区位于江淮平原东南部,南邻长江,北部与东部接沿海滩涂平原,西部与通扬高沙土区相邻,包括南通的崇川、通州、海门3个区。土地总面积2299 km²,耕地总面积1613.8 km²;辖有90个乡镇,1745个行政村,全区总人口312.20万人,其中农业人口191.72万人,农业劳动71.14万人;人均占有耕地520 m²(0.78亩),每农业劳动力负担耕地2270 m²(3.4亩);是江苏突出的人多地少地区,后备土地资源匮乏。

本区东距上海市较近,区位优势突出,优良的土地资源和气候资源,使本区农业生产无后顾之忧,是历史悠久的特种经济作物区,种植业发达,农业生产门类多,并形成了一系列多熟间套种耕作制度,极有利于多种经济作物和药材资源的种植安排。受城市经济的辐射,农业生产的商品化程度高,农村劳动力转移较快,农村经济发达,是南通较为繁荣发达的区域,农民生活水平较高。

(2)中药资源生产特点

1)自然条件优越,具有特种经济作物生产特色。本区地处长江三角洲北翼沿江区,为滨海临江的冲积平原,受江海水体调节,气候温暖湿润,热量资源较丰富,光照充足,水源丰沛,土壤多为轻壤土,少数为黏壤土,土地大多已经脱盐,具有多种特种经济作物的适宜性。据20世纪80年代普查,南通有药用植物、动物资源近千种,其中药用植物近600种,药用动物近400种。受城市经济辐射,多种经营发展迅速,农业结构以种植业占绝对优势,尤其是特种经济作物,在全省占有重要地位,如苏薄荷生产,其产量在全国、全省首屈一指,药材种植已形成传统优势,是江苏重点家种药材生产基地。

2)生产面积大,种类集中,商品率高,具有传统优势。本区家种药材生产的历史较长,1949年前就有农民种植药材,品种有红花、地黄、玉竹、瓜蒌、红旱莲等。1949年后,特别是1957年后,药材种植种类和面积迅速增加,1985年药材种植面积达800公顷,药材种类达27个,收购量达89.93×10⁴ kg,集中分布在海门的德胜、厂洪、天补等7个乡,以及通州的张芝山、姜灶、南兴等9个乡,栽培品种有延胡索、浙贝母、白术、玉竹、麦冬、川芎等,一般商品率均在90%以上,经济效益较高。其中延胡索、浙贝母被列为全国第二大生产基地,每年向国家提供药材商品 3×10^5 kg,远销全国20多个省市,成为当地药材经营的拳头商品。至今这一地区的生产没有间断,已经形成了延胡索、浙贝母药材生产的专业村。

(3)发展方向和途径:利用区域环境优势,积极发展中药资源生产,加强药材生产的科学研究和生产队伍建设,扩大生产领域,以提高药材质量为核心,逐步推行规范化生产,提高生产水平,确保药材优质,提高市场竞争力,把本区建设为江苏省家种药材规范化生产基地。

1)突出重点,按市场规律安排好药材生产和进行基地建设。一是在品种上符合市场的需要,要充分利用延胡索、浙贝母、玉竹、板蓝根等品种的优势,在栽培技术上下功夫,特别是推行标准化生产,达到强化优势,提高市场知名度。二是要紧紧依靠市场信息,合理安排品种和种植面积,提高应变市场的能力。三是扩大栽培品种,使本区向多品种方向发展,以解决自需药材的供给量,并适应市场变化求发展。四是要开拓销售渠道,解决农户种药的生产经营机制,发展产业化经营,保证药农的收益提高。通过以上生产建设,使本区向现代化生产基地发展。

2)加强生产技术队伍建设,加强技术培训。保证生产药材的质量,关键在于生产技术和生产管理水平的提高,要在原来良好的生产基地基础上,进行生产技术管理队伍的建设,特别是要提高到规范化生产水平的水准上,造就掌握规范化生产的技术骨干,实行生产技术的管理和指导;要加强以规范化生产为目标对生产农民进行技术素质的培训,提高他们适应和掌握技术的能力,提高药材生产的总体水平,从而保证药材规范化生产基地的不断提高和发展。

2. 通扬高沙土平原区

(1)基本情况:本区位于里下河地区以南,长江以北地区,东接通海地区,西与丘陵区相邻,包括扬州、泰州2个市辖区和泰兴、靖江、如皋、海安等4个县(市、区)。土地总面积8 195 km²,耕地总面积4 417.3 km²;辖有261个乡镇,4 462个行政区,全区总人口804.26万人,其中农业人口595.73万人,农业劳动156.93万人;人均占有耕地550 m²(0.82亩),每农业劳动力负担耕地2 810 m²(4.2亩);属人多地少,耕地较为紧张的地区。

本区人多地少,土地资源较紧缺,土壤以高沙土、潮土为主,其中心部位为高沙土,占全区总面积42%,土壤环境总体较差,以沙土、薄层沙土为主,持水能力差,土体结构松散,表现为典型的"沙、瘦、板、漏"的特点,土壤肥力较低,水土流失严重。全区气候条件较好,属北亚热带季风气候,农业生产条件有所改善,生产发展较快,受土壤环境的制约,生产水平尚不太高,种植业以粮食为主,熟制结构比较复杂,旱作有较大比重。蚕、桑、银杏生产是本区的一大特色,多种经营门类较多,蔬菜、花卉已经形成基地,农村工业有一定基础,农民生活水平在全省属中上等,然而本区"三废"环境污染比较严重,对农业生产有影响。应加强中药农业生产过程下脚料的资源价值发现研究和再生利用开发,延伸产业链,既可增加收益,又可减少生态环境压力。

(2)中药资源生产特点

1)地产药材生产有一定基础。本区特定的自然环境,曾形成一些中药资源种类的优势,在省内外有知名度。江都三泰一带,因多潮土分布,土壤疏松、湿润,具有一定的夜潮性,很适宜半夏、荆芥等药材的生长,又是银杏适宜生长区,20世纪80年代发展有一定的种植面积,农民也有一定的种植经验和习惯,曾以地产半夏、银杏、荆芥而闻名。泰兴是全国著名的"银杏之乡",泰兴、姜堰是泰半夏、荆芥的主产地,建立市场经济体制以来,银杏的效益较高,发展迅速,已形成较大规模,而半夏、荆芥等药材效益比较低,生产趋于停滞状态。

2)中药资源种类较多,具有较大的开发潜力。本区虽是平原地区,药用植物近500种,其数量分布由西向东逐渐增加,江都、泰兴、姜堰药用植物在250种左右,如皋有363种,海安达400种以上。在

20世纪80年代，药材生产有较大发展，生产具有一定特色，建立市场经济体制以来，中药资源利用不充分，地产药材的优势已不明显。

（3）发展方向和途径：加强地道药材的生产，开发利用东部中药资源，处理好与农争地的矛盾，充分利用有利条件，合理安排药材生产，着眼于中药资源的高效利用，提高药材生产效益，逐步恢复药材生产优势。

1）突出区域发展重点。江都三泰地区要把药材生产的重点放在半夏、荆芥和银杏上，通过解决农户药材生产经营机制和开拓销售渠道，达到发展生产。同时通过加强科技研究，解决半夏、荆芥的家种的生产技术，恢复和发展生产，促使生产效益的提高。高沙土地区是银杏的适宜区，重点要解决污染治理，降低银杏叶的污染物残留量，实施标准化生产，从而提高药材质量，严格保护蟾蜍以及野生中药资源。

2）加强仿生药材种植技术研究与推广。针对高沙土地区，特别是小药材种类较多的地区，由于土地垦殖率高，野生资源迅速减少，应加快推广仿生种植，以保证大宗药材的品质提升和供应。以海安和如皋等种药老区为主，开展野生小药材的生态抚育和仿生种植，使药材生产及生态得到恢复。

3. 里下河低洼平原区

（1）基本情况：本区是江淮平原的核心部位，东接沿海平原滩涂区，西南抵江北丘岗区和安徽边境，南接高沙土平原区，西北和北部与徐淮平原区相邻，包括亭湖、高邮、宝应、金湖、洪泽、兴化、建湖、阜宁等8个县（区、市）；土地总面积12865 km²，耕地总面积6259 km²；辖有212个乡镇4757个行政村，全区总人口736.02万人，其中农业人口581.60万人，农业劳动177.52万人；人均占有耕地850 m²（1.28亩），每农业劳动力负担耕地3530 m²（5.3亩），为耕地较为宽松的区域。

本区土地资源较为丰富，水域面积比重大，有众多的大中型湖泊和荡滩，受海洋性气候影响和水体的调节，气候条件较好，热量资源较为充裕，光热水

配合协调。全区农业生产比较发达，充分发挥了资源的优势，种植业以粮、棉、油为主，是目前全省优质粮棉、油的生产基地，以水产养殖、水生林木和水生药食两用经济作物的生产为区域特色，农村经济发展较快，农民收入较高，已经成为江苏比较发达的农业生产区域。

（2）中药资源生产特点

1）水域广阔，水生、湿生中药资源优势突出。本区河网密布、河渠纵横，湖泊荡滩集中，水域面积大，加之良好的光热水条件的配合，中药资源种类分布相对较多，其药用植物、动物大多具有水生、湿生的生态习性，形成水生、湿生中药资源优势。主要种类有蒲黄、芡实、莲、泽兰、龟、鳖、水蛭、水獭、牡蛎、刺猬等，资源的蕴藏量较丰富，是江苏水生、湿生中药资源的最集中地区。

2）中药资源尚待进一步开发。本区的水生、湿生药材生产发展较慢，形成资源种类和蕴藏量多而利用率不高，造成一些资源的浪费。如本区原来蒲田数量大，群众收蒲草为主而不收蒲黄。现在莲藕发展面积大，大量的藕用于加工出口，而藕节、荷叶却没得到很好利用。家种药材生产自1957年起有较快的发展，但区域分布不均，大多集中在一些重点乡镇，如江都的大桥、高邮的汉留，兴化的荣昌、翁果、垛田，宝应的沿河、石桥，盐都的大纵湖、南洋岸、阜宁的羊寨等乡镇，栽培品种较多，面积较大，产量较高，而其他地区很少种植药材，使得丰富的中药资源难以利用。

3）中药资源和药材生产呈滑坡趋势。本区中药资源丰富，水生、湿生药材生产特色突出，资源量很大。近年来中药资源优势不断削弱，如蒲黄资源和药材生产面临消失，芡实、藕节、鳖甲等药材不断减少，不仅影响生产的总体效益，也造成了部分中药资源浪费，影响了药材生产的发展。

（3）发展方向和途径：充分利用资源优势，按照农、药兼顾的原则，加强药材资源的综合开发利用。以水生、湿生药材为重点，突出道地药材，兼顾大宗药材，加强科技投入，走发展药材生产，提高中药资

源生产综合效益的发展道路,通过合理改革生产经营机制,把本区逐步建设为全省水生、湿生药材的基地。

1) 抓住区域特色,发展水生、湿生药材资源生产。本区自然条件和环境最大特点是水生、湿生中药资源的适宜区,建立水生、湿生药材生产基地,形成区域特色。水生、湿生中药资源种类较多,主要有蒲黄、泽兰、茺蔚子、芡实、荷藕、薏苡仁、水蛭、珍珠、珍珠母、龟板、鳖甲等药材资源,在这些药材生产发展的基础上,可逐步扩大种类,适应市场变化的需要,向水生、湿生为主的多品种药材基地发展。

2) 以农业综合开发带动药材生产。本区的药材资源大多具有多种经济价值,要充分发挥资源交叉特点,达到总体效益提高,做到食药兼顾,合理利用。特别是在深度综合开发上加大力度,如大面积的荷藕,在加工藕产品出口的同时,对大量的藕节、荷叶实施药用、饲用、食用等多途径开发;在开发利用蒲黄的同时,开发利用蒲草,以提高经济效益。还有龟、鳖、河蚌、芡等,都具有多元化开发潜能,须从综合开发利用着眼,探索多元开发的新路子。

五、徐淮平原中药资源区划特点

(一) 区域自然、社会经济条件

本区自然环境的基本特点:一是以高爽倾斜平原为主,兼有孤丘、岗岭分布。二是气候温和,光能资源丰富,潜在生产力较高,水资源相对不足。三是土地资源量比较丰富,在全省五个一级区中居第二位,森林、林网覆盖面积大,生态环境有较大改善。

1. 高爽倾斜平原为主,兼有丘岗地形和以沙壤质为主的生态环境 本区平原,以黄泛平原为主体,兼有沂沭洪积、冲积平原,平原大部地势高爽,地面较平坦,自西北徐州的丰县向东南微缓倾斜,最高处丰县南部海拔45m,至东部沂河低洼地区仅3m左右。在广阔的平原上,徐州铜山和邳州有岛状孤丘,

东新赣地区有岗岭分布,周围有洪积、残积、沉积物分布,沂河、沭河西侧有部分低洼地。

本区土壤类型复杂,地带性土壤为棕壤和淋溶褐土,分布于低山丘陵,耕作土壤主要有:黄泛平原的黄潮土,包括飞沙土、两合土、淤土、花碱土等;沂河、沭河平原区的棕潮土,包括黄沙土、黄淤土、淤土等。岗岭地区多为包浆土、黄土,湖洼低地或平岗地多为砂姜黑土,包括湖黑土、岗黑土等。土壤肥力以两合土、淤土、黄淤土较高,其他一般均较低,低产土壤面积大,分布较广。

2. 暖温带的湿润、半湿润气候环境 本区地处暖温带南部,具有长江流域向黄河流域过渡的气候特征,从东向西表现为湿润季风气候向半湿润季风气候过渡。年内季节表现为:春季气温上升快;夏季炎热,雨水集中;秋季天高气爽,降温较早;冬季寒冷干燥,雨雪稀少。光照条件为全省最好,年日照2233～2631h,比苏南多240～460h,热量条件为全省最差,年平均气温13～14℃,年平均≥0℃积温4900～5300℃,比苏南少400～600℃,无霜期200～224天,比苏南短20天左右,昼夜日温差9.1～10.8℃,为全省最大。由于光照充足,温差大,有利于药用植物光合产物的合成和积累。年平均降雨量782～1014mm,自东向西递减,年际降雨变率大,年内季节分配不均,以夏季最集中,且强度大,多暴雨,春秋少,冬季最少,常形成夏涝,春、秋、冬多干旱灾害,对夏秋药用植物会产生一定影响。

3. 人工栽培为主的植被环境 本区较少自然分布的成片落叶阔叶林,偶见于石灰岩丘陵局部土层较深厚的地方,有残存的黄檀、山槐、臭椿等生长;人工营造的刺槐林分布普遍,林内常见次生灌木树种有酸枣、茅莓等,人工针叶林有侧柏林,分布普遍,乔木层内常见混生黄檀、山槐等,灌木层常见酸枣、牡荆等,草木层以白茅为主,常见有翻白草、地榆、远志及我国特有属植物地构叶,藤本植物常见木防己、马兜铃等药用植物类群。

大田农业的人工栽培作物是本区的主要植被类型,其中旱作面积较大,以麦类、玉米、山芋、花生等

为主,作物种类较多,全区间套复种类型多,加上农田林网,宅基林控制面积大,林木覆盖率全省最高,为药材的栽培生产和推广发展林-药套种,农-药间作,以及发展仿生和生态化药用植物特色经济提供有利条件。

(二) 中药资源生产现状和特点

1. 生产现状　本区中药资源开发利用历史悠久,远在东汉后期和三国时期,名医华佗曾在徐州一带游学行医采药。1949 年后药材生产有较大发展,其中 80 年代发展较快,1983 年药材种植面积达 10 km² 以上,栽培种类有地黄、牛膝、白芍、山药、麦冬、红花等,家种药材种植比较集中连片,主要分布在丰县、沛县、新沂、东海、涟水、淮阴、灌南、沭阳等地。自 90 年代至今,虽作为专用药材生产面积很少,但结合食品、花卉、化工等方面的开发利用较多,如邳州的银杏种植发展很快,现已成为江苏省的银杏基地;丰县、沛县、赣榆等地的牛蒡、芦笋,也已形成规模;铜山的山楂、玫瑰花,曾发展到千公顷以上,丰县的水山药,淮阴、灌南的淮山药现已形成规模种植。野生药材主要分布在东新赣岗岭区和铜邳山丘区,而平原地区野生中药资源较少,本区道地药材资源有邳半夏、全蝎、玫瑰花、银杏等,曾一度成为药材生产主要种类。丘岗地区野生药材由于采收过度,影响了药材生产的发展。

2. 生产特点

(1) 具有暖温带气候特征,适宜发展北方区系药用生物资源种类。本区地处暖温带南部,具有日照时间长,昼夜温差大,夏秋季无持续高温、阴湿天气的特征,是江苏省适宜生长北方暖温带药材的区域。从 1956 年至今,先后从河南引种地黄、怀牛膝、红花、白菊花、白芷、黄芩等,从山东引进金银花,从安徽引种玄参、白芍等,均生长良好,并提供了大量商品药材。

(2) 中药资源种类较少,药材生产以家种(养)为主。本区药材资源与南方相比,种类资源较少,野生中药资源大多分布在丘陵地区,资源量较少。因此,本区药材生产以家种(养)为主,生产区域发展受

环境条件和技术条件的影响具有不平衡性,药材生产的主要地区有:一是丰县、沛县沙土平原区;二是邳州低洼平原区;三是东海、赣榆丘岗区,其中东海药材种植场是江苏药材老生产基地,无论从引种、试种,还是种植面积上都具有一定规模;四是渠北涟水沙土平原区,建有涟水药材种植场。其中邳州银杏的生产发展很快,种植面积已达 67 km² 以上,现已形成银杏叶生产和加工基地。家种(养)药材生产成为本区域共同特点。

(3) 土地资源较为丰富,药材生产潜力较大。本区土地资源较丰富,不仅人均耕地达 800 m²(1.20 亩),且宜林地面积大,农与药争夺土地等生产力诸要素矛盾较小。同时,由于农村经济水平比江南、江淮地区低,药材生产的相对经济效益比南部地区高,加上种植业中旱作面积较大,熟制类型多,较宜于药材的种植安排,广大面积的林网和宜林地,极易按林药兼顾的原则,在统一造林的计划下,发展木本药材和林-药间种,药材生产的空间余地广阔,开发利用潜力较大。

(三) 存在问题

1. 农业开发的深入,种植制度的改变,造成野生药材资源减少　20 世纪 70 年代以前,本区农业生产水平低,广阔平原上荒废地较多,耕地多为旱作田,主要农作物有玉米、山芋、花生、豆类等,药材资源半夏、王不留行、小蓟等多与之伴生。荒草地草类药材资源较多。随着农业综合开发,耕垦指数不断提高,荒草地减少,旱改水面积的不断扩大,有些野生药材资源生长环境受到破坏;沿湖地区围垦,使水生、湿生中药资源的生长环境破坏;一些野生中药资源较多的丘岗地区,受开矿采石以及人为滥采乱挖,导致野生中药资源蕴藏量大幅度下降。

2. 生产技术条件薄弱,制约了中药农业的可持续健康发展　本区的多数药用动物、植物资源品种能适应自然环境生长,然而生产药材的产量和质量不稳定。这主要是由于药农及当地政府缺乏中药材生产方面的系统知识,盲目引种栽培,或是未能因地制宜发展适宜于当地气候、水土条件的药用动物、植

物资源品种,或是缺乏科学合理的生产技术等。因此,进行药材的规范化种植,推行标准化生产,倡导仿生药材种植技术研究与发展,才是提高药材生产质量的必由之路。

(四) 发展方向和途径

因地制宜、扬长避短、适地适种。以发展本区道地药材和特色大宗药材为主,有重点地培育家种药材生产,充分利用宜林地优势,发展木本药材,利用沿湖湿地发展水生、湿生药材,把发展药材生产作为发展多种经营的组成部分,实行农-药、林-药兼顾,达到多种途径协调。

1. 因地制宜、重点布局,促进区域药材生产发展 根据全区自然环境的特点,优化按药材生长适宜性的区域生产布局,强化分类指导。全区划分为以下药材生产区:一是家种药材生产以西部丰县、沛县沙土区为重点,发展大宗常用药材为主。二是野生药材与家种药材结合生产,以铜邳丘陵区、东新赣岗岭区为重点,发展道地药材、野生转家种(养)大宗药材和木本药材,包括全蝎、玫瑰、半夏、银杏、山茱萸、柏子仁等。三是水生、湿生药材生产以微山湖、骆马湖周边洼地为重点,发展包括水蛭、半支莲等药材品种。四是南部黄河改道沿线平原区,适宜于发展如山药、牛蒡等深根类药用植物的生产布局和生产基地建设。

2. 坚持政府-企业-合作社和生产相结合,实行规范化种植 本区是家种药材为主的生产区域,药材生产发展的关键是科学种植,特别重视推动药材企业在政府的支持下走合作化和集约化发展模式。对重点中药资源品种加强实验研究,并培育一批技术骨干,从事家种药材生产的指导,逐步推行药材的规范种植和标准化生产,保证药材生产的产量和质量,以增加药材的市场竞争力,推动药材生产的发展。

(五) 代表性药材产区

1. 徐宿淮平原区

(1) 基本情况:本区位于徐淮平原的西部和东南部,苏北灌渠总渠以北,沿海平原滩涂以西,中部为铜邳丘陵区隔开分两部分,西部包括丰县、沛县2个县,东部包括淮安(除洪泽外)、宿迁2个市辖区和涟水、灌南、沭阳、睢宁、泗洪、泗阳等6个县(区)。土地总面积20 863 km²,耕地面积10 592.2 km²;辖324个乡镇,5 989个行政村,全区总人口1273.38万人,其中农业人口为1 042.85万人,农业劳动力380.50万人;人均占有耕地830 m²(1.25亩),每农业劳动力负担耕地2780 m²(4.2亩)。

本区农村工业基础薄弱、农业发展较快,是全省农村经济欠发达的地区。农业生产以种植业为主,旱作占有一定比重;农作物以粮棉油为主,农业结构调整力度大,多种经营发展较快;区域林网控制面积比重高,林业和畜牧业发展势头强劲;是全省主要的粮食基地、林业基地、畜牧基地,也是重要的棉花和油料基地。

(2) 中药资源生产特点

1) 气候的过渡性,有引种南北方区系药用动物、植物资源品种的条件。本区属暖温带的南缘,是北亚热带向温暖带的过渡地区,具有引种北方中药资源和部分亚热带中药资源品种的可能性。至今,本区域引种中药资源达50多种,如白芍、黄芪、黄柏、地黄、红花、麦冬、牛膝、山茱萸、薏苡仁等,并开展这些药用植物的栽培生产。

2) 野生中药资源较少,家种药材生产具有一定基础。本区以潮土为主,但区域差异明显,西北部丰县、沛县沙土平原,土壤沙性重,为半湿润气候,药材生产以北方药材为主,其中唐楼、栖山、郝寨、王店等地是该地区药材生产的重点区,生产的品种多,种植面积大。东部黄河故道沿线沙土平原,以沙质土壤为主,低洼地区为淤土,并具有一定盐潮土。既有耐盐碱的药材,如菊花、蒲公英、苍耳子等,又是淮山药的主产区,沙质壤土区耕性较好,适宜多种药材生长,重点有瓜蒌、板蓝根、白芍等。该区域药材生产面积较广,其中淮阴、涟水、沭阳、泗洪等地均有药材种植,而以涟水种植面积较大,并建有涟水药材种植生产基地。

(3) 发展方向和途径:保护野生药材资源,突出发展家种药材;按区域差异因地制宜,并根据市场需求,选择适宜品种;通过建立基地,依托药材种植场,药材规范化和规模化生产技术推广;不断提升品质,提高市场应变能力;同时加强科技投入,加强技术培训,推进药材生产可持续发展。

1) 扩大基地建设,推进家种药材集约化生产。充分利用本区域原有的药材种植生产基础和黄河故道沿线土地资源较丰富的条件,重建新基地,总结栽培经验,使药材生产逐步走上规范化、规模化、生态化种植的轨道。

2) 突出区域特点,加强分类指导。鉴于徐淮平原面积大,东部西部气候土壤差异明显,要根据不同区域微观条件,选择适生种类,实行分类指导。要进一步加强对药农的技术指导和技术培训,使农民掌握药材栽培技术,以提高药材产量和品质。在具体区域上,重点突出地黄、白芍、麦冬、芦笋等药材,东部淮阴、宿迁平原以瓜蒌、板蓝根、丹参、淮山药、丹皮、紫菀等药材为主,部分渠南地区,是里下河地区的组成部分,以芡实、莲、蒲黄、水蛭等水生、湿生药材为主。

3) 结合平原绿化,发展木本药材。本区林网控制面积大,绿化较好,林地较多,充分利用这一有利条件,在发展林业时,按林-药结合的原则,统一规划,利用四旁绿地发展木本药材,如槐、臭椿、合欢、女贞、苦楝、银杏等乡土树种;利用沿路、沿河林带进行立体种药,如种植月季、玫瑰等小灌木,特别在沙土地区可防止水土流失,在沭阳花卉苗木的集中地区,发展一些花卉观赏药用植物。

2. 铜邳丘陵区

(1) 基本概况:本区位于徐淮平原北部,北邻山东,南抵安徽,地处新沂、宿豫、灌南以西,丰县、沛县以东,包括徐州市辖区和邳州。全区土地总面积 5125 km², 耕地面积 2796.7 km²,辖 83 个乡镇,1436 个行政村,全区总人口 438.15 万人,其中农业人口 299.38 万人,农业劳动人口 93.32 万人;人均占有耕地 640 m²(0.96 亩),每农业劳动力负担耕地 3000 m²(4.5 亩)。

本区是农村经济发展较快的地区,农业生产以种植业为主,旱作占有较大比重,多种经营比较发达,项目较多,以棉花、花生、蔬菜为主,畜牧业和林业具有一定规模。由于本区矿藏资源较丰富,农村工业有一定基础,是徐淮农村经济较好的地区,农民收入相对较高。

(2) 中药资源生产特点

1) 丘陵面积较大,中药资源较集中。本区是鲁南山地的延续部分,丘岗面积占土地总面积 20.96%,是野生中药资源集中分布区,主要品种有柏子仁、地榆、酸枣仁、山楂、玫瑰、全蝎、土鳖虫等,矿物药材有磁石、石膏,丘陵岗地区林果种类较多,如槐、柿、桃、李、杏、核桃、银杏、酸枣等,其副产品均为药材。鉴于本区林地面积较大,林网较密,宜林地较多,发展木本药材潜力较大。

2) 道地药材优势突出,发展潜力较大。本区道地中药资源具有一定数量和优势,铜山区的全蝎、玫瑰,历史上就有产品优势,丘岗地区适宜发展。20 世纪 80 年代末、90 年代初,玫瑰生产面积曾达到 10 km² 左右。邳州的半夏曾闻名于省内外,银杏已经形成规模,现已成为全国的 GAP 银杏叶生产基地,其中采叶圃面积达 66 km²,西北山区又是优质矿物药材磁石产地。在市场经济条件下,发展道地药材有较大潜力,易于形成市场竞争的优势。

(3) 发展方向和途径:本着因地制宜,扬长避短、发展优势,按需生产的原则,突出发展地道药材资源,积极发展木本药材资源,营造新的发展优势,提倡粮药兼顾,加强科技投入,逐步推行标准化生产,以提高药材质量,提高市场竞争力,增加药材供给和对外出口。

1) 以重点品种的道地药材的发展带动大宗药材的发展。本区的药材生产要把立足重点道地药材品种上,以形成地产药材生产的特色优势,增强进入市场的竞争力,具体品种如邳州的银杏、半夏,铜山的全蝎、玫瑰等。一方面,要加强对本区域野生药用动物、植物资源的保护;另一方面,要在规范化种植生产上下功夫,形成地道药材的质量优势,通过发展道地药材,探索药材生产的新路子,逐步带动地产大宗药材的发展。

2) 保护野生中药资源,发展木本药材生产。要切实加强保护措施和采取合理的采收措施,促使资源量的稳定。丘陵山区重点保护全蝎、半夏、京大戟等,并结合荒山绿化,发展木本药材,重造野生中药资源的良好生态环境。在布局上,山体上部应该以侧柏、槐、臭椿为主,山体中、下部选种酸枣、山楂、核桃、柿、玫瑰等,山脚土层深厚,可种植山茱萸、连翘等。

3. 东新赣丘岗区

(1) 基本情况:本区位于江苏东北部;北邻山东省,南抵徐淮平原区,东接沿海平原滩涂区。西与铜邳丘陵区为邻,包括东海、新沂 2 个县(市)和赣榆沿海滩涂以外的其他地区。土地总面积 4 728 km²,耕地面积 2 697.9 km²,辖有 72 个乡镇,1 528 个行政村。全区总人口 290.12 万人,其中农业人口 259.14 万人,农业劳动力 86.39 万人,人均占有耕地 830 m²(1.25 亩),每农业劳动力负担耕地 2 780 m²(4.2 亩)。

本区土地资源较丰富,但多岗岭坡地,丘岗面积占全区总面积 41.46%,丘岗区砂石多,水土流失严重、土地质量较差,但距海洋近,气候条件受海洋性气候影响,降雨量较西部地区多,本区光照条件充足,宜于喜光药用植物生长。农业生产以种植业为主,旱作比重较大,南部平原圩区以粮食为主。林果、畜牧、蔬菜发展较快,具有一定规模,是江苏省重要的花生、干鲜果、畜牧基地。多种经营在农村生产中的比重不断提高,农民收入不断增加,但农村经济水平尚待提高。

(2) 中药资源生产特点

1) 中药资源较丰富,是南北方药材交汇生产区。本区土地资源较丰富,丘岗面积较大,受海洋气候影响,气候条件较西部好,森林覆盖率较高,野生药用植物资源较丰富,约有 300 种,主要有地榆、茵陈蒿、酸枣、桔梗、马兜铃、南沙参、柴胡、射干、麦冬等。本区具有南北方中药资源的生产条件,多年来

引种的南北方中药资源达 40 多种,普遍生长良好,是南北方中药资源生长较适宜的地区。

2) 药材生产有一定基础。本区无论是野生药材,还是家种药材,都具有一定的生产基础。由于本区野生药材品种资源较多,农民素有采集药材的习惯,并有组织地进行收购,家种药材生产从 20 世纪 50 年代末逐步发展起来,有山茱萸、白芍、丹皮、黄柏、桔梗、太子参、玄参、北沙参、板蓝根等。目前自繁自育、引种栽培的药材品种或药食两用等药用生物资源品种多达 30 余种,取得了当地家种生产的成功经验。东海药材种植场从 1958 年至今一直从事药材生产,是江苏药材生产的老基地,生产规模较大,技术力量较强。

(3) 发展方向和途径:以保护野生中药资源为基础,合理开发利用,努力做好引种、试种和野生转家种(养)工作,巩固发展已引种成功的品种,积极发展木本药材,使本区成为南北药材兼备,地产药材为主的药材生产区。

1) 加强中药资源保护,发展木本药材生产。要有计划地采取保护措施,使资源量走上恢复和平稳发展。对于中药资源比较集中的地区,特别是赣榆的吴山、夹山和东海的羽山实行季节性限采,或划片轮流采挖,以保护资源量的稳定。鉴于丘陵岗地林木覆盖条件尚差,要进一步通过造林,营造良好的生态环境,结合造林计划,按地形地貌条件,发展木本药材,采取林药兼顾,种植杜仲、山茱萸、厚朴、贴梗海棠、黄柏等。

2) 因地制宜,加大老基地建设,发展好、利用好道地药材品种。本区自然环境具有家种药材生产的条件,要依靠药材生产的老基地东海药材种植场的有利条件,积极开展规范化、规模化和生态化药材基地建设,以带动家种药材的发展。对大宗药材种类,如太子参、玄参、北沙参、白芍、地黄、牡丹、半夏、射干等,宜进行药材推广生产。在新沂西部有计划地发展水生、耐盐药用植物、动物的生产布局和生产基地建设。

第三节 · 江苏省内陆水体生态区域与适宜性区划

■ 一、江苏省内陆水体生态特点

江苏省跨江滨海，平原辽阔，水网密布，湖泊众多。省内海岸线约954 km，长江横穿东西425 km，京杭大运河纵贯南北718 km。有淮、沂、沭、泗、秦淮河、苏北灌溉总渠等大小河流2900多条。全国五大淡水湖，江苏得其二，太湖居第三，洪泽湖居第四，此外还有高邮湖、邵伯胡、骆马湖、微山湖等大小湖泊290多个，其中50 km² 以上的湖泊12个，水域面积占比达17%，居全国首位。平原面积占69%，由黄淮平原、江淮平原、滨海平原和长江三角洲平原组成。

同时，江苏省人口稠密，经济发达，土地利用率高，近年来，江苏省平原及丘陵地区土地增值迅速，土地开发利用率较高；淡水水域围网养殖业发展迅速，湖泊、河流堤岸化程度较高；沿海滩涂围垦改造工作推进较快，区域内鱼塘、良田面积不断扩大，生态环境变化动态性强。尤其伴随着多年持续的经济高速增长和进展迅速的城镇化进程，江苏境内的自然景观已发生了较大的变化。

水生药用生物资源分布的生态环境主要为湖泊、河流、沼泽等淡水水域及其洲滩地区、沿海滩涂地区，这些区域从生态属性来看，均属于湿地生态系统范畴。根据江苏省第二次湿地资源调查的相关资料显示(2009年)：江苏省有湿地5类16型，其中自然湿地有近海与海岸湿地、河流湿地、湖泊湿地、沼泽湿地4类12型，人工湿地有库塘、运河和输水河、水产养殖场、盐田4型(表4-1)。同时，根据省农业

表4-1 江苏省湿地概况与水生、耐盐药用生物资源分布

湿地类	湿地型	湿地型面积（km²）	湿地型比例（%）	湿地类面积（km²）	湿地类比例（%）	代表性药用生物资源类型
近海与海岸湿地	浅海水域	4448.76	15.77	9921.76	35.16	耐盐类
	岩石海岸	1.88	0.01			耐盐类
	沙石海滩	151.10	0.54			耐盐类
	淤泥质海滩	4186.22	14.83			耐盐类
	潮间盐水沼泽	419.59	1.49			耐盐类
	河口水域	476.55	1.69			水生类/耐盐类
	三角洲(沙洲、沙岛)	237.66	0.84			水生类/耐盐类
河流湿地	永久性河流	3536.68	12.53	3892.94	13.80	水生类
	洪泛平原湿地	356.26	1.26			水生类
湖泊湿地	永久性淡水湖	5365.06	19.01	5365.06	19.01	水生类
沼泽湿地	草本沼泽	277.64	0.98	279.57	0.99	水生类/耐盐类
	森林沼泽	1.93	0.01			水生类
人工湿地	库塘	444.58	1.58	8759.28	31.04	水生类
	运河和输水河	2442.90	8.66			水生类
	水产养殖场	4827.88	17.11			水生类/耐盐类
	盐田	1043.92	3.70			耐盐类

部门 2008 年数据,江苏省还有水稻田湿地类型面积 22 325 km²。从生态类型分析表明,江苏湖泊全属于浅水湖,多数湖泊的平均水深不到 2 m,个别湖泊的平均水深不到 1 m,仅骆马湖、太湖和阳澄湖 3 个湖泊的平均水深在 2 m 以上。

根据《全国湿地资源调查技术规程(试行)》,江苏全省划为 74 个湿地区,其中单独区划湿地区 12 块,零星湿地区 62 个。在单独区划的湿地区中湿地面积最大是盐城滨海湿地区,南通滨海湿地区次之,第三为太湖湿地区。近海与海岸湿地主要分布在连云港滨海湿地区、南通滨海湿地区和盐城滨海湿地区;河流湿地面积最大的湿地区主要为长江湿地区;湖泊湿地主要集中于太湖湿地区、洪泽湖湿地区、邵伯湖湿地区、石臼湖湿地区、漏湖湿地区、白马湖湿地区几个单独区划湿地区当中;沼泽湿地主要集中于太湖湿地区、长江湿地区以及邵伯湖湿地区中;人

工湿地在各地区皆有分布,其中盐城滨海湿地区分布面积最大。

■ 二、江苏省内陆水生药用生物资源适宜性区划

基于水生药用生物资源生长环境的特殊性,结合已有的区划分析路线,水生药用生物资源适宜性区划主要分为数据收集、数据处理、模型运算、地理信息空间分析等关键步骤。江苏省水系分布及水生药用生物资源分布见图 4-2。

1. **数据收集** 首先,以水生药材的现状及其生态学特性为依据,进行数据的收集,主要数据包括环境数据、点位数据、地形数据、水域环境数据、基础地理信息数据等;其次待数据收集完成后,按照模型要求对数据进行处理、转换、裁剪,构建江苏省水生药

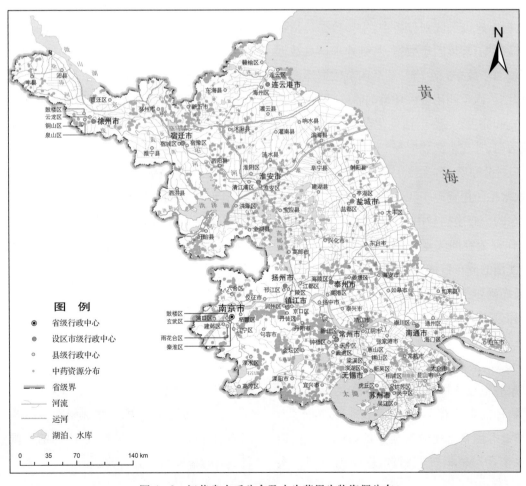

图 4-2 江苏省水系分布及水生药用生物资源分布

用生物资源空间数据库及其生态因子数据库;在数据库和收集点位的基础上,利用生态位模型进行适宜性运算;最后利用GIS方法进行空间分析得到区划结果。江苏省水生药材生产区划分析流程如图4-3所示,本节以芡实、蒲黄为例,对水生药用生物资源适宜性区划进行论述。

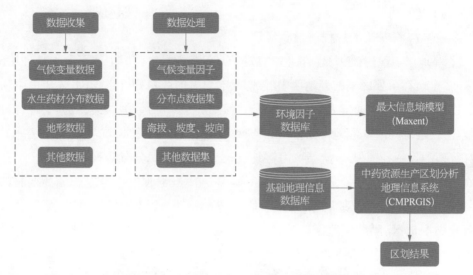

图4-3 江苏省水生药材区划分析操作流程

2. 数据库建设 区划分析中,主要数据包括药材分布点位数据、环境因子数据、基础地理信息数据和水域环境因子数据。在第二章第四节数据库建立的基础上,结合水生药用资源环境的特殊性,对数据库进行补充和完善,主要包括优化药材分布数据及生态环境数据、补充水深数据等。

(1) 药材分布数据:结合中药资源普查和相关研究,获取水生药用资源在江苏省的实际分布点位,将研究对象的分布坐标利用江苏省中药资源区划系统将点位保存为空间矢量数据格式(shp格式),此次研究中使用的分布数据,经过严格筛选,剔除不合格点位,最终确定了分布点数据。以蒲黄药材基原植物香蒲和芡实药材基原植物芡为例,其采集点分布如图4-4、图4-5所示。

(2) 环境数据:基于生态位模型进行预测,需要对研究对象的生态环境充分了解,不同的自然环境因子对于物种的生长有不同的影响,地形、降水、土壤、植被类型等因素都是物种生长的影响因子。但是,对于水生药用植物资源而言,影响因子多种多样,不可能选取所有的因子来进行模拟运算。因此,需要确定对研究对象影响最大的环境因子,从而有针对性地进行模拟分析。

气候对于植物的生长无疑是一个巨大的影响因素,在进行数据的收集时,同一地区除非遇到极端天气年均的数据差别一般情况下不会太大,故更适合采用以月为单位的均值数据。因此本研究中的气候数据以月为单位。通过分析芡实和蒲黄的生态特征,认为对其生长影响较大的环境因子包括气候、海拔、地形等。所以将以上因素作为重点因子;由于芡实和蒲黄属于水生药材,它们的生长离不开水,故将水深作为辅助分析数据,结合第二章的数据库内容,用于两种水生药材分析的具体环境数据如下。

1) 气候类型数据:根据芡实生态特性,由于其采集点位的数据主要以栽培为主,故主要选择4~10月的平均气温,考虑其耐热耐寒特性及中国河流湖泊的降水补给特性,选择表4-2的气候数据作为芡实生态位模型的分析数据。

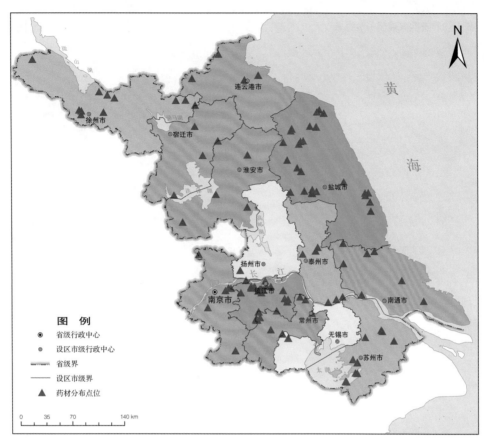

图 4-4　江苏省蒲黄采集点分布

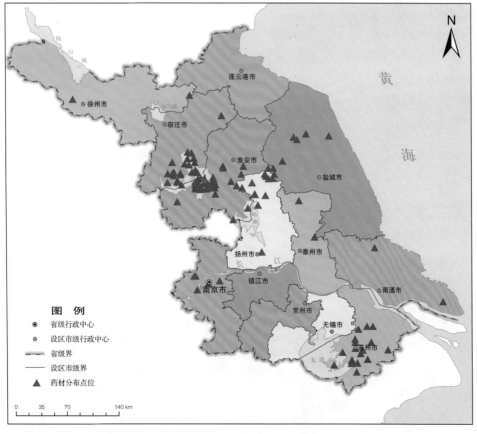

图 4-5　江苏省芡实采集点位分布

表4-2　芡实气候因子数据表

名称	单位	类型
4月～10月月降水量	mm	连续型
4月～10月月平均气温	℃×10	连续型
年平均气温	℃×10	连续型
最暖月最高温	℃×10	连续型
最冷月最低温	℃×10	连续型
最湿季平均温	℃×10	连续型
最干季平均温	℃×10	连续型
最暖季平均温	℃×10	连续型
最冷季平均温	℃×10	连续型

根据蒲黄生态特性,由于其采集点位的数据主要以野生为主,同时考虑其耐热耐寒特性及中国河流湖泊的降水补给特性,选择表4-3的气候数据作为蒲黄生态位模型的分析数据。

表4-3　蒲黄气候因子数据表

名称	单位	类型
年平均气温	℃×10	连续型
最暖月最高温	℃×10	连续型
最冷月最低温	℃×10	连续型
最湿季平均温	℃×10	连续型
最干季平均温	℃×10	连续型
最暖季平均温	℃×10	连续型
最冷季平均温	℃×10	连续型
年均降水量	mm	连续型
最湿月降水量	mm	连续型
最干月降水量	mm	连续型
最湿季降水量	mm	连续型
最干季降水量	mm	连续型
最暖季降水量	mm	连续型
最冷季降水量	mm	连续型

2) 地形因子:地形因子主要包含分辨率1 km的高程、坡度和坡向数据(表4-4)。

表4-4　地形因子表

名称	单位	类型
海拔	m	连续型
坡度	°	连续型
坡向	1～9	类别型

其中,坡向用表4-5表示不同的坡度方向,各类别和意义如下。

表4-5　坡向含义表

类型编号	名称	释义及数值（°）范围
1	flat	平地,—1
2	north	北向,0～22.5
3	northeast	东北,22.5～67.5
4	east	东向,67.5～112.5
5	southeast	东南,112.5～157.5
6	south	南向,157.5～202.5
7	southwest	西南,202.5～247.5
8	west	西向,247.5～292.5
9	northwest	西北,292.5～337.5
10	north	北向,337.5～360

3) 土壤因子:根据第二次全国土地调查提供的《1∶100万中华人民共和国土壤图》(1995年编制)制成。该数据可为建模者提供模型输入参数,农业角度可用来研究生态农业分区,粮食安全和气候变化等。采用的土壤分类系统主要为FAO-90(表4-6)。

表4-6　土壤因子表

名称	单位	类型
土壤含沙量	%	连续型
土壤含黏土量	%	连续型
土壤类型(sym90)	1～9	类别型

4) 植被类型:该数据以中科院植物研究所的《中华人民共和国植被图(1∶100万)》中的植被亚类数据制成,数据类型为类别型。

(3) 基础地理信息数据:基础地理信息是由国家1∶25万的基础地理信息数据组成,主要包括居民地、交通、水系、地貌等内容。主要用于和分析后的栅格及矢量数据进行叠加分析和制图,以便进一步进行空间,并以丰富的图形方式表达分析结果。

(4) 水深数据:水深数据是利用南京中医药大学提供的江苏主要湖泊的水深数据(从中科院地理

与湖泊研究所购得），通过建立 TIN、空间插值等方法生成。

3. 生态适宜性分析　利用江苏省中药资源区划系统和地理信息分析系统，可得出芡实和蒲黄的生态适宜度分布（见第五章图 5-2 和图 5-7）。

4. 讨论

（1）由于水生药材的生长涉及自然环境、人为影响等多个方面，在分析过程中，最大信息墒模型对药材的采样点具有较强的依赖性。采样数据的多少及采样点的空间分布都在一定程度上影响着最终的区划结果。

（2）对于药材生长而言，涉及多重因素，尤其是水生药材，生长区域中水环境对其影响尤为突出，本研究中选取了气候、地形等变量，由于条件的限制，涉及水环境的因子较少，对药材适宜区的预测带来一定的偏差。

第四节 · 江苏省海洋药用生物资源区划

海洋是人类可持续发展的宝贵财富源泉，是拥有巨大开发潜力的新兴领域，蕴含着极为丰富的海洋药物资源。随着经济的发展和科学的进步，医药产品的研究和开发也正由陆地伸展向海洋。

海洋是人类获取食物和药品的巨大宝库。开发海洋是世界新技术革命的主要标志之一，而开发利用药用海洋生物又是开发海洋的重要内容。近年来已成为医药研究的一个新领域，受到许多国家的普遍重视。我国是世界上最早应用和研究海洋药物的国家之一，有着悠久的历史和丰富的经验。江苏省拥有资源丰富的海岸带，具有极大的开发潜力。

■ 一、江苏省沿海地理地貌

江苏省地处江淮下游，黄海之滨，是我国重要的沿海省份之一。海岸带处 N31°33′～35°07′，位于我国沿海地区中部，北起绣针河口，南抵长江口，大陆海岸线全长 953.88 km，分属连云港、盐城、南通 3 个市的 14 个县（市、区）。江苏省是我国沿海海岛最少的 3 个省份之一，共有海岛 16 个，集中分布于两个水域，14 个基沿岛分布于北部海州湾及附近海域，两个沉积岛分布于南部长江口北支。岛屿岸线长 26.96 km。

江苏省海岸地处中纬度，横跨北亚热带与暖温带，兼有海洋性与大陆性双重影响，为典型的四季分明的季风气候。因受海洋调节，沿海地区冬半年偏暖，夏季半年偏凉。春季回暖迟，秋季降温晚，无霜期愈向海愈长。辐射条件比较优越，热量资源丰富。以苏北灌溉总渠为界，全省全年太阳总辐射量以北沿海达 118～126 kcal/（cm² · 年），以南达 110～118 kcal/（cm² · 年）。全年日照总渠以北为 2400～2650 h，以南为 2100～2400 h。全年平均气温自北向南逐步递增，降雨量总渠以北 850～1000 mm，以南 1000～1080 mm。风速偏大，大风天数较多。

江苏沿海具有丰富的土地和水资源，以及海盐、水产和海洋能等资源。江苏潮滩不仅面积辽阔，且类型多样，有利于多种方式的综合开发，有利于促进海洋部门的繁荣发展。江苏沿海为我国典型的季风气候地区，处于暖温带向北亚热带过渡，并受海洋性和大陆性气候双重影响的狭长地带。由于处于暖温带和北亚热带的过渡地带，江苏沿海具有南北方动植物生长繁衍的自然环境；生物多样性丰富，农业生产条件优越，开发利用上兼有南北之利。与中国北方的潮滩相比，其雨量、热能条件丰富，淡水相对充足;而与中国南方潮滩相比其面积辽阔,资源种类繁多,便于大规模综合开发。滩涂资源气候适宜,水分充足,地势平坦,宜于大规模开发。潮滩上具有良好的水生植被、盐沼湿地以及富含营养物质的细颗粒沉积物,生活着大量的软体动物、鱼类和鸟类,被认为是生产率较高地带。岸外辐射沙洲区是中国主要的渔场。江苏近海滩涂湿地面积约占全国的 1/4,蕴藏量丰富的生物资源。江苏沿海近岸滩涂以底质类型分,大致可分为粉砂淤泥质、砂质和岩礁质三类,其中以粉砂淤泥质滩涂为主要类型,长度占全省海岸线的 90% 以上,砂质滩涂仅出现在连云港地区的较小范围内;按滩涂变化动态大致可分为基本稳定、侵蚀和堆积三种类型,其中基本稳定型主要包括赣榆兴庄河口至连云港西墅(粉砂淤泥质滩涂)、启东蒿枝港至长江口(粉砂淤泥质滩涂)等区域;侵蚀型主要包括大板跳至射阳河口(粉砂淤泥质滩涂)、东灶港至蒿枝港(粉砂淤泥质滩涂)等区域;堆积型主要为射阳河口至东灶港(粉砂淤泥质滩涂)区域。绣针河口至兴庄河口与连云港西墅至大板跳两区域,虽然范围较小,却兼备了基本稳定型、侵蚀型和堆积型三个不同的特征。

二、江苏省海洋药用生物资源种类与分布

海洋是生命的最初发源地,是人类可持续发展的宝贵财富,是拥有巨大开发潜力的新兴领域,蕴含着极为丰富的海洋药物资源。海洋面积占地表面积的 70.8%,体积占生物圈的 95%,地球上动物界的32 个门类中,有 23 个门类生活在海洋中。海洋中还有大量的海生藻类和微生物,粗略估计较低等海洋生物物种 15 万~20 万种。在海洋生物中存在着大量具有特殊作用的生物活性物质,尤其多见于海藻、海绵及腔肠动物中。据统计,从海洋生物中已经研究发现了 2 000 多种生物活性化合物,不仅包括了陆生生物中已存在的各种化学结构类型,而且还存在一些未见于陆生生物的特殊化学结构类型。国内

外的研究成果表明,海洋生物的多样性及其生物活性物质化学结构的多样性远远超过了陆生生物,以海洋生物作为药物开发的资源具有非常广阔的前景。

(一) 江苏省沿海主要生物资源分布

1. 潮间带生物 潮间带地处海洋与陆地相交的中间地带,由于受潮汐周期性的影响,各种环境因子变化剧烈,因此,这一带栖息的动植物普遍具有两栖性和对温、湿度的大幅度变动有很强的适应性。

江苏省潮间带自然环境的特点是既属亚热带的性质,又兼备温带的某些特征。据现有资料调查分析,江苏省潮间带动物各门类的主要种有:文蛤、四角蛤蜊、青蛤、泥螺、大竹蛏、缢蛏、褶牡蛎、托氏晶螺、焦河兰蛤、日本大眼蟹,宽身大眼蟹、天津厚蟹、双齿围沙蚕,长吻沙蚕等。主要经济种有:文蛤、四角蛤蜊、青蛤、泥螺、西施舌、大竹蛏、缢蛏、褶牡蛎、天津厚蟹、双齿围沙蚕等。主要经济种中蕴藏量超过 1×10^8 kg 的有文蛤、四角蛤蜊和青蛤,其中以文蛤资源量最为丰富。

据调查结果,江苏省潮间带动物年平均生物量为 $57.17 \, g/m^2$,据计算全省 $2\,653\,km^2$ 滩涂上的总现存资源量为 $151\,843 \times 10^3$ kg。春、秋两季的平均生物量分别为 $51.89 \, g/m^2$ 和 $62.45 \, g/m^2$,秋季高于春季。年平均密度为 203.6 个$/m^2$,其中春季为 225.4 个$/m^2$,秋季为 182.1 个$/m^2$,春季大于秋季。在生物量和密度的组成中,均以软体动物、甲壳动物中的蟹类和多毛类占优势,它们是构成江苏省潮间带动物生态类型的主要门类;腔肠动物、棘皮动物以及其他门类动物虽有分布,但资源储量较少。

2. 底栖生物 底栖生物是海洋生物的一个组成部分,许多种类是天然饵料,在海洋食物链中是一个重要的环节,有些种类是重要的渔业捕捞对象。

江苏省近海底栖动物种类繁多,其种类组成特点与东海中、北部基本相似,大部分为广泛分布的低盐暖水性种类。据近年来调查所得的样品分析,已鉴定到种的底内和底上的动物共 183 种。其中环节动物 31 种,占 16.9%;软体动物 78 种,占 42.6%;

甲壳动物 62 种,占 33.9%;腔肠动物 4 种,占 2.2%;棘皮动物 6 种,占 3.3%;腕足动物 2 种,占 1.1%。与潮间带动物生态类群相比,由于生境不同,在种数上有所减少,且各门类的组成比例也有差异。其中多毛类的比例明显减少,甲壳动物的种数和比例均明显的增多,尤以虾类更为明显。近海底栖动物与潮间带共有的种类计 72 种,其中环节动物 22 种,软体动物 23 种,甲壳动物 21 种,腔肠动物、棘皮动物和腕足动物各 2 种。在近海底栖动物的优势种类组成中有毛蚶、纵条织纹螺、伶鼬榧螺、双缘耳乌贼、葛氏长臂虾、三疣梭子蟹、日本鲟、沙蚕等。

(二) 江苏药用海洋生物资源种类

前期海洋生物资源专项调查结果显示:江苏海洋生物包括藻类、腔肠动物、软体动物、环节动物、节肢动物、棘皮动物、鱼类、爬行动物、哺乳动物等共 9 大类 229 种。其中,藻类 36 种(包括蓝藻 3 种,红藻 14 种,褐藻 12 种,绿藻 7 种),腔肠动物 3 种,软体动物 58 种,环节动物 3 种,节肢动物 32 种,棘皮动物 7 种,鱼类 78 种,爬行动物 4 种,哺乳动物及其他动物 8 种。

在海洋生物资源研究的基础上,依据我国海洋生物的应用历史、民间药用情况及最新的临床研究成果,在 229 种海洋生物中确定了 139 种可供药用的海洋生物,其中藻类 31 种,腔肠动物 3 种,软体动物 44 种,环节动物 1 种,节肢动物 10 种,棘皮动物 6 种,鱼类 37 种,爬行动物 4 种及哺乳动物 3 种。

1. 海藻类 我国是世界上最早应用海藻的国家之一,广阔的潮间带和潮下带浅水区均有分布。海藻类具有软坚散结、清热解毒、利水消肿、补肾养心、破血祛瘀、消食驱虫等作用。功效物质类型多样,结构复杂新颖,具有抗菌、抗病毒、抗肿瘤、抗辐射、抗溃疡、解热、止痛、调血糖、降血压、降血脂、止血、止咳平喘、驱肠虫、扩张冠脉血流量、改善心肌营养等作用。尚含有经济价值较高的海藻多糖。

江苏省药用海藻类主要有褐藻、红藻、绿藻、蓝藻等 36 种。其中优势种且药用价值较高的有羊栖菜、海带、海黍子、海蒿子、条斑紫菜、石花菜、江蓠、

石莼、孔石莼、刺松藻等十种。

2. 腔肠动物 腔肠动物主要分布在温带和热带海洋中,我国有药用腔肠动物 20 余种,其中海蜇、珊瑚等在中医药文献《新修本草》《医林纂要》《古方选治》《本草拾遗》《本草纲目》中早有记载。据报道,海蜇中含有增强心肌功能的成分。此外,海葵提取物有抗肿瘤、抗菌、抗神经毒、抗溶血、抗凝血、降血压、镇痛和镇静作用。

江苏省药用腔肠动物种类不多,仅以海蜇、纵条肌海葵、黄海葵分布广、产量大,可作为新药、新型功能型健康产品开发的宝贵海洋生物资源。

3. 软体动物 江苏省药用软体动物数量较多,共 58 种,尤以毛蚶、小刀蛏、脉红螺、锈凹螺、疣荔枝螺、密鳞牡蛎、褶牡蛎为优势品种,资源丰富,开发前景开阔。

4. 环节动物 江苏省环节动物分布不多,药用资源并不很丰富,其中对沙蚕的研究较多。早在《证类本草》《本草纲目》《本草纲目拾遗》就有沙蚕药用的记载。该品种具有补脾益胃、补血养血、利水消肿等功效。据初步研究,其所含成分沙蚕毒素且有杀虫效果,且其营养价值较高,可作高附加值健康产品开发的重要原料资源,具有诱人的开发前景。

5. 节肢动物 节肢动物主要分布于潮间带,大多具有多种活性物质,具有活血散瘀,清热解毒,破瘀消积,止痛,消食化积,清热散血等功效。

江苏省药用节肢动物种类较多,分布较广,大部分地区分布密度较高,生物量较多,资源丰富,尤以无齿相手蟹、中华绒螯蟹等分布广,资源丰富。

6. 棘皮动物 江苏省药用棘皮动物种类不少,且大多具有软坚散结、化痰消肿、清热解毒、祛风湿等作用。主要品种有刺参、海燕、多棘海盘车、海盘车、马粪海胆、细雕刻肋海胆等。尤其是刺参,药用价值较高,可增强机体免疫功能,可开发应用于抗肿瘤药物及功能性多类型健康产品。

7. 鱼类 药用鱼类是药物资源中一个主要组成部分,有广阔的发展前景。《本草纲目》中记载有海马、鲈鱼、鲋鱼、鳓鱼、鳗鲡、文鳐、鲟、鲚、鳙、河豚

鱼等 20 余种。作为药用鱼类,其鱼头、鱼脑、鱼皮、鱼肉、鱼鳃、鱼鳍、鱼鳔、肝、胆、鳞等都可作为药用。具有益精固气,滋补强壮,清热解毒,活血舒筋,止痛,止咳平喘,明目退翳,收敛固涩,利尿通淋等功能。

江苏省药用鱼类种类较多,达 78 种之多,资源较丰富,尤以小黄鱼、海鳗鲡、刀鲚、凤鲚、长吻鲻等资源尤为丰富,极具开发前景。

8. 爬行动物 江苏省药用海洋爬行类动物较少,主要有长吻海蛇、海龟、玳瑁等。海龟、玳瑁为国家二级保护野生动物,其全体、背甲、肉或胆入药,具有滋阴补肾、润肺止咳、平肝定惊、清热解毒等功效。

9. 哺乳动物 江苏省药用海洋哺乳动物多属于珍稀、濒危的保护物种,虽记载有益肾壮阳、益肾补髓、消炎镇痛等功效,但属于禁止开发利用类群。主要有海狗、海豹、江豚等。

■ 三、江苏省海洋药用生物资源生产区划

江苏沿海分属连云港、盐城、南通的 14 个县(市、区),自北向南分别为赣榆、连云、海州、灌云、响水、滨海、射阳、大丰、东台、海安、如东、通州、海门、启东。属于海岸带范围的人口约 200 万。

资料显示,如以海岸线以内 5 km 至低潮水边线为范围统计江苏海岸,江苏海域总面积达 6 853. 74 km²。海岸线的主要类型有:淤泥质海岸(建设有海堤形成人工岸线)、砂质海岸(人工和自然岸线)、基岩海岸(自然岸线)。海岸带的地貌类型主要有陆地地貌、人工地貌和潮间带地貌。其中陆地地貌岸线长 244. 16 km(约占 27%),面积 2 314. 39 km²(约占 33. 77%);人工地貌岸线长 644. 74 km(约占 73%),面积 1 423. 70 km²(约占 20. 77%);潮间带地貌面积为 315. 65 km²(约占 45. 46%)。

根据江苏近海海洋调查的结果,江苏省的海岸线总长度为 888. 945 km。江苏海洋生物资源非常丰富,有广阔的海滩、浅海,开发潜力很大。海水养殖面积达 1 390 km²,其中浅海面积 77. 8 km²,滩涂面积 1 309. 6 km²,港湾面积 1. 7 km²。

为配合江苏省委、省政府建设"海上苏东"的战略目标,在系统整理国内外海洋药物的研究基础上,以及对江苏海洋药物资源进行了实地调查和分析的基础上,并对一些主要品种的生产布局作初步的分析研究。

(一) 连云港海域

1. 区域自然、社会经济条件 连云港海域涉及赣榆、连云、海州、灌云 4 个县(区、市),区域内连云港为全国八大港口之一。连云港市海岸线北起绣针河口苏鲁交界海陆分界点(大王坊村东侧),南至灌河口团港南侧"响灌线"陆域分界,总长 146. 587 km(不含东西连岛和西大堤),占江苏全省海岸线的 16. 49%。

连云港海洋环境优越,生物资源丰富。海州湾即位于该区域,湾口北起山东日照岚山镇的佛手嘴,南至江苏连云港高公岛,面临黄海,宽 42 km,岸线长 86. 81 km,海湾面积 876. 39 km²,是一个半开阔海湾。海底自西向东缓倾,是我国东部沿海重要的群众渔业渔场之一,是众多海产经济动物的产卵场和索饵场,历史上盛产鱼、虾、贝、蟹等近百个品种,珍贵的岩礁鱼类如鲷类、六线鱼等在国内外都有一定的声誉。

2. 海洋药用生物资源分布情况

(1) 海洋药用植物资源:连云港沿海滩涂主要植物群落类型有:盐地碱蓬群落、互花米草群落、大米草群落、苦苣菜群落、田菁群落、芦苇群落、芦竹群落。主要优势药用植物包括茵陈蒿、香附、芦苇、盐地碱蓬、互花米草、田菁等。珍稀濒危物种珊瑚菜近年来在连云港滩涂难以寻觅踪迹。

(2) 海洋药用动物资源:连云港海域主要鱼类有带鱼、黄鱼鲡鱼、加吉鱼等,其中海参、鲍鱼、扇贝等珍贵海产品是江苏省主产或为名优产品。

连云港海岸类型主要是粉砂淤泥质海岸,其次是基岩和砂质海岸。海岸区域调查发现潮间带底栖生物 60 余种,软体类、甲壳类以及多毛类这三个类

群是组成砂质底质海岸潮间带生物的主要类群。种类组成以软体类最多,种类超过 30 种,其次为甲壳类约 15 种,海岸潮间带底栖生物优势种为四角蛤蜊、光滑河蓝蛤、沙蚕、宽身大眼蟹。四角蛤蜊平均生物量为 165.26 g/m²,生物密度为 22 个/m²,沙蚕生物量和密度分别为 3.41 g/m² 和 13 个/m²。

3. 海洋药用生物资源人工养殖情况

(1)养殖海域权属:本海域海水养殖面积 380 km²。截至 2007 年年底,连云港海域使用项目确权 136 宗,面积 130.56 km²。

(2)养殖模式

1)池塘养殖:全市海水池塘养殖面积 250 km²,主要养殖模式为鱼、虾、蟹、贝多品种混养。赣榆对虾、梭子蟹混养技术在国内领先,面积在 17 km² 以上,是全国最大的连片养殖区,同时也是江苏省省级农业标准化示范区。赣榆万亩对虾、缢虾混养为国家级农业标准化示范区,辐射面积为 50 km²,其中徐于盐场约 13.3 km²。

2)工厂化养殖:全市约 2×10⁵ m³,主要分布在赣榆地区。主要品种有大菱鲆、漠斑牙鲆、红鳍东方鲀、半滑舌鳎等。全市工厂化养殖场 50 家,年生产 3×10⁶ kg。

3)筏式养殖:主要养殖紫菜,全市养殖面积为 70 km²,其中连云地区 35 km²,赣榆地区 20 km²,灌云地区 0.4 km²,其他地区 11 km²。全市年加工紫菜 6 亿张以上。海带、江蓠(龙须菜)养殖在连云港人工鱼礁区面积不大。

4)底播养殖:全市底播养殖面积超过 100 km²,主要在赣榆浅海域。底播的主要品种有杂色蛤、四角蛤蜊。

5)其他养殖:海参养殖主要分布在赣榆柘汪、九里。前三岛底播养殖,年投放 300 万头海参苗。

(二)盐城海域

1. 区域自然、社会经济条件 盐城海域涉及响水、滨海、射阳、大丰、东台 5 个县(区、市),盐城海岸线北起灌河口团港南侧"响灌线"陆域分界,南至"安台线"陆域分界,总长 370.89 km,占江苏全省海岸线的 42.51%。

盐城东临黄海,西处里下河尾间,海岸线全长 512 km,沿海无港湾岛屿,滩涂广阔、地势平坦,滩涂总面积 45 533 km²(其中连陆滩涂 32 200 km²,辐射沙洲 13 333 km²),近海海域 1.8×10⁴ km²,为渔业经济发展创造了得天独厚的条件。中部射阳芦苇水产养殖与珍禽保护岸段,北部以侵蚀为主,南部以淤积为主,地势低洼,淡水资源充足,种植芦苇与淡水养殖条件优越。在浅滩植苇,四周堰堤养鱼,芦苇改良土壤,优化环境,具有显著的生态经济效益。南部有大片河网密集的低洼沼泽开阔滩地,气候适宜,环境宁静,人类活动干扰少,食物丰富,是丹顶鹤理想的越冬场所。南部的大丰、东台农业综合开发岸段由于受到辐射沙洲的掩护,岸段处于淤积环境。农植棉和改良盐土历史悠久,土地后备资源多,潮滩地势较高,草地面积广阔;同时,近海潮滩和岸外辐射沙洲是经济贝类资源丰富的地段。

2. 海洋药用生物资源分布情况

(1)海洋药用植物资源:盐城沿海滩涂主要植物群落类型有盐地碱蓬群落、互花米草群落、大米草群落、苦苣菜群落、芦苇群落、芦竹群落等。主要优势药用植物包括地肤、枸杞、罗布麻、二色补血草、盐角草、水烛、茵陈蒿、香附、芦苇、黄花蒿、荇菜、盐地碱蓬等。

近年来盐城大丰、东台等地有企业利用沿海滩涂积极发展碱蓬人工栽培及系列风味食品开发。马齿苋栽培也有一定规模。

(2)海洋药用动物资源:盐城地处温暖带向亚热带过渡地带,气候温和湿润,光照充足,雨量充沛,无霜期短,境内入海河流众多,海水盐度适中,水质肥沃,水生生物物种繁多,资源丰富。盐城海域有大黄鱼、小黄鱼、棘头梅童鱼、带鱼、海鳗、银鲳等鱼类约 150 种。此外,盐城海域还分布着重量繁多、数量庞大的软体动物、腔肠动物等,为丹顶鹤等珍禽的栖息提供了丰富的食物。

盐城地区滩涂岸线长,滩面宽,经济种类多,滩涂类型为粉砂淤泥质海岸,类型包括侵蚀型和堆积型,潮间带底栖生物约 121 种,以软体类、甲壳类以及多毛类这三个类群为主,种类占江苏省近岸海域潮间带生物总种类的 63.4%。种类组成以软体类最多为 51 种,其次为甲壳类 36 种,多毛类 19 种。四角蛤蜊、托氏珋螺、沙蚕、彩虹明樱蛤、青蛤、文蛤、泥螺均有,可见该区域多产经济贝类。各种类中四角蛤蜊平均生物量为 16.27 g/m²,生物密度为 12 个/m²;青蛤生物量和密度分别为 6.87 g/m² 和 1 个/m²;文蛤生物量和密度分别为 3.56 g/m² 和 2 个/m²;泥螺生物量和密度分别为 2.23 g/m² 和 7 个/m²;沙蚕生物量和密度分别为 0.45 g/m² 和 5 个/m²。

3. 海洋药用生物资源人工养殖情况

(1) 养殖海域权属:本海域海水养殖面积 380 km²。截至 2007 年年底,盐城海域使用项目确权 468 宗,面积 1020.47 km²。

(2) 养殖模式

1) 池塘养殖:池塘养殖主要在东台、大丰、射阳、响水、滨海等地沿海,以对虾、梭子蟹、杂色蛤等多品种混养为主,面积 153.14 km²,是全省三大池塘养殖区之一。

2) 工厂化养殖:工厂化养殖处于起步阶段,全市约 2.6×10⁴ m³。主要品种有大菱鲆、红鳍东方鲀、半滑舌鳎。

3) 筏式养殖:主要养殖紫菜,全市养殖面积为 72.29 km²。

4) 底播养殖:底播的主要品种有杂色蛤、四角蛤蜊,面积为 343.09 km²。

5) 其他养殖:盐城的其他海水养殖有海蜇池塘生态养殖。

(三) 南通海域

1. 区域自然、社会经济条件 南通海域涉及海安、如东、通州、海门、启东 5 个县(市、区),海岸线北起"安台线"陆域分界,南至启东连兴港,总长 210.365 km,占全省海岸线的 23.66%;长江口河口岸线由北岸的启东连兴港开始起算,向西至苏通大桥北岸,过江至苏通大桥南岸,再向东南至太仓浏河镇东侧的苏沪交界,总长 54.108 km,占全省海岸线

的 17.34%。

南通海域平均表层水温为 17.79℃,表层盐度为 27.95,溶解氧为 7.02 mg/L。海岸类型多为粉砂淤泥质海岸,辐射沙洲中部粉砂质含量最低,而南部粉砂质含量高,砂质含量低。吕四渔场小型浮游生物平均密度为 9.28×10⁵ 个/m³,长江口渔场达 6.41×10⁶ 个/m³;吕四渔场、长江河口区属于浮游动物分布密集区,且近岸带比外海区浮游动物的生物密度要高;虾类明显集中于辐射沙洲及吕四渔场,而且数量比较大,长江口个别海域可达 301.12 个/m³;水母类在长江口河口区分布较为集中。沿海潮间带底栖生物年平均生物量为 57.17 g/m²。该段潮滩的底质和水质等条件均十分适宜于贝类和紫菜的繁殖,潮滩生物资源丰富,资源量占江苏省总量的 40%。本岸段扩大围垦潜力不大,但因有较多河流入海,可以利用其特有的珍稀种苗资源,在河道低洼地、港槽和滩面上发展以鳗鱼、对虾、螃蟹、蚌类、龟、鳖等具有药食两用价值的高值比水产养殖业。

2. 海洋药用生物资源分布情况

(1) 海洋药用植物资源:南通沿海滩涂主要植物群落类型包括:盐地碱蓬群落、互花米草群落、白茅群落、狗牙根-白茅群落和芦苇群落。互花米草和盐地碱蓬群落分布最为广泛,在一些区域还有芦竹群落、灰绿藜群落、苦苣菜群落、狗尾草群落、小白酒草群落和马唐群落等。主要优势药用植物种包括:盐地碱蓬、白茅、芦苇、芦竹、苦苣菜、柽柳、小白酒草、马唐、益母草、枸杞、蒲公英、牡蒿、猪毛蒿等。

(2) 海洋药用动物资源:南通地处中纬度地区,濒江临海,地理位置独特,海洋生物资源丰富。沿海海域浮游植物以适温、适盐范围较广的近岸低盐种为主,共有 190 种;海洋浮游动物生物量总平均为 163 mg/m³,共有 98 种。沿海潮间带底栖生物年平均生物量为 57.17 g/m,共有文蛤、四角蛤蜊、青蛤、缢蛏、泥螺等 198 种;潮间带固着性海藻 84 种。南通海域有大黄鱼、小黄鱼棘头、梅童鱼、带鱼、海鳗、银鲳等鱼类 150 种,其中软骨鱼类 20 种、硬骨鱼类

130种；另有头足类13种，近海底栖动物三疣梭子蟹、脊尾白虾、巢沙蚕等183种。此外，南通海域还是中华绒螯蟹、日本鳗鲡、暗纹东方鲀、刀鲚、风鲚等洄游性生物重要的繁殖场所和洄游通道，其种苗捕捞也是沿海养殖的重要来源。文蛤、泥蚶、四角蛤蜊等低值贝类是当地优势特产药用生物资源。

3. 海洋药用生物资源人工养殖情况

（1）养殖海域权属：本海域海水养殖面积380 km²。截至2007年年底，南通市海域使用项目确权433宗，面积1 000.59 km²。

（2）养殖模式

1）池塘养殖：全市池塘养殖面积7.89 km²，主要养殖种类为脊尾白虾与三疣校子蟹混养、鱼类与脊尾白虾混养以及鱼虾贝混养，年产量 1.3×10^8 kg。

2）工厂化养殖：全市约 1.38×10 m³，主要分布在如东、启东和通州。主打品种有鲈鱼、大菱鲆、漠斑牙鲆、河鲀、半滑舌鳎。年产量 1.91×10^7 kg。

3）筏式养殖：主要养殖紫菜，全市养殖面积为177.6 km²，其中海安10.33 km²、如东60 km²、启东9.6 km²。全市年紫菜产量达 8.76×10^7 kg。

4）底播养殖：全市底播养殖面积439.87 km²，主要分布在如东、启东和通州，底播的主要品种有文蛤、杂色蛤和青蛤，年产贝类 1.31×10^8 kg。

5）其他养殖：如东有少量海参养殖，其他地区有少量海蜇养殖。

■ 四、江苏省海洋药用生物生产风险

海洋药用生物生产风险主要来自自然和人为两个方面。自然方面江苏沿海因为其地质、地貌、气候等特征，主要受到海洋地质灾害（主要包括海平面上升、海岸侵蚀、海岸坍塌）、海洋气候灾害（主要包括台风、风暴潮、多雨、高温、低气压等）和海洋生物灾害（主要为赤潮、外来生物大米草）3种海洋灾害的影响。历史上曾经由于自然灾害造成紫菜、文蛤等养殖受到重大影响。人为方面随着江苏沿海经济社会发展，沿海港口、码头开发及工业、农业生产的持续拓展深入，近海环境压力不断加大，海洋药用生物适宜的生存环境正面临威胁。因此，在发展海洋药用生物资源生产过程中应系统谋划，提前合理规划布局并准备好应对措施，合理规避灾害风险，减少灾害损失，以有利于中药资源产业健康可持续发展。

◇ 参 ◇ 考 ◇ 文 ◇ 献 ◇

[1] 段金廒,钱士辉,袁昌齐,等.江苏省中药资源区划研究[J].江苏中医药,2004(2)：5-7.

[2] 冉懋雄,邓炜.论贵州中药资源区域分布与区划[J].中国中药杂志,1995,20(10)：579-582.

[3] 冉懋雄.中药区划认识论[J].中国中药杂志,1997,22(4)：9-12.

[4] 孙成忠,陈士林,赵润怀,等.地理信息系统与中药资源信息化建设[J].中国现代中药,2006,8(10)：4-7.

[5] 黄璐琦,陆建伟,郭兰萍,等.第四次全国中药资源普查方案设计与实施[J].中国中药杂志,2013,38(5)：625-628.

[6] 郭兰萍,黄璐琦,吕冬梅,等.基于3S技术的中药道地药材空间分析数据库的构建及应用[J].中国中药杂志,2007,32(17)：1821-1824.

[7] 陆玉麒,林康,张莉.市域空间发展类型区划分的方法探讨[J].地理学报,2007,62(4)：351-363.

[8] 陈士林,索风梅,韩建萍,等.中国药材生态适宜性分析及生产区划[J].中草药,2007,38(4)：481-487.

[9] 曹卫东,曹有挥,吴威,等.县域尺度的空间主体功能区划分初探[J].水土保持通报,2008(2)：93-97.

[10] 张洁瑕,陈佑启.中国土地利用区划研究概况与展望[J].中国土地科学,2008,22(5)：62.

[11] 孙成忠,陈士林,魏建和,等.基于GIS技术的中药材适宜性数值区划划分[J].世界科学技术—中医药现代化,2009,11(1)：48-53,63.

[12] 张小波,郭兰萍,黄璐琦.中药区划研究进展[J].中国农业资源与区划,2010,31(3)：64-69.

[13] 张小波,郭兰萍,周涛,等.关于中药区划理论和区划指标体系的探讨[J].中国中药杂志,2010,35(17)：2350-2355.

[14] 谢彩香,索风梅,周应群,等.基于地理信息系统的中药材生态适宜性定量化研究[J].中国中药杂志,2011,36(3)：379-382.

[15] 王晓静,孙成忠,陈士林,等.《中药资源分类与代码》国家标准网络查询系统的设计与开发[J].世界科学技术—中医药现代化,2012(4)：1904-1908.

[16] 黄璐琦,陆建伟,郭兰萍,等.第四次全国中药资源普查方案设计与实施[J].中国中药杂志,2013,38(5):625-628.

[17] 朱寿东,张小波,黄璐琦,等.中药材区划20年——从单品种区划到区域区划[J].中国现代中药,2014,16(2):91-95,99.

[18] 冉懋雄,周厚琼.中药区划与中药材GAP和区域经济发展[J].中药材,2015,38(4):655-658.

[19] 孙成忠,郝振国,朱寿东,等.地理信息技术在中药资源生产区划研究中的应用[J].测绘通报,2016(12):96-99,123.

[20] 黄璐琦,张小波.全国中药资源普查的信息化工作[J].中国中药杂志,2017(22):4251-4255.

[21] 孙成忠,郝振国,张静华,等.中药资源区划分析系统的设计与实现[J].世界科学技术—中医药现代化,2019,21(11):125-129.

[22] 刘睿,吴皓.江苏海洋生物医药研究现状与发展机遇的思考[J].南京中医药大学学报,2018,34(3):217-221.

[23] 吴皓.江苏海洋医药研究开发现状与发展战略思考(上)[J].江苏中医药,2002,23(8):4-6.

[24] 吴皓.江苏海洋医药研究开发现状与发展战略思考(下)[J].江苏中医药,2002,23(9):5-7.

[25] 章志,周凯,陈鹏.基于海洋功能区划的江苏省海域开发强度评价及影响分析[J].江苏海洋大学学报(自然科学版),2020,29(3):59-64.

[26] 王进,潘娟.新形势下优化江苏区域经济布局的对策建议[J].中国工程咨询,2020(9):83-89.

第五章

江苏省大宗与特色药材生产适宜区分析

第一节 · 江苏省植物类药材适宜性区划分析

■ 一、银杏叶（Ginkgo Folium）

（一）药材基本情况

本品为银杏科植物银杏 *Ginkgo biloba* L. 的干燥叶。秋季尚绿时采收，及时干燥。以色黄绿、完整者为佳。银杏叶味甘、苦、涩，性平。归心、肺经。有活血化瘀、通络止痛、敛肺平喘、化浊降脂之功效。为 2020 年版《中华人民共和国药典》收载。此外，银杏成熟干燥种子亦可药用，名白果（Ginkgo Semen），秋季种子成熟时采收，除去外种皮，洗净，稍蒸或略煮后，烘干。以壳色黄白、种仁饱满、断面色淡黄者为佳。白果味甘、苦、涩，性平，有毒。归肺、肾经。有敛肺定喘、止带缩尿的功效。为 2020 年版《中华人民共和国药典》所收载。

银杏为中生代孑遗的稀有树种，系我国特产，具有喜光性和深根性，对气候、土壤的适应性较宽，但不耐盐碱土及过湿的土壤。银杏野生种群罕见，仅在浙江天目山、湖北大洪山等地有零星野生分布，生于海拔 500~1000 m，酸性（pH 5~5.5）黄壤、排水良好地带的天然林中，常与柳杉、榧树、蓝果树等针、阔叶树种混生。银杏的栽培区甚广：北自沈阳，南达广州，东起华东海拔 40~1000 m 地带，西南至贵州、云南西部（腾冲）海拔 2000 m 以下地带均有栽培。银杏叶及白果药材主要来源于人工栽培生产，现主产于江苏泰兴、邳州，广西桂林，湖北安陆，山东郯城等地。

（二）样品采集

样品采集是在传统道地产区进行实地采集，主要采样数据来源于第四次全国中药资源普查试点数据，同时以第三次中药资源普查数据作为补充。要满足如下要求。

（1）采样的范围涵盖药材的主要道地产区和主产区。

（2）采样点尽量均匀分布，覆盖药材分布的主要生境。

根据以上两个原则，最终采样点主要分布于江苏、辽宁、河北、山西、陕西、河南、四川、重庆、贵州、云南、湖南、湖北、江西、安徽、浙江等地。

（三）生长环境

根据模型计算结果中各个环境因子对分布的贡献大小，选择贡献率总和大于 95% 的因子，同时考虑地形、气候等不同环境因子的影响。利用江苏省药用生物资源区划分析软件的空间分析功能得到影响银杏分布的主要因素有 4 月降水量、11 月降水量、12 月平均气温、坡度、最冷月最低温等，主要环境因子范围见表 5-1。

表 5-1 银杏主要环境因子范围

环境因子范围值	11 月降水量（mm）	4 月降水量（mm）	12 月平均气温（℃）	10 月平均气温（℃）	3 月降水量（mm）	6 月平均气温（℃）	坡度（°）	最冷月最低温（℃）
	7~91	13~249	−10.7~13.6	5.3~21.1	0.7~19.5	13.0~26.9	0~21.1	−21.6~8.0
土壤类型	雏形土、黑土、冲积土、疏松岩性土、薄层土、黏盘土、变性土、人为土、低活性强酸土、高活性强酸土、高活性淋溶土、低活性淋溶土、潜育土							
植被类型	亚热带、热带草丛、温带落叶阔叶林、温带落叶灌丛、温带针叶林、温带草丛、亚热带落叶阔叶林、亚热带、热带常绿阔叶、落叶阔叶灌丛（常含稀树）、亚热带常绿、落叶阔叶混交林、温带禾草、杂类草草甸							

（四）区划分析

药材生长区划分析主要是利用地理信息技术手段，基于中药材区划分析数据库，建立区划分析模型。通过江苏省药用生物资源区划分析系统，可形成银杏叶的生长区划图（图5-1）。

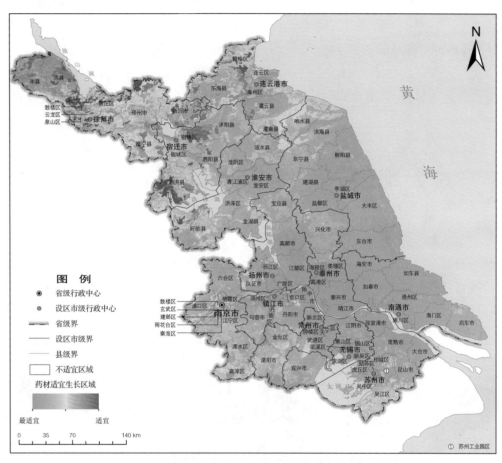

图5-1 江苏省银杏资源分布与银杏叶药材生产区划

（五）区划及生产布局

根据区划分析的结果，在江苏省内，适合银杏生长的地区主要集中在邳州南部、海州、连云、赣榆、射阳、灌云等地。

在产业布局方面，结合银杏的生长特性、自然条件、经济条件等因素，建议在图5-1中绿色标注区域进行银杏资源生产布局和发展银杏产业。

■ 二、芡实（Euryales Semen）

（一）药材基本情况

本品为睡莲科植物芡 *Euryale ferox* Salisb 的干燥成熟种仁。秋末冬初采收成熟果实，除去果皮，取出种子，洗净，再除去硬壳（外种皮），晒干。以颗粒大、饱满均匀、粉性足、无碎末及残壳、干燥无杂者佳。芡实味甘、涩，性平。归脾、肾经。有益肾固精、补脾止泻、祛湿止带之功效。为2020年版《中华人民共和国药典》所收载。

芡为一年生大型水生草本植物，原产我国和东南亚各地，广泛分布于我国南方各地，主要分布于江苏、山东、安徽等地，生长于湖泊、池塘、水库、沟渠中。在江苏省内，芡实的品种分南芡和北芡。北芡又称刺芡，花紫色，为野生种。主要产于洪泽湖、宝应湖一带，适应性强，分布广泛。南芡又称苏芡，花色分白花、紫花两种，叶比北芡大。紫花芡为早熟品种，白花芡为晚熟品种，南芡主要产于太湖流域一带。

（二）样品采集

样品采集是在传统道地产区进行实地采集，主要采样数据来源于第四次全国中药资源普查试点数据，同时以第三次中药资源普查数据作为补充。要满足如下要求。

（1）采样的范围涵盖药材的主要道地产区和主产区。

（2）采样点尽量均匀分布，覆盖药材分布的主要生境。

根据以上两个原则，最终采样点主要分布于江苏、安徽、四川、湖南、辽宁等地。

（三）生长环境

根据模型计算结果中各个环境因子对分布的贡献大小，选择贡献率总和大于95%的因子，同时考虑地形、气候等不同环境因子的影响。利用江苏省药用生物资源区划分析软件的空间分析功能得到影响芡分布的主要环境因子有海拔、6月降水量、9月降水量、年平均气温等，主要环境因子范围见表5-2。

表5-2 芡主要环境因子范围

环境因子范围值	海拔 (m)	6月降水量 (mm)	9月降水量 (mm)	12月降水量 (mm)	年均降水量 (mm)	年平均气温 (℃)	3月平均气温 (℃)
	-3~784	52~347	36~205	3~53	315~1788	-1.5~22.7	-12.5~18.5

（四）区划分析

药材生长区划分析主要是利用地理信息技术手段，基于中药材区划分析综合数据库，建立区划分析模型。通过江苏省水生药用生物资源区划分析系统，可形成芡实的生长区划图（图5-2）。

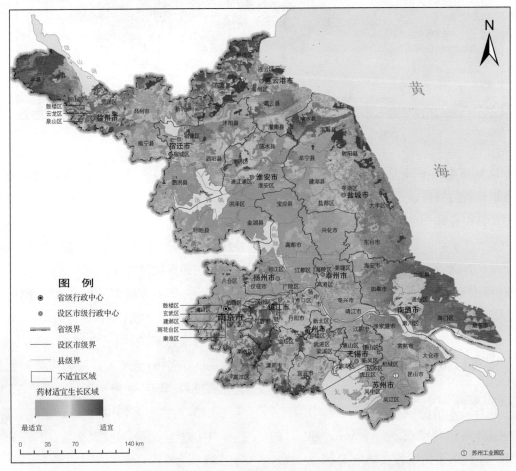

图例

◎ 省级行政中心
◉ 设区市级行政中心
━━ 省级界
━━ 设区市级界
━━ 县级界
▢ 不适宜区域

药材适宜生长区域

最适宜　　　适宜

0　35　70　　140 km

① 苏州工业园区

图5-2 江苏省芡资源分布与芡实药材生产区划

（五）区划及生产布局

根据区划分析的结果，在江苏省内，芡的主要适宜产区分布在宿迁南部、淮安北部和中部、盐城西南部、苏州太湖流域和常州部分区域。在实际的产业发展中，北芡一般多在湖泊边缘、水位约 1.5 m 区域栽培，管理较为粗放；南芡由于经济价值更高，目前多通过人工改造静水池塘来浅水栽培，以此扩大种植范围。

在产业布局方面，结合芡的生长特性、自然条件、经济条件等因素，建议在图 5-2 中绿色标注区域开展栽培生产。

■ 三、薄荷（Menthae Haplocalycis Herba）

（一）药材基本情况

本品为唇形科植物薄荷 Mentha haplocalyx Briq. 的干燥地上部分。夏、秋二季茎叶茂盛或花开至三轮时，选晴天，分次采割，晒干或阴干。以叶多、色绿、气味浓者为佳。薄荷味辛，性凉。归肺、肝经。有疏散风热、清利头目、利咽、透疹、疏肝行气之功效。为 2020 年版《中华人民共和国药典》所收载。

薄荷对环境的适应性较强，在海拔 2 100 m 以下地区都可以生长，生于水旁潮湿地。而以低海拔栽培品，其精油和薄荷脑含量较高。喜温暖、湿润气候，不宜在荫蔽处栽培，薄荷对土壤要求不严，但以疏松、肥沃、湿润的夹沙土或油沙土较好。中国各地多有栽培，其中江苏、安徽为传统地道产区，所产者为苏薄荷，但栽培面积日益减少。江苏传统以苏州地区所产龙脑薄荷最为著名，后产区逐渐迁移至太仓、通州、东台等地，目前省内句容、南通等地有一定面积栽培。

（二）样品采集

样品采集是在传统道地产区进行实地采集，主要采样数据来源于第四次全国中药资源普查试点数据，同时以第三次中药资源普查数据作为补充。要满足如下要求。

（1）采样的范围涵盖药材的主要道地产区和主产区。

（2）采样点尽量均匀分布，覆盖药材分布的主要生境。

根据以上两个原则，最终采样点主要分布于新疆、甘肃、内蒙古、吉林、黑龙江、北京、河北、河南、陕西、湖北、湖南、安徽、浙江、江苏、重庆、四川、云南、广西、海南等地。

（三）生长环境

根据模型计算结果中各个环境因子对分布的贡献大小，选择贡献率总和大于 95% 的因子，同时考虑地形、气候等不同环境因子的影响。利用江苏省药用生物资源区划分析软件的空间分析功能得到影像薄荷分布的主要环境因素有海拔、4 月降水量、11 月降水量、11 月平均气温等，主要环境因子范围见表 5-3。

表 5-3　薄荷主要环境因子范围

环境因子范围值	海拔（m）	11 月降水量（mm）	11 月平均气温（℃）	4 月降水量（mm）	9 月降水量（mm）	2 月降水量（mm）	最干月降水量（mm）
	1~182	0~88	−16.2~20.8	3~225	3~324	1~109	0~53
土壤类型	变性土，高活性淋溶土，黏盘土，人为土，疏松岩性土，冲积土						
植被类型	寒温带、温带沼泽，两年三熟或一年两熟旱作和落叶果树园，亚热带针叶林，温带草丛，一年两熟水旱粮食作物，果树园和经济林，亚热带落叶阔叶林						

（四）区划分析

药材生长区划分析主要是利用地理信息技术手段，基于中药材区划分析综合数据库，建立区划分析模型。通过江苏省药用生物资源区划分析系统，可形成薄荷的生长区划图（图 5-3）。

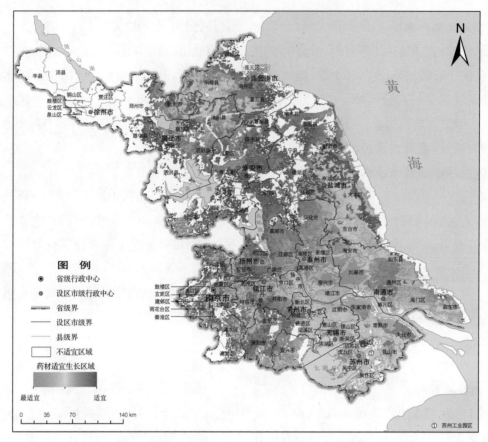

图 5-3 江苏省薄荷资源分布与药材生产区划

（五）区划及生产布局

根据区划分析的结果，在江苏省内，适合薄荷生长的区域主要有吴中、常熟、张家港、通州、如皋、靖江、海安、泰兴、溧水西部、句容、赣榆、宜兴南部、江宁、浦口、盱眙等地。

在产业布局方面，结合薄荷的生长特性、自然条件、经济条件等因素，建议在图 5-3 中绿色标注区域进行苏薄荷的生产区划和规范化生产。

■ 四、菊花（Chrysanthemi Flos）

（一）药材基本情况

本品为菊科植物菊 *Chrysanthemum morifolium* Ramat. 的干燥头状花序。9～11 月花盛开时分批采收，阴干或焙干或熏、蒸后晒干。药材按产地和加工方法不同，分为"亳菊""滁菊""贡菊""杭菊""怀菊"。菊花味甘、苦，性微寒。归肺、肝经。有散风清热、平肝明目、清热解毒之功效。为 2020 年版《中华人民共和国药典》所收载。

菊为多年生草本，适应性很强，喜凉，较耐寒，生长适温 18～21℃，最高 32℃，最低 10℃，地下根茎耐低温极限一般为 −10℃。花能经受微霜，但幼苗生长和分枝孕蕾期需较高的气温。花期最低夜温 17℃，开花期（中、后）可降至 13～15℃。喜充足阳光，但也稍耐阴。较耐干，最忌积涝。喜地势高燥、土层深厚、富含腐殖质、肥沃而排水良好的沙壤土。在微酸性到微碱性的土中均能生长，而以中性偏酸性土壤较适宜，忌连作。菊在短日照下能提早开花。我国菊栽培历史悠久，菊花药材几乎都源自栽培，由于人工选育、地理环境和加工方法的不同，逐渐形成了亳菊、滁菊、贡菊、怀菊、杭菊、福白菊、祁菊、济菊、川菊等九大菊花主流品种。现主产于江苏、河南、安徽、湖北、浙江、河北、山东、四川等地。江苏省内盐城、淮安、连云港、南通等地均有一定面积栽培，尤以射阳洋马镇及邻近地区产量较大，约占全国药用菊花一半产量。

（二）样品采集

样品采集是在传统道地产区进行实地采集，主要采样数据来源于第四次全国中药资源普查试点数据，同时以第三次中药资源普查数据作为补充。要满足如下要求。

（1）采样的范围涵盖药材的主要道地产区和主产区。

（2）采样点尽量均匀分布，覆盖药材分布的主要生境。

根据以上两个原则，最终采样点主要分布于北京、山西、陕西、河南、湖北、湖南、贵州、江西、安徽、浙江、江苏等地。

（三）生长环境

根据模型计算结果中各个环境因子对分布的贡献大小，选择贡献率总和大于95%的因子，同时考虑地形、气候等不同环境因子的影响。利用江苏省药用生物资源区划分析软件的空间分析功能得到影响菊分布的主要环境因素有海拔、6月降水量、11月降水量、2月平均气温等，主要环境因子范围见表5-4。

表5-4　菊主要环境因子范围

环境因子范围值	海拔 （m）	6月降水量 （mm）	11月降水量 （mm）	2月平均气温 （℃）	4月降水量 （mm）	9月降水量 （mm）	坡度 （°）
	12～3 167	48～288	6～91	−10.1～15.2	14～223	46～213	0～21.3
土壤类型	人为土，雏形土，低活性强酸土，高活性淋溶土，冲积土，高活性强酸土，黏盘土，变性土，低活性淋溶土，薄层土						
植被类型	亚热带针叶林，温带落叶阔叶林，亚热带落叶阔叶林，亚热带常绿阔叶林，亚热带，热带竹林和竹丛，温带草丛，亚热带常绿、落叶阔叶混交林，温带禾草，杂类草草甸						

（四）区划分析

药材生长区划分析主要是利用地理信息技术手段，基于中药材区划分析数据库，建立区划分析模型。通过江苏省药用生物资源区划分析系统，可形成菊花的生长区划图（图5-4）。

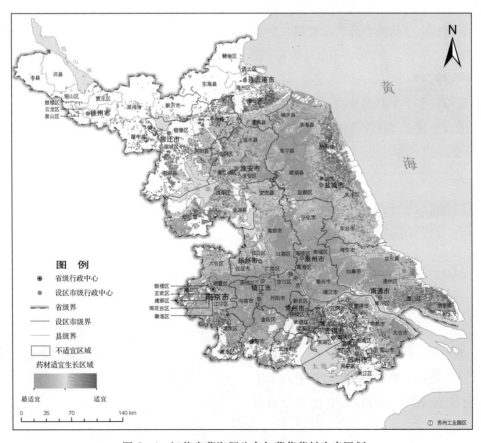

图5-4　江苏省菊资源分布与菊花药材生产区划

（五）　区划及生产布局

根据区划分析的结果，在江苏省内，适合菊生长的区域主要有盱眙、射阳、淮安、涟水、灌南、阜宁、建湖、海安、如皋、溧水、宝应、兴化、常熟、太仓、昆山等地。

在产业布局方面，结合菊的生长特性、自然条件、经济条件等因素，建议在图5-4中绿色标注区域及轻度盐渍化区域进行合理规划和生产布局。

■ 五、浙贝母（Fritillariae Thunbergii Bulbus）

（一）　药材基本情况

本品为百合科植物浙贝母 *Fritillaria thunbergii* Miq. 的干燥鳞茎。初夏植株枯萎时采挖，洗净。大小分开，大者除去芯芽，习称"大贝"；小者不去芯芽，习称"珠贝"。分别撞擦，除去外皮，拌以煅过的贝壳粉，吸去擦出的浆汁，干燥；或取鳞茎，大小分开，洗净，除去芯芽，趁鲜切成厚片，洗净，干燥，习称"浙贝片"。以鳞叶肥厚、质坚实、粉性足、断面色白者为佳。浙贝母味苦、性寒。归肺、心经。有清热化痰止咳、解毒散结消痈之功效。为2020年版《中华人民共和国药典》所收载。

浙贝母是贝母属多年生草本植物，喜温凉、湿润气候，稍耐寒，适合生长在海拔较低的山丘荫蔽处或竹林下；温度会影响其正常生长。碱性土壤和高含量的硫、磷、镁等元素有利于浙贝母的栽培。浙贝母主要分布在浙江北部和江苏南部。由于长年不节制的采挖方式，导致野生资源匮乏，仅存于天目山脉一带。浙贝母商品药材多来源于人工栽培，浙江产区主要集中在磐安、鄞州、缙云、开化等地，江苏、福建、江西等地也有种植。江苏省内尤以海安、海门、启东、东台、大丰一带栽培较多。

（二）　样品采集

样品采集是在传统道地产区进行实地采集，主要采样数据来源于第四次全国中药资源普查试点数据，同时以第三次中药资源普查数据作为补充。要满足如下要求。

（1）采样的范围涵盖药材的主要道地产区和主产区。

（2）采样点尽量均匀分布，覆盖药材分布的主要生境。

根据以上两个原则，最终采样点主要分布于浙江、江苏、安徽、湖南、重庆等地。

（三）　生长环境

根据模型计算结果中各个环境因子对分布的贡献大小，选择贡献率总和大于95%的因子，同时考虑地形、气候等不同环境因子的影响。利用江苏省药用生物资源区划分析软件的空间分析功能得到影响浙贝分布的主要因素有3月降水量、5月降水量、4月平均气温等，主要环境因子范围见表5-5。

表5-5　浙贝母主要环境因子范围

环境因子范围值	海拔 (m)	5月降水量 (mm)	3月降水量 (mm)	4月平均气温 (℃)	坡度 (°)	最干月降水量 (mm)
	1~182	68~219	48~131	107~155	0~143	25~46
土壤类型	变性土，高活性淋溶土，黏盘土，人为土，疏松岩性土，冲积土					
植被类型	寒温带、温带沼泽，两年三熟或一年两熟旱作和落叶果树园，亚热带针叶林，温带草丛，一年两熟水旱粮食作物、果树园和经济林，亚热带落叶阔叶林					

（四）　区划分析

药材生长区划分析主要是利用地理信息技术手段，基于中药材区划分析数据库，建立区划分析模型。通过江苏省药用生物资源区划分析系统，可形成浙贝母的生长区划图（图5-5）。

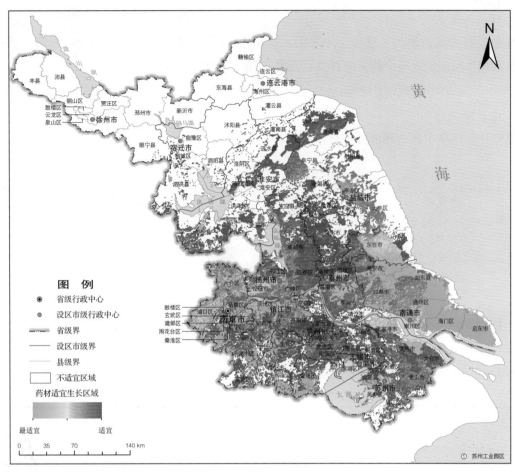

图 5-5　江苏省浙贝母资源分布与药材生产区划

（五）区划及生产布局

根据区划分析的结果，在江苏省内，适宜浙贝母生长的区域主要有启东、海门、海安、通州、如皋、崇川、如东、东台、亭湖、大丰等地。

在产业布局方面，结合浙贝母的生长特性、自然条件、经济条件等因素，建议在图 5-5 中绿色标注区开展适宜生产基地布局与规范化生产。

■ 六、茅苍术(Atractylodis Rhizoma)

（一）药材基本情况

本品为菊科植物茅苍术 *Atractylodes lancea* (Thunb.) DC. 的干燥根茎。春、秋二季采挖，除去泥沙，晒干，撞去须根。以气味芳香特异、断面油室（朱砂点）多者为佳。苍术味辛、苦，性温。归脾、胃、肝经。有燥湿健脾、祛风散寒、明目之功效。为 2020 年版《中华人民共和国药典》所收载。

茅苍术为多年生草本植物，喜凉爽较干燥气候，怕高温、高湿，适宜生长在丘陵山区，以半阴半阳的荒坡地和土层深厚排水良好的砂质土壤最佳；主要生长在山地常绿、落叶阔叶混交林下，群落结构有乔木、灌木及草本三层，藤本植物不多。由于各种人为因素的影响以及自身的生物学特性，茅苍术分布区及种群数量呈现明显衰退倾向，已呈现濒危趋势。茅苍术主要分布于长江流域的江苏、安徽、四川、湖北、江西、河南、山东、浙江等地，其自然分布区跨暖温带黄淮海平原区（河南、山东、江苏和安徽北部）和北亚热带长江下游山地平原区（江苏南部、安徽、浙江等）。在江苏省内，茅苍术主要分布于句容、金坛、丹徒、江宁、栖霞、溧水、溧阳、宜兴等地，其中茅山一带产者质量最好。

（二）　样品采集

样品采集是在传统道地产区进行实地采集，主要采样数据来源于第四次全国中药资源普查试点数据，主要分布于江苏省的南京、镇江等地。

（三）　生长环境

根据模型计算结果中各个环境因子对分布的贡献大小，选择贡献率总和大于95％的因子，同时考虑地形、气候等不同环境因子的影响。利用江苏省药用生物资源区划分析软件的空间分析功能得到影响茅苍术分布的主要环境因子有5月降水量、土壤养分有效锌、有效硼含量等，主要环境因子范围见表5-6。

表5-6　茅苍术主要环境因子范围

环境因子范围值	海拔 （m）	5月降水量 （mm）	季节降水量变异系数	有效锌含量 （mg/kg）	有效硼含量 （mg/kg）
	49～201	93～109	49～55	0.5～3.0	0～0.5
土壤类型	黏盘土，疏松岩性土，高活性淋溶土，人为土				
植被类型	亚热带针叶林，亚热带、热带草丛，一年两熟水旱粮食作物、果树园和经济林				

（四）　区划分析

药材生长区划分析主要是利用地理信息技术手段，基于中药材区划分析数据库，建立区划分析模型。通过江苏省药用生物资源区划分析系统，可形成茅苍术的生长区划图（图5-6）。

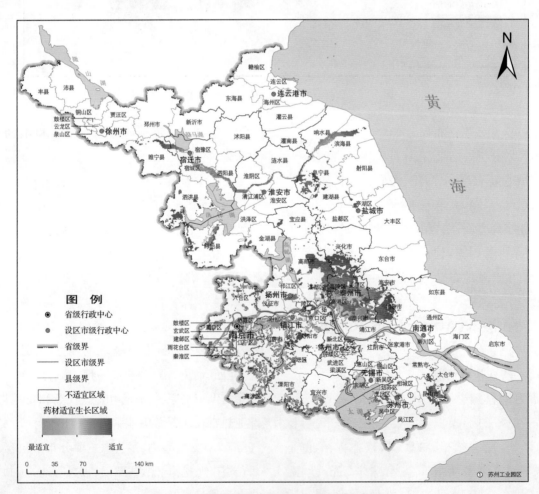

图5-6　江苏省茅苍术资源分布与药材生产区划

（五）区划及生产布局

据区划分析的结果，在江苏省内，茅苍术的适生区主要集中在金坛、句容、溧水、溧阳、宜兴、梁溪、滨湖、惠山、锡山、新吴、丹徒等地。

在产业布局方面，结合茅苍术的生长特性、自然条件、经济条件等因素，建议在图5-6中绿色标注区域进行茅苍术野生资源的抚育更新以恢复种群数量，及时进行合理的规划布局和生产基地建设，以有效进行江苏省茅苍术道地药材资源的保护与发展生产。

■ 七、蒲黄（Typhae Pollen）

（一）药材基本情况

本品为香蒲科植物水烛香蒲 *Typha angustifolia* L.、东方香蒲 *Typha orientalis* Presl 或同属植物的干燥花粉。夏季采收蒲棒上部的黄色雄花序，晒干后碾轧，筛取花粉。以色鲜黄、润滑感强、纯净者为佳。蒲黄味甘，性平。归肝、心包经。有止血、化瘀、通淋之功效。为2020年版《中华人民共和国药典》所收载。

香蒲属植物为多年生宿根性草本，喜温暖湿润气候，以向阳、肥沃的池沼边或浅水处为多见，常成丛、成片生长，广泛分布于我国各地，尤以温带地区种类较多。蒲黄商品药材多为野生，现主产于内蒙古、宁夏、新疆、河北、江苏等地。受水域面积减少、水体环境破坏和人工采收成本的影响，江苏等传统道地产地野生资源量日益减少。除水烛香蒲及东方香蒲外，江苏省还分布有同属植物长苞香蒲 *Typha angustata* Bory et Chaub.、达香蒲 *Typha davidiana* Hand.-Mazz.、无苞香蒲 *Typha laxmannii* Lepech. 等。

（二）样品采集

样品采集是在江苏蒲黄药材生产区域进行实地采集，主要采样数据来源于第四次全国中药资源普查试点数据。

（三）生长环境

根据模型计算结果中各个环境因子对分布的贡献大小，选择贡献率总和大于95%的因子，同时考虑地形、气候等不同环境因子的影响。利用江苏省药用生物资源区划分析软件的空间分析功能得到影响香蒲分布的主要环境因素有海拔、年平均气温、最干月降水量和最暖季平均温等，主要环境因子范围见表5-7。

表5-7　香蒲主要环境因子范围

环境因子范围值	海拔 （m）	年平均气温 （℃）	最干月降水量 （mm）	最暖季平均温 （℃）
	1～158	13.4～15.9	14～36	25.3～27.1

（四）区划分析

药材生长区划分析主要是利用地理信息技术手段，基于中药材区划分析数据库，建立区划分析模型。通过江苏省水生药用生物资源区划分析系统，可形成蒲黄在江苏省的区划分布图（图5-7）。

（五）区划及生产布局

根据区划分析的结果，香蒲在江苏全省都适宜种植，主要分布在苏州、淮安、盐城、连云港等水网发达地区。

在产业布局方面，结合香蒲的生长特性、自然条件、经济条件等因素，建议在图5-7中绿色标注区域进行自然生态保护与香蒲资源种群的扩大，将该资源的生产区划和生产基地建设与生态景观、环境治理等结合起来，合理规划，保障供给。

■ 八、荆芥（Schizonepetae Herba）

（一）药材基本情况

本品为唇形科植物荆芥 *Schizonepeta tenuifolia* Briq. 的干燥花穗。夏、秋二季花开到顶、穗绿时采摘，除去杂质，晒干。以色绿、芳香味浓者为佳。荆芥味辛，性微温。归肺、肝经。有解表散风、透疹、消

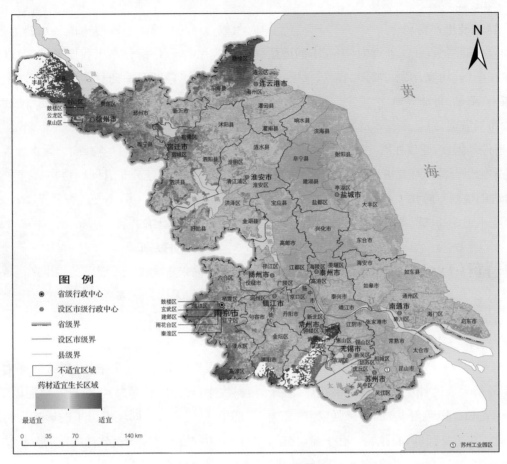

图 5-7 江苏省香蒲资源分布与蒲黄药材生产区划

疮之功效。为 2020 年版《中华人民共和国药典》所收载。

荆芥广泛分布于我国各地,生于山坡路边或山谷、林缘,海拔 540~2700 m,常成丛、成片生长,尤以温带地区种类较多。黑龙江、辽宁、河北、河南、山西、陕西、甘肃、青海、四川(城口、南川)、贵州等地均有野生。荆芥商品药材主要来源于人工种植,现主产于河北、安徽等地,浙江、江苏、福建、云南等地均有栽培。江苏地区栽培荆芥已有二百多年历史,省内分布广泛,武进、太仓、江都、扬州等地多有栽培。江苏历史上即为我国荆芥主要产区,尤其以武进孟城、万绥、浦河一带所产者质优而出名,称为"孟荆芥"。但近年来受产地农业用地减少、人工栽培成本高、售价低迷等原因影响,产量急剧下降,目前仅太仓、武进等地有少量栽培,主要自产自用。

(二) 样品采集

样品采集是在传统道地产区进行实地采集,主要采样数据来源于第四次全国中药资源普查试点数据,同时以第三次中药资源普查数据作为补充。要满足如下要求。

(1)采样的范围涵盖药材的主要道地产区和主产区。

(2)采样点尽量均匀分布,覆盖药材分布的主要生境。

根据以上两个原则,最终采样点主要分布于江苏、新疆、甘肃、陕西、河南、山西、四川、河北、云南等地。

(三) 生长环境

根据模型计算结果中各个环境因子对分布的贡献大小,选择贡献率总和大于 95% 的因子,同时考虑地形、气候等不同环境因子的影响。利用江苏省药用生物资源区划分析软件的空间分析功能得到影响荆芥分布的主要环境因素有 5 月平均气温、6 月降水量、9 月降水量、海拔、最暖季降水量等,主要环境因子范围见表 5-8。

表 5-8　荆芥主要环境因子范围

环境因子范围值	海拔 (m)	6月降水量 (mm)	9月降水量 (mm)	年均降水量 (mm)	5月平均气温 (℃)	昼夜温差月均值 (℃)	最暖季降水量 (mm)
	39～4096	24～277	26～204	226～1677	73～233	63～145	123～650
土壤类型	冲积土,高活性淋溶土,疏松岩性土,低活性强酸土,薄层土,人为土,雏形土,高活性强酸土						
植被类型	寒温带、温带沼泽,温带落叶灌丛,一年一熟粮食作物及耐寒经济作物,落叶果树园,温带落叶阔叶林,温带草丛,温带丛生禾草典型草原,温带禾草、杂类草草甸,亚热带落叶阔叶林						

(四) 区划分析

药材生长区划分析主要是利用地理信息技术手段,基于中药材区划分析数据库,建立区划分析模型。通过江苏省药用生物资源区划分析系统,可形成荆芥的生长区划图(图 5-8)。

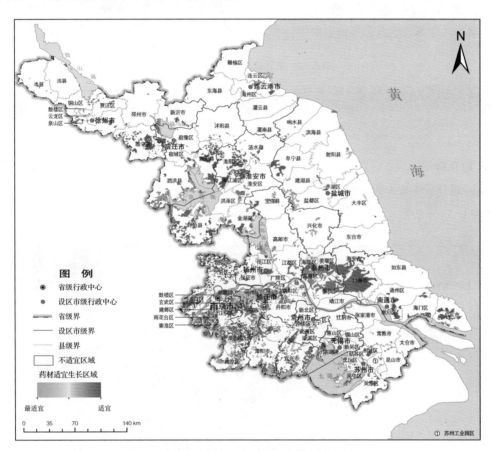

图 5-8　江苏省荆芥资源分布与药材生产区划

(五) 区划及生产布局

根据区划分析的结果,在江苏省内,适合荆芥生长的区域主要有六合、江宁、栖霞、溧水、高淳东部、丹阳、新北、江阴、宜兴、句容东部、溧阳、淮安、盱眙、金湖、沭阳、高邮、江都、仪征、邗江、张家港、常熟、太仓等地。

在产业布局方面,结合荆芥的生长特性、自然条件、经济条件等因素,建议在图中绿色标注区域进行合理规划和生产布局,有效恢复江苏省道地药材荆芥的资源生产量和药材供给量。

九、三棱(Sparganii Rhizoma)

(一) 药材基本情况

本品为黑三棱科植物黑三棱 *Sparganium stoloniferum* Buch.-Ham. 的干燥块茎。冬季至次年春采挖,洗净,削去外皮,晒干。以体重、质坚实、黄白色者为佳。三棱味辛、苦,性平。归肝、脾经。有破血行气、消积止痛之功效。为2020年版《中华人民共和国药典》所收载。

黑三棱为多年生水生或沼生草本,喜湿润气候,耐寒,不怕酷热,适应性强;可生长于排灌条件较好的池塘、水沟、积水坑、水溪旁,以含腐殖质丰富土壤为宜。三棱商品药材多为栽培,现主产于浙江、江苏、湖南、江西、河南、安徽等地。受市场需求波动、水体环境破坏和人工采收成本的影响,江苏、河南等产地野生资源量日益减少。江苏省内六合等地有少量分布。

（二）样品采集

样品采集是在江苏传统道地产区进行实地采集,主要采样数据来源于第四次全国中药资源普查试点数据。

（三）生长环境

根据模型计算结果中各个环境因子对分布的贡献大小,选择贡献率总和大于95%的因子,同时考虑地形、气候等不同环境因子的影响。利用江苏省药用生物资源区划分析软件的空间分析功能得到影响黑三棱分布的主要环境因素有海拔、最干月降水量和最暖季平均温等,主要环境因子范围见表5-9。

表5-9 黑三棱主要环境因子范围

环境因子范围值	海拔 （m）	昼夜温差月均值 （℃）	最干月降水量 （mm）	最暖季平均温 （℃）	最湿季平均温 （℃）
	0～31	7.7～85	8.6～11.4	25.4～27	25.4～27

（四）区划分析

药材生长区划分析主要是利用地理信息技术手段,基于中药材区划分析数据库,建立区划分析模型。通过江苏省水生药用生物资源区划分析系统,可形成三棱的生长区划图(图5-9)。

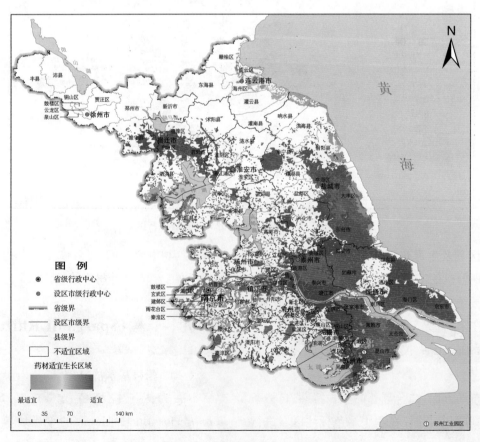

图5-9 江苏省黑三棱资源分布与三棱药材生产区划

（五） 区划及生产布局

根据区划分析的结果，在江苏省内，黑三棱在南部及东部平原水网地区都适宜种植。

在产业布局方面，结合黑三棱的生长特性、自然条件、经济条件等因素，建议在图5-9中绿色标注区域各类型水体和湿地进行合理规划与生产布局，形成有效的种质资源保护和药材供给能力。

■ 十、瓜蒌（Trichosanthis Fructus）

（一） 药材基本情况

本品为葫芦科植物栝楼 *Trichmanthes kiriloxvii* Maxim. 或双边栝楼 *Trichosanthes rosthornii* Harms 的干燥成熟果实。秋季果实成熟时，连果梗剪下，置通风处阴干。瓜蒌味甘、微苦，性寒。归肺、胃、大肠经。有清热涤痰、宽胸散结、润燥滑肠之功效。为2020年版《中华人民共和国药典》所收载。

栝楼及双边栝楼为多年生草质藤本，喜温暖潮湿的环境，较耐寒，不耐干旱；常生长于海拔200～1800 m的山坡林下、灌丛中、草地和村旁田边；分布于华北、中南、华东及辽宁、陕西、甘肃、四川、贵州、云南。药材又分为瓜蒌、瓜蒌子及瓜蒌皮，根作为天花粉药用。栝楼是目前瓜蒌药材的主要来源，在全国大部分地区均有人工栽培，主要集中在安徽、浙江等地，湖南、四川、江苏、江西、贵州、山东、河北也有一定规模的引种。江苏省内栽培的基本都是栝楼 *Trichmanthes kiriloxvii* Maxim.，盐城、淮安、徐州、镇江、常州、无锡等地均有栽培，种植面积达万亩。

（二） 样品采集

样品采集是在传统道地产区进行实地采集，主要采样数据来源于第四次全国中药资源普查试点数据，同时以第三次中药资源普查数据作为补充。要满足如下要求。

（1）采样的范围涵盖药材的主要道地产区和主产区。

（2）采样点尽量均匀分布，覆盖药材分布的主要生境。

根据以上两个原则，最终采样点主要分布于陕西、山西、江苏、安徽、湖南、江西、重庆、四川等地。

（三） 生长环境

根据模型计算结果中各个环境因子对分布的贡献大小，选择贡献率总和大于95%的因子，同时考虑地形、气候等不同环境因子的影响。利用江苏省药用生物资源区划分析软件的空间分析功能得到影响栝楼分布的主要环境因素有9月降水量、11月降水量、11月平均气温、海拔等，主要环境因子范围见表5-10。

表5-10　栝楼主要环境因子范围

环境因子范围值	海拔 （m）	11月降水量 （mm）	11月平均气温 （℃）	9月降水量 （mm）	2月降水量 （mm）	1月平均气温 （℃）	年均温变化范围 （℃）
	-1～2282	6～89	-0.1～20.0	35～341	3～135	-9.5～17.1	16.0～44.5
土壤类型	疏松岩性土，高活性淋溶土，黏盘土，人为土，低活性强酸土，潜育土，冲积土，雏形土，薄层土，高活性强酸土，火山灰土，低活性淋溶土						
植被类型	温带针叶林，亚热带针叶林，亚热带落叶阔叶林，温带落叶阔叶林，一年两熟水旱粮食作物，果树园和经济林，温带草丛，亚热带、热带竹林和竹丛，两年三熟或一年两熟旱作和落叶果树园						

（四） 区划分析

药材生长区划分析主要是利用地理信息技术手段，基于中药材区划分析数据库，建立区划分析模型。通过江苏省药用生物资源区划分析系统，可形成瓜蒌的生长区划图（图5-10）。

（五） 区划及生产布局

根据区划分析的结果，在江苏省内，适宜栝楼生长的区域集中在栖霞、六合、溧水、句容、溧阳、宜兴南部、盱眙南部、淮安、涟水、阜宁、建湖、射阳、滨海、响水、灌南、灌云、连云、海州、沭阳、宿豫、睢宁、邳州

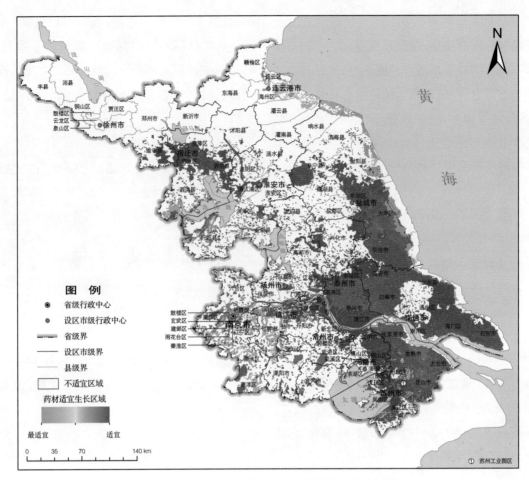

图 5-10 江苏省栝楼资源分布与瓜蒌药材生产区划

东南部、新沂西南部等地。

在产业布局方面,结合栝楼的生长特性、自然条件、经济条件等因素,建议在图 5-10 中绿色标注区域引种栽培。

十一、丹参(Salviae Miltiorrhizae Radix et Rhizoma)

(一) 药材基本情况

本品为唇形科植物丹参 *Salvia miltiorrhiza* Bge. 的干燥根和根茎。春、秋二季采挖,除去泥沙,干燥。以条粗壮、色紫红者为佳。丹参味苦,性微寒。归心、肝经。有活血祛瘀、通经止痛、清心除烦、凉血消痈之功效。为 2020 年版《中华人民共和国药典》所收载。

丹参为多年生草本,全国大部分地区均有分布。

多生于向阳山坡、草地、林下、溪旁。丹参商品药材栽培与野生均有,多为栽培,现主要分布于辽宁、河北、河南、山东、山西、江苏、安徽、浙江、江西、广东、广西、宁夏、陕西、甘肃、四川、湖南、贵州等地,尤以河南、山东、陕西产量较大。江苏省内低山丘陵地区多有野生分布,盐城、淮安、泰州等地有一定规模栽培。

(二) 样品采集

样品采集是在传统道地产区进行实地采集,主要采样数据来源于第四次全国中药资源普查试点数据,同时以第三次中药资源普查数据作为补充。要满足如下要求。

(1)采样的范围涵盖药材的主要道地产区和主产区。

(2)采样点尽量均匀分布,覆盖药材分布的主要生境。

根据以上两个原则,最终采样点主要分布于河北、北京、山西、湖北、陕西、安徽、江苏、江西、云南、宁夏、四川、广东等地。

(三) 生长环境

根据模型计算结果中各个环境因子对分布的贡献大小,选择贡献率总和大于95%的因子,同时考虑地形、气候等不同环境因子的影响。利用江苏省药用生物资源区划分析软件的空间分析功能得到影响丹参分布的主要环境因子有9月平均气温、10月平均气温、海拔、1月降水量、6月平均气温等,主要环境因子范围见表5-11。

表5-11 丹参主要环境因子范围

环境因子范围值	海拔 (m)	10月平均气温 (℃)	9月平均气温 (℃)	1月降水量 (mm)	3月平均气温 (℃)	6月平均气温 (℃)	坡度 (°)
	9~2681	−2.3~18.2	7.5~23.9	1~65	−13.4~14.2	13.7~25.9	0~1.95
土壤类型	高活性淋溶土,疏松岩性土,人为土,黏盘土,雏形土,黑土,火山灰土,低活性强酸土,薄层土,冲积土,变性土,高活性强酸土,潜育土						
植被类型	亚热带针叶林,温带落叶阔叶林,温带落叶灌丛,亚热带落叶阔叶林,寒温带、温带沼泽,温带禾草、杂类草草甸,温带丛生禾草典型草原,亚热带、热带竹林和竹丛,温带草丛,亚热带、热带常绿阔叶、落叶阔叶灌丛(常含稀树)						

(四) 区划分析

药材生长区划分析主要是利用地理信息技术手段,基于中药材区划分析数据库,建立区划分析模型。通过江苏省药用生物资源区划分析系统,可形成丹参的生长区划图(图5-11)。

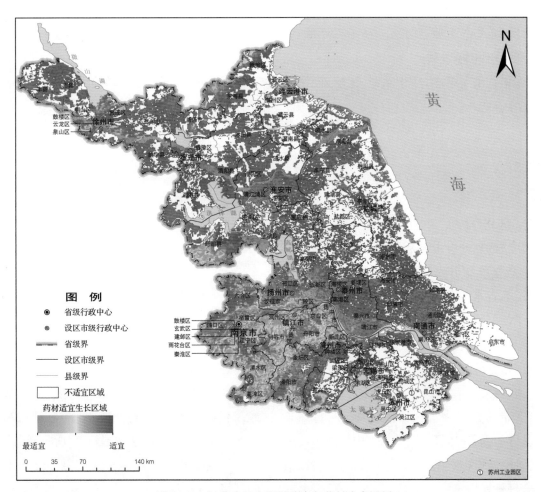

图5-11 江苏省丹参资源分布与药材生产区划

（五） 区划及生产布局

根据区划分析的结果,在江苏省内,丹参的适生区主要集中在西部和北部部分地区,主要有句容、溧水、溧阳、高淳、宜兴南部、盱眙、江宁等地。

在产业布局方面,结合丹参的生长特性、自然条件、经济条件等因素,建议在图 5-11 中绿色标注区域建立丹参药材适宜生产基地,服务区域中药深加工产业的需要和大健康产业的发展。

■ 十二、莲子(Nelumbinis Semen)

（一） 药材基本情况

本品为睡莲科植物莲 *Nelumbo nucifera* Gaertn. 的干燥成熟种子。秋季果实成熟时采割莲房,取出果实,除去果皮,干燥。以颗粒较大、大小均匀、表面整齐没有杂质、淡黄色、有明显光泽者为佳。莲子味甘、涩,性平。归脾、肾、心经。有补脾止泻、止带、益肾涩精、养心安神之功效。为 2020 年版《中华人民共和国药典》所收载。

莲为多年生水生草本,生于水泽、池塘、湖沼或水田内,野生或栽培。广布于南北各地。除莲子外,莲须、莲房、藕节、莲子心和荷叶也作为传统中药在历代本草典籍中有记载,同时也被各版《中国药典》收录。我国莲属植物仅有莲 1 种,主要分布于长江、珠江、黄河三大流域以及云贵高原上的淡水湖泊,野生者多散见于黑龙江、吉林。栽培品中,子莲以湖南、江西、湖北、福建等地为主,藕莲以湖北、安徽、江苏、浙江、山东、广东等地为主。江苏省内宝应湖、大纵湖、白马湖等地栽培面积较大。

（二） 样品采集

样品采集是在江苏传统道地产区进行实地采集,主要采样数据来源于第四次全国中药资源普查试点数据。

（三） 生长环境

根据模型计算结果中各个环境因子对分布的贡献大小,选择贡献率总和大于 95% 的因子,同时考虑地形、气候等不同环境因子的影响。利用江苏省药用生物资源区划分析软件的空间分析功能得到影响莲分布的主要环境因素有海拔、年平均气温、坡度和最暖季平均温等,主要环境因子范围见 5-12。

表 5-12　莲主要环境因子范围

环境因子范围值	海拔 (m)	坡度 (°)	最暖季平均温 (℃)	最湿季平均温 (℃)
	1~10	0~0.1	25.8~26.5	25.8~26.5

（四） 区划分析

药材生长区划分析主要是利用地理信息技术手段,基于中药材区划分析数据库,建立区划分析模型。通过江苏省水生药用生物资源区划分析系统,可形成莲子的生长区划图(图 5-12)。

（五） 区划及生产布局

根据区划分析的结果,在江苏省内,莲在平原水网地区均适宜种植。

在产业布局方面,结合莲的生长特性、自然条件、经济条件等因素,建议在图 5-12 中绿色标注区域结合特种经济作物生产、景观生态建设、环境改造等,进行合理规划与布局。

■ 十三、半夏(PIinelliae Rhizoma)

（一） 药材基本情况

本品为天南星科植物半夏 *Pinellia ternate* (Thunb.) Breit. 的干燥块茎。夏、秋二季采挖,洗净,除去外皮和须根,晒干。以个大、质坚实、色白、粉性足者为佳。半夏味辛,性温;有毒。归脾、胃、肺经。有燥湿化痰、降逆止呕、消痞散结之功效。为 2020 年版《中华人民共和国药典》所收载。

半夏为多年生草本,喜温和、湿润的气候和荫蔽的环境,怕高温、干旱及强光照射,耐寒。生于海拔

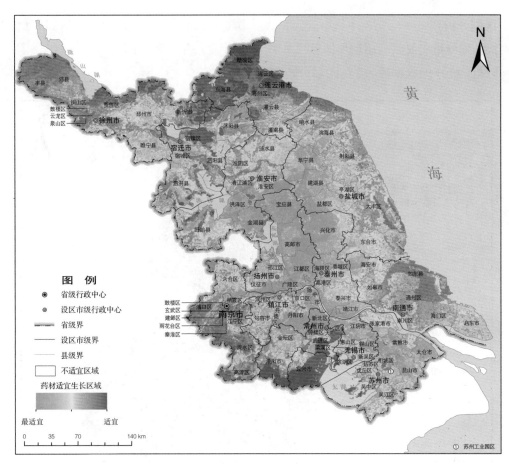

图 5-12　江苏省莲资源分布与莲子药材生产区划

2300 m 以下山地、丘陵的草坡、荒滩、沟谷、溪边,常见在杂草丛生阴湿环境;也生在玉米、小麦等旱生作物地。除内蒙古、新疆、青海、西藏尚未发现野生分布外,全国各地广布。半夏商品药材野生和栽培均有,野生主产于四川、重庆、湖北、贵州、江西、江苏、浙江、山东等地,栽培以山西、甘肃、湖北等地为主,野生产量远大于栽培产量。江苏省以野生资源为主,海安、如皋、泰州、邳州等地产量较大,同时有少量栽培。

（二）样品采集

样品采集是在传统道地产区进行实地采集,主要采样数据来源于第四次全国中药资源普查试点数据。

（三）生长环境

根据模型计算结果中各个环境因子对分布的贡献大小,选择贡献率总和大于 95% 的因子,同时考虑地形、气候等不同环境因子的影响。利用江苏省药用生物资源区划分析软件的空间分析功能得到影响半夏分布的主要环境因素包括 11 月降水量、坡度、12 月平均气温、年均降水量等,主要环境因子范围见表 5-13。

表 5-13　半夏主要环境因子范围

	海拔 (m)	11月降水量 (mm)	坡度 (°)	12月平均气温 (℃)	1月平均气温 (℃)	年均降水量 (mm)
环境因子范围值	1~182	5~90	0~25.9	−11.3~19.8	−15.1~18.8	342~1949
土壤类型	变性土,火山灰土,高活性淋溶土,黏盘土,人为土,疏松岩性土,冲积土					
植被类型	寒温带、温带沼泽,两年三熟或一年两熟旱作和落叶果树园,亚热带针叶林,温带草丛,一年两熟水旱粮食作物、果树园和经济林,亚热带落叶阔叶林,温带禾草、杂类草草甸					

（四）区划分析

药材生长区划分析主要是利用地理信息技术手段，基于中药材区划分析数据库，建立区划分析模型。通过江苏省药用生物资源区划分析系统，可形成半夏的生长区划图（图5-13）。

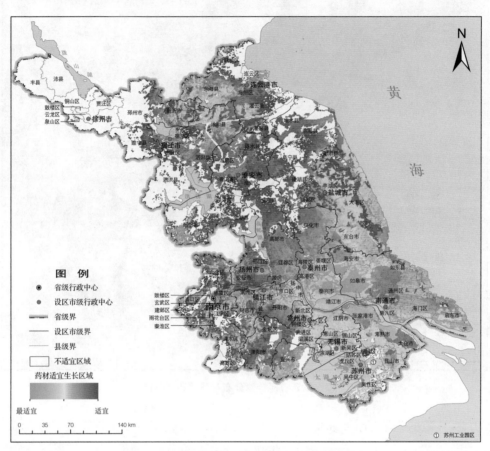

图5-13 江苏省半夏资源分布与药材生产区划

（五）区划及生产布局

根据区划分析的结果，在江苏省内，半夏的适生区较广，主要集中在高淳、泰兴、如皋、姜堰南部、海安西南部、江阴、张家港北部、溧水、宜兴南部、溧阳西南部、栖霞、丹徒、句容、吴中、盱眙、连云、铜山、贾汪等地。

在产业布局方面，结合半夏的生长特性、自然条件、经济条件等因素，建议在图5-13中绿色标注区域合理规划和生产布局，以稳定江苏泰半夏、邳半夏道地药材生产基地和优质半夏药材供给。

■ **十四、连钱草(Glechomae Herba)**

（一）药材基本情况

为唇形科植物活血丹 Glechoma longituba（Nakai）Kupr. 的干燥地上部分。春至秋季采收，除去杂质，晒干。以叶多、色绿、气香浓者为佳。连钱草味辛、微苦，性微寒。归肝、肾、膀胱经。有利湿通淋、清热解毒、散瘀消肿的功效。为2020年版《中华人民共和国药典》所收载。

活血丹为多年生草本，喜阴湿，生于田野、林缘、路边、林间草地、溪边河畔或村旁阴湿草丛中；对土壤要求不严，但以疏松、肥沃、排水良好的砂质壤土为佳；适宜在温暖、湿润的气候条件下生长。连钱草商品药材栽培与野生均有，多为野生，现主产于四川、江苏、浙江等地。江苏省内苏南地区、淮安等地较为常见，盱眙有人工栽培。

（二）样品采集

样品采集是在传统道地产区进行实地采集，主要采样数据来源于第四次全国中药资源普查试点数据。

(三) 生长环境

根据模型计算结果中各个环境因子对分布的贡献大小,选择贡献率总和大于95%的因子,同时考虑地形、气候等不同环境因子的影响。利用江苏省药用生物资源区划分析软件的空间分析功能得到影响活血丹分布的主要环境因子有4月降水量、5月降水量、9月平均气温、海拔等,主要环境因子范围见表5-14。

表5-14　活血丹主要环境因子范围

环境因子范围值	海拔 (m)	4月降水量 (mm)	5月降水量 (mm)	9月平均气温 (℃)	最干月降水量 (mm)
	2~321	48~107	49~126	20.1~23.1	17~39
土壤类型	火山灰土,高活性淋溶土,黏盘土,人为土,疏松岩性土,雏形土,高活性强酸土,冲积土				
植被类型	温带草丛,两年三熟或一年两熟旱作和落叶果树园,亚热带落叶阔叶林,温带落叶阔叶林,寒温带、温带沼泽、亚热带针叶林,一年两熟水旱粮食作物、果树园和经济林,温带针叶林,亚热带、热带竹林和竹丛,亚热带常绿阔叶林				

(四) 区划分析

药材生长区划分析主要是利用地理信息技术手段,基于中药材区划分析数据库,建立区划分析模型。通过江苏省药用生物资源区划分析系统,可形成连钱草的生长区划图(图5-14)。

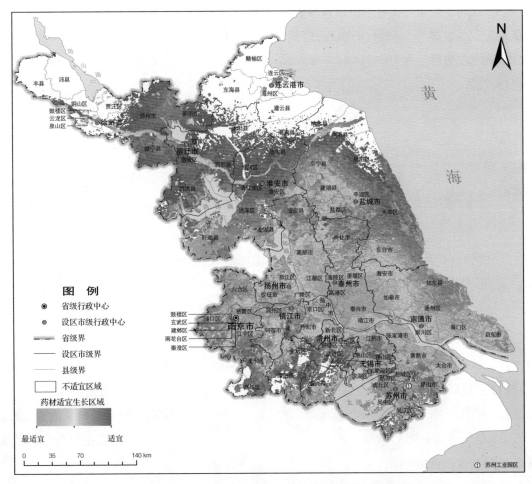

图5-14　江苏省活血丹资源分布与连钱草药材生产区划

(五) 区划及生产布局

据区划分析的结果,在江苏省内,活血丹的适生区分布较广,主要集中在盱眙、六合、浦口、栖霞、宜兴、句容等沿江地区。

在产业布局方面,结合活血丹的生长特性、自然条件、经济条件等因素,建议在图 5-14 中绿色标注区域进行合理规划和生产布局,服务于江苏省名优中成药的原料供给和品质稳定,又可提高生产区域的经济收入,发展特色资源产业。

■ 十五、益母草(Leonuri Herba)

(一) 药材基本情况

本品为唇形科植物益母草 Leonurus japonicus Houtt. 的新鲜或干燥地上部分。鲜品春季幼苗期至初夏花前期采割;干品夏季茎叶茂盛、花未开或初开时采割,晒干,或切段晒干。以叶多颜色偏绿者为佳。益母草味苦、辛,性微寒。归肝、心包、膀胱经。有止血、化瘀、通淋之功效。为 2020 年版《中华人民共和国药典》所收载。

益母草为一年或二年生草本,全国大部分地区均有分布,喜温暖湿润气候,喜阳光,对土壤要求不严,一般土壤和荒山坡地均可种植,以较肥沃的土壤为佳,需要充足水分条件,但不宜积水,怕涝;生于野荒地、路旁、田埂、山坡草地、河边,以向阳处为多。益母草商品药材栽培与野生均有,多为野生,现主产于四川、河南、安徽、江苏、浙江等地,四川、浙江有栽培基地。江苏省内各地均有分布,尤以盱眙产量较大。

(二) 样品采集

样品采集是在传统道地产区进行实地采集,主要采样数据来源于第四次全国中药资源普查数据。

(三) 生长环境

根据模型计算结果中各个环境因子对分布的贡献大小,选择贡献率总和大于 95% 的因子,同时考虑地形、气候等不同环境因子的影响。利用江苏省药用生物资源区划分析软件的空间分析功能得到影响益母草分布的主要环境因子有 5 月降水量、7 月降水量、12 月降水量等,主要环境因子范围见表 5-15。

表 5-15 益母草主要环境因子范围

环境因子范围值	海拔 (m)	5月降水量 (mm)	7月降水量 (mm)	12月降水量 (mm)	8月平均气温 (℃)
	1~226	44~126	136~237	17~41	26.5~28.0
	9月平均气温 (℃)	4月平均气温 (℃)	土壤含沙量 (%)	最干月降水量 (mm)	最湿季平均温 (℃)
	21.6~23.3	12.4~14.8	0~90	13~38	25.2~26.9
土壤类型	疏松岩性土,高活性淋溶土,冲积土,雏形土,人为土,黏盘土,低活性强酸土				
植被类型	温带针叶林,两年三熟或一年两熟旱作和落叶果树园,温带草丛,温带落叶阔叶林,亚热带针叶林,一年两熟水旱粮食作物、果树园和经济林,亚热带落叶阔叶林,亚热带、热带竹林和竹丛				

(四) 区划分析

药材生长区划分析主要是利用地理信息技术手段,基于中药材区划分析数据库,建立区划分析模型。通过江苏省药用生物资源区划分析系统,可形成益母草的生长区划图(图 5-15)。

(五) 区划及生产布局

据区划分析的结果,在江苏省内,益母草的适生区较广,主要集中在盱眙、洪泽、金湖、淮安、江都、泰兴、扬中、句容、宝应、兴化、浦口、仪征、睢宁、贾汪、铜山、太仓、江阴、张家港等地。

在产业布局方面,结合益母草的生长特性、自然条件、经济条件等因素,建议在图 5-15 中绿色标注区域引种栽培。

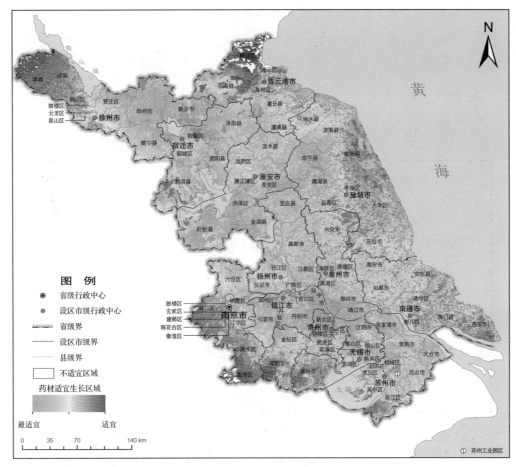

图 5-15　江苏省益母草资源分布与药材生产区划

■ 十六、夏枯草(Prunellae Spica)

（一）药材基本情况

本品为唇形科植物夏枯草 *Prunella vulgaris* L. 的干燥果穗。夏季果穗呈棕红色时采收，除去杂质，晒干。以穗大、色棕红、摇之作响者为佳。夏枯草性辛、苦,寒。归肝、胆经。有清肝泻火、明目、散结消肿之功效。为 2020 年版《中华人民共和国药典》所收载。

夏枯草为多年生草本植物,喜温暖湿润的环境。能耐寒,适应性强,但以阳光充足,水良好的沙质为好。野生于荒地、路旁及山坡草丛中,全国大部分地区均有分布。夏枯草商品药材多为野生,主产于江苏、安徽、浙江、湖南、河南、江西、湖北等地,安徽等地有栽培,以江苏、安徽产量大,南京地区质量佳。江苏省内低山丘陵地区多有分布。

（二）样品采集

样品采集是在传统道地产区进行实地采集,主要采样数据来源于第四次全国中药资源普查数据。

（三）生长环境

根据模型计算结果中各个环境因子对分布的贡献大小,选择贡献率总和大于 95% 的因子,同时考虑地形、气候等不同环境因子的影响。利用江苏省药用生物资源区划分析软件的空间分析功能得到影响夏枯草分布的主要环境因子有 11 月平均温、最干季平均气温、土壤有效锰含量等,主要环境因子范围见表 5-16。

（四）区划分析

药材生长区划分析主要是利用地理信息技术手段,基于中药材区划分析数据库,建立区划分析模型。通过江苏省药用生物资源区划分析系统,可形成夏枯草的生长区划图(图 5-16)。

表 5-16　夏枯草主要环境因子范围

环境因子范围值	海拔(m)	11月平均气温(℃)	最干季平均气温(℃)	最干月降水量(mm)	有效锰含量(mg/kg)	有效硼含量(mg/kg)
	4~462	−1.3~16.1	−11.0~14.7	2~53	0~15	0~1
土壤类型	疏松岩性土,雏形土,黏盘土,人为土,高活性淋溶土,变性土					
植被类型	亚热带、热带常绿阔叶、落叶阔叶灌丛(常含稀树),一年两熟水旱粮食作物、果树园和经济林,一年两熟或三熟水旱轮作(有双季稻)及常绿果树园,亚热带针叶林,两年三熟或一年两熟旱作和落叶果树园					

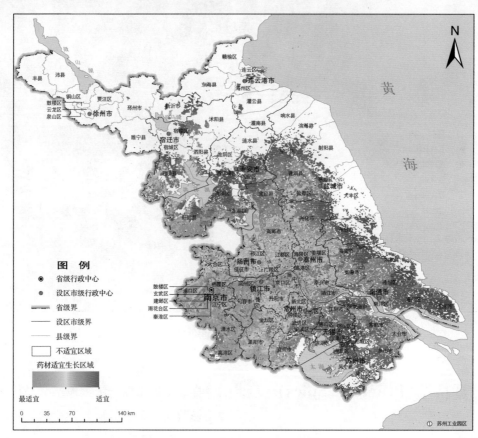

图 5-16　江苏省夏枯草资源分布与药材生产区划

（五）区划及生产布局

据区划分析的结果,在江苏省内,夏枯草的适生区主要集中在江宁、浦口、六合、栖霞、丹徒、句容、溧水、溧阳、高淳、仪征、江都、邗江、泰兴、姜堰等地。

在产业布局方面,在结合夏枯草的生长特性、自然条件、经济条件等因素,建议在图 5-16 中绿色标注区域引种栽培。

■ 十七、明党参（Changii Radix）

（一）药材基本情况

本品为伞形科植物明党参 *Changium smyrnioides* Wolff 的干燥根。4~5月采挖,除去须根,洗净,置沸水中煮至无白心,取出,刮去外皮,漂洗,干燥。以条匀、体重、质硬而脆、色黄白、半透明、断面角质样者为佳。明党参味甘、微苦,微寒。归肺、脾、肝经。有润肺化痰、养阴和胃、平肝、解毒之功效。为2020年版《中华人民共和国药典》收载。

明党参为典型亚热带植物,喜温暖、湿润环境,多生长于土壤深厚的山地、稀疏灌木林下、朝南或半阴半阳的山坡上。主要分布于江苏南部、浙江北部、安徽东部和南部,以及湖北东南部和江西北部。明党参商品药材多野生,主产于江苏、安徽、浙江等地。

江苏省内主要分布于南京、镇江等地。栽培品主产于句容等地。

(二) 样品采集

样品采集是在传统道地产区进行实地采集，主要采样数据来源于第四次全国中药资源普查试点数据，同时以第三次中药资源普查数据作为补充。

(三) 生长环境

根据模型计算结果中各个环境因子对分布的贡献大小，选择贡献率总和大于 95% 的因子，同时考虑地形、气候等不同环境因子的影响。利用江苏省药用生物资源区划分析软件的空间分析功能得到影响明党参分布的主要环境因子有 2 月降水量、9 月降水量、12 月平均气温等，主要环境因子范围见表 5-17。

表 5-17　明党参主要环境因子范围

环境因子范围值	海拔 (m)	9月降水量 (mm)	12月平均气温(℃)	2月降水量 (mm)	8月平均气温(℃)	3月降水量 (mm)	4月平均气温(℃)	坡度 (°)
	4~1975	80~194	15~93	25~91	206~289	52~132	105~159	0~89
土壤类型	人为土，雏形土，薄层土，低活性强酸土，高活性强酸土，黑土							
植被类型	一年两熟或三熟水旱轮作(有双季稻)及常绿果树园，一年两熟水旱粮食作物、果树园和经济林，一年一熟粮食作物及耐寒经济作物、落叶果树园，亚热带针叶林							

(四) 区划分析

药材生长区划分析主要是利用地理信息技术手段，基于中药材区划分析数据库，建立区划分析模型。通过江苏省药用生物资源区划分析系统，可形成明党参的生长区划图(图 5-17)。

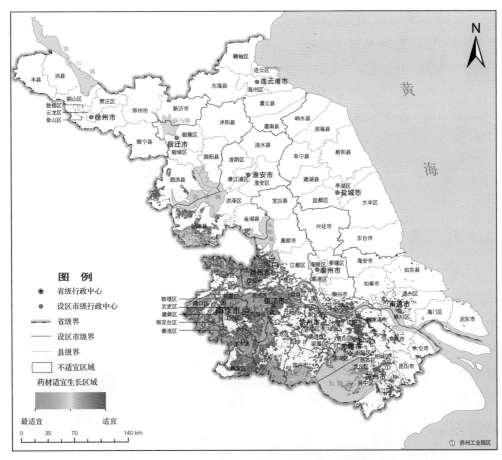

图 5-17　江苏省明党参资源分布与药材生产区划

（五）区划及生产布局

根据区划分析的结果，在江苏省内，适合明党参生长的地区主要集中在宜兴南部、溧阳、溧水、江宁、栖霞、浦口、句容、金坛、盱眙南部、丹徒等地。

在产业布局方面，结合明党参的生长特性、自然条件、经济条件等因素，建议在图5-17中绿色标注区域结合明党参野生资源的恢复与适生地保护，重视通过合理的生产区划开展明党参药材规范划生产，保障江苏这一道地药材资源的可持续发展和供给需要。

十八、白首乌(Cynanchi Auriculati Radix)

（一）药材基本情况

本品为萝藦科植物牛皮消 *Cynanchum auriculatum* Royle ex Wight 及同属植物戟叶牛皮消 *Cynanchum bungei* Decne 的块根。春初或秋季采挖块根，洗净泥土，除去残茎和须根，晒干，或趁鲜切片晒干；鲜品随采随用。以块大、粉性足者为佳。白首乌性平，味甘、微苦。归肝、肾、脾胃经。有补肝肾、强筋骨、益精血、止心痛、健脾消食、乌须发、解毒、疗疮之功效；鲜品能润肠通便。1977年版《中华人民共和国药典》收载的白首乌为戟叶牛皮消的块根，《中华本草》收载的白首乌为牛皮消和戟叶牛皮消的块根。

牛皮消适应性较强，喜通风和充足阳光，以疏松肥沃、排水良好的砂壤土环境生长为好。块根在15℃以上才能萌发，生长最适温度25～30℃，降霜后停止生长。块根从开花末期开始迅速膨大，地上部分枯萎之后，地下部分仍可有少量膨大。昼夜温差大有利于块根增重。白首乌商品药材主要来源是栽培品牛皮消，遍布我国江苏、四川、江西、浙江、湖南、贵州等18个地区，主产地为江苏。江苏省内各地均有分布，滨海有大面积栽培，自产自销。

（二）样品采集

样品采集是在传统道地产区进行实地采集，主要采样数据来源于第四次全国中药资源普查试点数据。

（三）生长环境

根据模型计算结果中各个环境因子对分布的贡献大小，选择贡献率总和大于95％的因子，同时考虑地形、气候等不同环境因子的影响。利用江苏省药用生物资源区划分析软件的空间分析功能得到影响牛皮消分布的主要环境因子有海拔、年平均气温、10月平均气温、11月降水量等，主要环境因子范围见表5-18。

表5-18 牛皮消主要环境因子范围

环境因子范围值	海拔(m)	年平均气温(℃)	11月降水量(mm)	10月平均气温(℃)	7月降水量(mm)	最湿季平均温(℃)	10月降水量(mm)
	-2～94	-2～94	30～52	16.3～17.0	196～213	25.2～26.7	37～53
土壤类型	黏绨土，高活性淋溶土						
植被类型	两年三熟或一年两熟旱作和落叶果树园，亚热带针叶林						

（四）区划分析

药材生长区划分析主要是利用地理信息技术手段，基于中药材区划分析数据库，建立区划分析模型。通过江苏省药用生物资源区划分析系统，可形成白首乌生长区划图(图5-18)。

（五）区划及生产布局

据区划分析的结果，在江苏省内，牛皮消的适生区主要集中在滨海、如皋、泰兴、姜堰、高港、海安、淮安、大丰、仪征、邗江北部等地。

在产业布局方面，在结合牛皮消的生长特性、自然条件、经济条件等因素，建议在图5-18中绿色标注区域引种栽培。

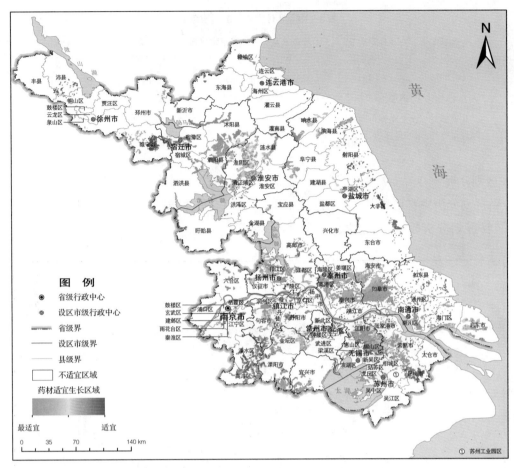

图 5-18　江苏省牛皮消资源分布与白首乌药材生产区划

十九、百合(Lilii Bulbus)

(一) 药材基本情况

本品为百合科植物卷丹 *Lilium lancifolium* Thunb.、百合 *Lilium brownie* F.E. Brown var. *viridulum* Baker 或细叶百合 *Lilium pumilum* DC. 的干燥肉质鳞叶。秋季采挖,洗净,剥取鳞叶,置沸水中略烫,干燥。以肉厚、质硬、色白者为佳。百合味甘,性寒。归心、肺经。有养阴润肺、清心安神之功效。为2020年版《中华人民共和国药典》所收载。

卷丹百合是市场药用百合的主流品种,传统以宜兴太湖沿岸为药用百合的道地产区,现多主产于安徽霍山及周边地区、湖南龙山等地。其为多年生草本,喜温而怕高温,喜荫而怕大荫,喜湿而怕渍涝,耐寒而怕冰冻,要求土层深厚疏松、排水良好的微酸

性壤土或砂壤土,pH以5.7~6.3、有机质含量大于1.5%为佳。江苏省内有野生分布,栽培历史达数百年。宜兴太湖沿岸的大浦、周铁、丁蜀等地为传统百合产区,宜兴湖㳇、张渚等丘陵山区有数百亩栽培,现只作为地方特产以供鲜食,已无商品药材供应。

(二) 样品采集

样品采集是在传统道地产区进行实地采集,主要采样数据来源于第四次全国中药资源普查数据。

(三) 生长环境

根据模型计算结果中各个环境因子对分布的贡献大小,选择贡献率总和大于95%的因子,同时考虑地形、气候等不同环境因子的影响。利用江苏省药用生物资源区划分析软件的空间分析功能得到影响卷丹分布的主要环境因子有海拔、2月降水量、5月降水量、9月平均气温等,主要环境因子范围见表5-19。

表 5-19 卷丹主要环境因子范围

环境因子范围值	海拔 (m)	2月降水量 (mm)	5月降水量 (mm)	9月平均气温 (℃)	3月降水量 (mm)	坡度 (°)	有效硼含量 (mg/kg)
	4~1975	2~111	29~332	66~266	5~185	0~142	0~2.0
土壤类型	人为土,雏形土,薄层土,低活性强酸土,高活性强酸土,黑土						
植被类型	一年两熟或三熟水旱轮作(有双季稻)及常绿果树园,一年两熟水旱粮食作物、果树园和经济林,一年一熟粮食作物及耐寒经济作物、落叶果树园,亚热带针叶林						

(四) 区划分析

药材生长区划分析主要是利用地理信息技术手段,基于中药材区划分析数据库,建立区划分析模型。通过江苏省药用生物资源区划分析系统,可形成百合的生长区划图(图5-19)。

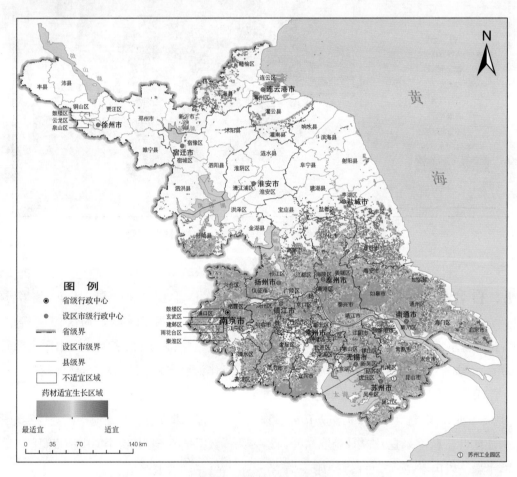

图 5-19 江苏省卷丹资源分布与百合药材生产区划

(五) 区划及生产布局

根据区划分析的结果,在江苏省内,适合卷丹生长的地区主要集中在宜兴、武进、丹阳、句容、金坛、江阴、吴中、浦口、六合、仪征等低山丘陵地区,以及泰兴、如皋、姜堰、高港、海安等地。

在产业布局方面,结合卷丹的生长特性、自然条件、经济条件等因素,建议在图5-19中绿色标注区域围太湖流域建立苏百合道地药材适宜生产区划,既要保持江苏这一道地药材种质资源,又要通过规范化种植提高品质和产量,服务于药食两用大健康产业的可持续发展。

二十、太子参（Pseudostellariae Radix）

（一）药材基本情况

本品为石竹科植物孩儿参 *Pseudostellaria heterophylla*（Miq.）Pax 的干燥块根。夏季茎叶大部分枯萎时采挖，洗净，除去须根，置沸水中略烫后晒干或直接晒干。以条粗、色黄白者为佳。太子参药材味甘、微苦，性平。归脾、肺经。有益气健脾、生津润肺之功效。为 2020 年版《中华人民共和国药典》所收载。

太子参生于海拔 2 700 m 以下的山谷林下阴湿处。分布吉林、辽宁、浙江、安徽、湖南、陕西、贵州等地。福建柘荣、贵州施秉、山东临沂、安徽宣城、江苏句容等地为主要栽培产区。在江苏省内，江宁、溧水、浦口、句容、宜兴等地有野生分布。

（二）样品采集

样品采集是在传统道地产区进行实地采集，主要采样数据来源于第四次全国中药资源普查工作数据。

（三）生长环境

根据模型计算结果中各个环境因子对分布的贡献大小，选择贡献率总和大于 95％ 的因子，同时考虑地形、气候等不同环境因子的影响。利用江苏省药用生物资源区划分析软件的空间分析功能得到影响孩儿参分布的主要环境因子有 4 月降水量、11 月降水量、海拔、5 月平均气温等，主要环境因子范围见表 5 - 20。

表 5 - 20　孩儿参主要环境因子范围

环境因子范围值	海拔（m）	11 月降水量（mm）	4 月降水量（mm）	4 月平均气温（℃）	5 月平均气温（℃）
	18～1535	10～79	25～208	37～178	93～226
土壤类型	高活性淋溶土，薄层土，高活性强酸土，低活性强酸土，疏松岩性土，人为土，火山灰土，黏盘土，雏形土，低活性淋溶土				
植被类型	温带落叶阔叶林，温带落叶灌丛，两年三熟或一年两熟旱作和落叶果树园，亚热带针叶林，一年一熟粮食作物及耐寒经济作物、落叶果树园，亚热带、热带草丛				

（四）区划分析

药材生长区划分析主要是利用地理信息技术手段，基于中药材区划分析数据库，建立区划分析模型。通过江苏省药用生物资源区划分析系统，可形成太子参的生长区划图（图 5 - 20）。

（五）区划及生产布局

根据区划分析的结果，在江苏省内，孩儿参主要适生区分布在溧水、江宁、句容、金坛、丹徒、丹阳、溧阳、宜兴、盱眙南部、锡山、江阴、常熟、吴中、武进、新北等低山丘陵地区。

在产业布局方面，结合孩儿参的生长特性、自然条件、经济条件等因素，建议图 5 - 20 绿色标注区域进行合理规划与生产布局，有效保护江苏这一道地药材的种质资源优势，又要通过规范化种植发展优质太子参药材的生产和供给。

二十一、女贞子（Ligustri Lucidi Fructus）

（一）药材基本情况

本品为木犀科植物女贞 *Ligustrum lucidum* Ait. 的干燥成熟果实。冬季果实成熟时采收，除去枝叶，稍蒸或置沸水中略烫后，干燥；或直接干燥。女贞子药材味甘、苦，性凉。归肝、肾经。有滋补肝肾、明目乌发之功效。为 2020 年版《中华人民共和国药典》所收载。

女贞为常绿灌木或乔木，高可达 25 m。喜温暖湿润气候，喜光耐荫，不甚耐寒。野生或家种分布于我国黄河流域以南各地，生于海拔 2 000 m 以下的山坡、丘陵、平原的路边、田坎、庭园等处。女贞子主

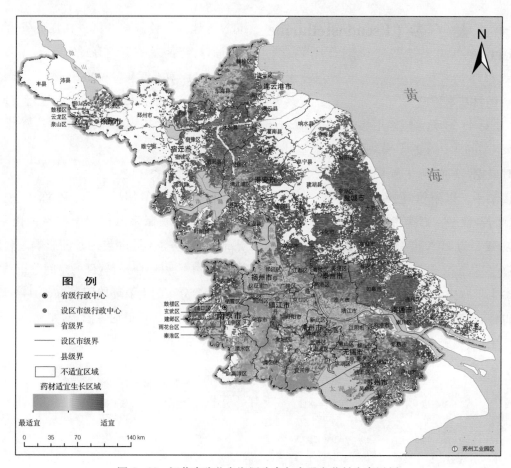

图 5-20 江苏省孩儿参资源分布与太子参药材生产区划

产于四川、湖北、河南、江苏、陕西等地。本种在江苏省内各地均有分布,以公路两旁行道树和大面积苗圃为主,其中句容、海安、如皋、东台、射阳、盱眙、睢宁、邳州等地资源蕴藏量大且每年有近数十吨收购量。

（二）样品采集

样品采集是在传统道地产区进行实地采集,主要采样数据来源于第四次全国中药资源普查工作数据。

（三）生长环境

根据模型计算结果中各个环境因子对分布的贡献大小,选择贡献率总和大于 95% 的因子,同时考虑地形、气候等不同环境因子的影响。利用江苏省药用生物资源区划分析软件的空间分析功能得到影响女贞分布的主要环境因子有 6 月降水量、11 月降水量、11 月平均气温、年平均气温等,主要环境因子范围见表 5-21。

表 5-21 女贞主要环境因子范围

	海拔 (m)	6月降水量 (mm)	11月降水量 (mm)	11月平均气温 (℃)	9月降水量 (mm)
环境因子范围值	3~3 000	46~321	13~88	1.3~21.1	52~297
	2月降水量 (mm)	10月平均气温 (℃)	10月降水量 (mm)	年平均气温 (℃)	3月降水量 (mm)
	5~129	6.9~23.8	31~199	6.3~23.5	11~197
土壤类型	人为土,高活性淋溶土,低活性强酸土,高活性强酸土,疏松岩性土,黏盘土,雏形土,潜育土,薄层土,冲积土,低活性淋溶土				
植被类型	两年三熟或一年两熟旱作和落叶果树园,寒温带、温带沼泽、亚热带常绿、落叶阔叶混交林、一年两熟水旱粮食作物、果树园和经济林,亚热带针叶林,亚热带、热带常绿阔叶、落叶阔叶灌丛				

(四) 区划分析

药材生长区划分析主要是利用地理信息技术手段,基于中药材区划分析数据库,建立区划分析模型。通过江苏省药用生物资源区划分析系统,可形成女贞子的生长区划图(图5-21)。

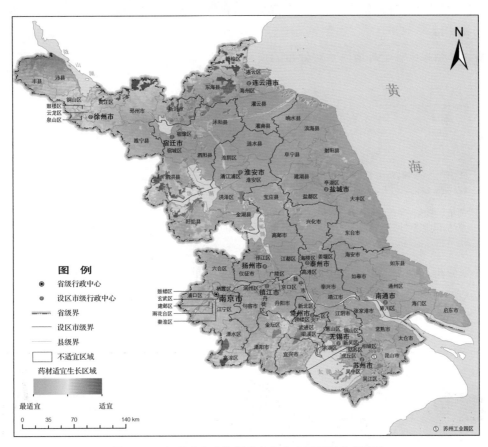

图5-21 江苏省女贞资源分布与女贞子药材生产区划

(五) 区划及生产布局

根据区划分析的结果,在江苏省内,女贞的适生区分布较广,主要有苏南地区、盐城、淮安、扬州、泰州、徐州及连云港南部等地。

在产业布局方面,结合女贞的生长特性、自然条件、经济条件等因素,建议在图5-21中绿色区域,结合区域生态与景观建设,合理规划林-药生产基地,为中药大健康产业的发展提供优质女贞子药材原料供给。

■ 二十二、桑叶(Mori Folium)

(一) 药材基本情况

本品为桑科植物桑 *Morus alba* L. 的干燥叶。初霜后采收,除去杂质,晒干。以叶片完整、大而厚、色黄绿、质脆、无杂质者为佳。桑叶味甘、苦,性寒。归肺、肝经。有疏散风热、清肺润燥、清肝明目之功效。另外,桑的干燥根皮作为桑白皮(Mori Cortex)入药,具有泻肺平喘、行水消肿的功效。桑的干燥嫩枝作为桑枝(Mori Ramulus)入药,具有祛风湿、利关节、行水气的功效。桑的干燥果穗作为桑椹(Mori Fructus)入药,具有滋阴补血、生津润燥的功效。均为2020年版《中华人民共和国药典》所收载。

桑树喜光,对气候、土壤适应性都很强。耐寒,可耐-40℃的低温,耐旱,耐水湿,也可在温暖湿润的环境生长;喜深厚疏松肥沃的土壤,能耐轻度盐碱(0.2%)。我国南北各地种植广泛,长江中下游地区为多。江苏省内各地均可见,盐城、南通、镇江等地栽培面积较大。

(二) 样品采集

样品采集是在传统道地产区进行实地采集,主要采样数据来源于第四次全国中药资源普查试点数据。

(三) 生长环境

根据模型计算结果中各个环境因子对分布的贡献大小,选择贡献率总和大于95%的因子,同时考虑地形、气候等不同环境因子的影响。利用江苏省药用生物资源区划分析软件的空间分析功能得到影响桑分布的主要环境因子有7月降水量、8月平均气温、最干季降水量等,主要环境因子范围见表5-22。

表5-22 桑主要环境因子范围

环境因子范围值	海拔(m)	7月降水量(mm)	8月平均气温(℃)	3月平均气温(℃)	4月平均气温(℃)	最干季降水量(mm)	最干月降水量(mm)	最暖季降水量(mm)
	−2~174	0~270	0~283	0~90	0~149	0~140	0~38	0~561
土壤类型	火山灰土,红壤,黄褐土,白浆化暗棕壤,白浆土,白浆化黑土,石灰性黑钙土,栗钙土,黑麻土,棕钙土,草甸棕钙土,盐化棕钙土,碱化棕钙土,草甸灰钙土,红黏土,中性粗骨土,钙质粗骨土							
植被类型	两年三熟或一年两熟旱作和落叶果树园,亚热带针叶林,温带草丛,一年两熟水旱粮食作物,果树园和经济林,亚热带、热带草丛,温带落叶阔叶林,温带针叶林,亚热带、热带常绿阔叶,落叶阔叶灌丛(常含稀树),亚热带常绿、落叶阔叶混交林							

(四) 区划分析

药材生长区划分析主要是利用地理信息技术手段,基于中药材区划分析数据库,建立区划分析模型。通过江苏省药用生物资源区划分析系统,可形成桑叶的江苏省分布区划图(图5-22)。

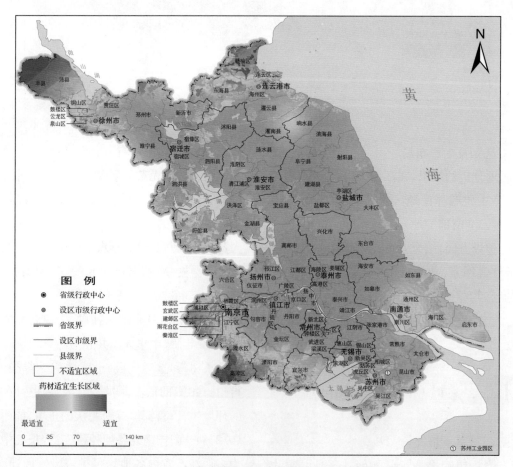

图5-22 江苏省桑资源分布与桑叶药材生产区划

（五）区划及生产布局

据区划分析的结果，在江苏省内，桑叶在除了沛县和丰县之外的大部分地区都比较适宜种植。其中，适合种植的地区主要集中在如东、海安、东台、射阳、滨海、沭阳、淮安、灌云、阜宁、建湖等江苏中北部地区。

在产业布局方面，结合桑叶的生长特性、自然条件、经济条件等因素，建议在图5-22中绿色标注区域结合桑蚕产业及药食两用原料需求，合理规划和生产布局，培育叶用和茎枝用，以及果用等多元化特色品种，形成桑资源经济产业链，造福地方经济发展。

■ 二十三、罗布麻（Apocyni Veneti Folium）

（一）药材基本情况

本品为夹竹桃科植物罗布麻 *Apocynum venetum* L. 的干燥叶。夏季采收，除去杂质，干燥。多以叶薄、淡灰绿色者为佳。罗布麻叶味甘、苦，性寒。归肝经。有平肝安神、清热利水之功效。为2020年版《中华人民共和国药典》所收载。

罗布麻是夹竹桃科多年生草本植物，高1～3 m，在中国北方的盐碱、沙荒地以及河滩、湖泊周围广泛分布，喜光、抗旱、耐盐碱，对野生环境有很强的适应能力。罗布麻具有极强的抗逆性，是典型的盐生植物，根系发达，能穿过含盐表土到达地下水层，在土壤含盐量小于2%的盐碱和沙荒地上都能正常生长，宿根能活到30年以上。罗布麻药材目前主产于新疆，另外在内蒙古、天津、江苏、山东、河北等地也有分布。市场上罗布麻有红麻和白麻之分，白麻为新疆地区习用药材，红麻为药典正品。江苏省内滨海地区有一定面积栽培，且质量较好。

（二）样品采集

样品采集是在传统道地产区进行实地采集，主要采样数据来源于第四次全国中药资源普查工作数据。

（三）生长环境

根据模型计算结果中各个环境因子对分布的贡献大小，选择贡献率总和大于95%的因子，同时考虑地形、气候等不同环境因子的影响。利用江苏省药用生物资源区划分析软件的空间分析功能得到影响罗布麻分布的主要环境因子有8月降水量、9月平均气温、11月平均气温等，主要环境因子范围见表5-23。

表5-23　罗布麻主要环境因子范围

环境因子范围值	海拔（m）	11月平均气温（℃）	8月降水量（mm）	9月平均气温（℃）	碳酸钙含量（mg/kg）	年平均气温（℃）	坡度（°）
	0～2144	10.2～11.1	123～132	0.25～3.0	2～3	1.7～15.2	0～12.7
土壤类型	雏形土，人为土，冲积土，薄层土，冲积土						
植被类型	温带针叶林，温带落叶灌丛，两年三熟或一年两熟旱作和落叶果树园，一年一熟粮食作物及耐寒经济作物，落叶果树园，温带灌木荒漠，温带丛生禾草典型草原，一年一熟粮食作物及耐寒经济作物						

（四）区划分析

药材生长区划分析主要是利用地理信息技术手段，基于中药材区划分析数据库，建立区划分析模型。通过江苏省药用生物资源区划分析系统，可形成罗布麻的生长区划图（图5-23）。

（五）区划及生产布局

据区划分析的结果，在江苏省内，罗布麻的适生区主要集中在滨海、阜宁、大丰、射阳、如东等沿海滩涂地区，以及兴化、盱眙、洪泽、淮安等地。

在产业布局方面，结合罗布麻的生长特性、自然

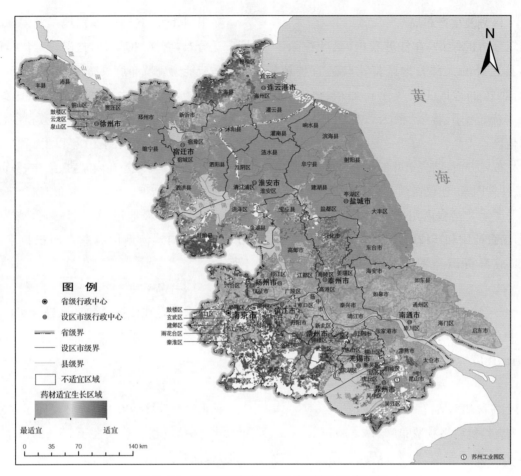

图 5-23　江苏省罗布麻资源分布与药材生产区划

条件、经济条件等因素,建议在图 5-23 中绿色标注区域引种栽培。

二十四、薏苡仁(Coicis Semen)

(一) 药材基本情况

本品为禾本科植物薏苡 *Coix lacryma-jobi* L. var. mayuen(Roman.) Stapf 的干燥成熟种仁。秋季果实成熟时采割植株,晒干,打下果实,再晒干,除去外壳、黄褐色种皮和杂质,收集种仁。以粒小、饱满、无破碎、无走油、色白者为佳。薏苡仁味甘、淡,性凉。归脾、胃、肺经。有利水渗透湿、健脾止泻、除痹排脓、解毒散结之功效。为 2020 年版《中华人民共和国药典》所收载。

薏苡为一年或多年生草本,喜温暖湿润气候,怕干旱,耐肥。各类土壤均可种植,对盐碱地、沼泽地的盐害和潮湿的耐受性较强,但以向阳、肥沃的壤土或黏壤土栽培为宜。我国大部分地区均有分布,一般为栽培品,主产于贵州、云南等地。江苏省内苏中地区有少量栽培。

(二) 样品采集

样品采集是在传统道地产区进行实地采集,主要采样数据来源于第四次全国中药资源普查工作数据。

(三) 生长环境

根据模型计算结果中各个环境因子对分布的贡献大小,选择贡献率总和大于 95% 的因子,同时考虑地形、气候等不同环境因子的影响。利用江苏省药用生物资源区划分析软件的空间分析功能得到影响薏苡分布的主要环境因子有 4 月降水量、11月降水量、10 月平均气温等,主要环境因子范围见表 5-24。

表5-24 薏苡主要环境因子范围

环境因子范围值	海拔 (m)	11月降水量 (mm)	4月降水量 (mm)	10月平均气温 (℃)	9月平均气温 (℃)	最冷季平均温 (℃)	最湿月降水量 (mm)
	17~1915	8~75	25~245	8.7~21.3	16.3~26.2	−11.0~13.5	142~315
土壤类型	高活性强酸土,低活性强酸土,高活性淋溶土,人为土,疏松岩性土,雏形土,冲积土,变性土,黑土						
植被类型	亚热带、热带常绿阔叶、落叶阔叶灌丛(常含稀树),亚热带、热带草丛,一年两熟水旱粮食作物,果树园和经济林,亚热带针叶林,亚热带常绿阔叶林						

（四）区划分析

药材生长区划分析主要是利用地理信息技术手段,基于中药材区划分析数据库,建立区划分析模型。通过江苏省药用生物资源区划分析系统,可形成薏苡仁的生长区划图(图5-24)。

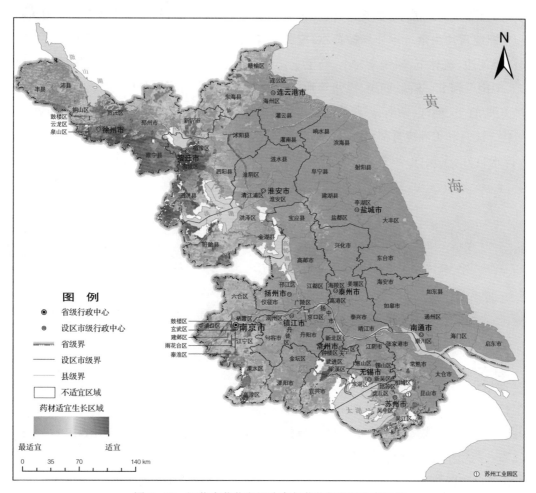

图5-24 江苏省薏苡资源分布与薏苡仁药材生产区划

（五）区划及生产布局

据区划分析的结果,在江苏省内,薏苡的适生区较广,主要集中在苏南地区、扬州、泰州、南通、盐城、连云港等地。

在产业布局方面,结合薏苡的生长特性、自然条件、经济条件等因素,建议在图5-24中绿色标注区域进行规范化和规模化栽培生产。在提高薏苡仁单位面积产量的同时,要注意保持其药性物质及其药用品质,以满足作为医药原料的质量要求,同时依据药食两用产业化的需要,培育和发展原料生产。

■ 二十五、凌霄花(Campsis Flos)

(一) 药材基本情况

本品为紫葳科植物凌霄 *Campsis grandiflora* (Thunb.) Schum. 或美洲凌霄 *Campsis radicans* (L.) Seem. 的干燥花。夏、秋二季花盛开时采摘,干燥。凌霄花味甘、酸,性寒。归肝、心包经。有活血通经、凉血祛风之功效。为2020年版《中华人民共和国药典》所收载。

凌霄属植物性喜温暖湿润、有阳光的环境,稍耐荫。凌霄和美洲凌霄均为落叶木质攀援藤本,凌霄生长于山谷、小河边、疏林下,攀援于树上、石壁上,分布于华东、中南及河北、陕西、四川、贵州等地;美洲凌霄原产美洲,江苏、浙江、湖南、广西等地栽培作庭园观赏植物。凌霄和美洲凌霄都喜肥、好湿,栽培宜选向阳、排水良好、土层深厚、肥沃的壤土种植。

凌霄花药材目前主要来源于栽培,多以美洲凌霄为主,现在长江流域广为栽培,主产于江苏、安徽等地。江苏省内宁镇山区、云台山区均有一定规模栽培,尤以溧水、句容、连云等地为多。

(二) 样品采集

样品采集是在传统道地产区进行实地采集,主要采样数据来源于第四次全国中药资源普查试点数据,主要分布于江苏省的常州、泰州、南通、南京、苏州等地。

(三) 生长环境

根据模型计算结果中各个环境因子对分布的贡献大小,选择贡献率总和大于95%的因子,同时考虑地形、气候等不同环境因子的影响。利用江苏省药用生物资源区划分析软件的空间分析功能得到影响凌霄分布的主要环境因子有5月降水量、8月平均气温、年均降水量等,主要产区环境因子范围见表5-25。

表5-25　凌霄主要环境因子范围

环境因子范围值	海拔 (m)	5月降水量 (mm)	8月平均气温 (℃)	年均降水量 (mm)	昼夜温差月均值 (℃)	最冷月最低温 (℃)
	0~341	93~109	27.1~27.9	0~1241	7.8~8.5	−2.1~−1.2
土壤类型	高活性强酸土,低活性强酸土,高活性淋溶土,冲积土,人为土,盐土					
植被类型	一年两熟水旱粮食作物,果树园和经济林,两年三熟或一年两熟旱作和落叶果树园,温带针叶林,亚热带、热带常绿阔叶、落叶阔叶灌丛(常含稀树),亚热带、热带竹林和竹丛,亚热带针叶林					

(四) 区划分析

药材生长区划分析主要是利用地理信息技术手段,基于中药材区划分析数据库,建立区划分析模型。通过江苏省药用生物资源区划分析系统,可形成凌霄花的生长区划图(图5-25)。

(五) 区划及生产布局

据区划分析的结果,在江苏省境内,凌霄的适生区主要分布于溧水、江宁、高淳、润州、江阴、常熟、通州、海门、句容,以及连云、海州等地。

在产业布局方面,结合凌霄的生长特性、自然条件、经济条件等因素,建议在图5-25中绿色标注区域。

■ 二十六、栀子(Gardeniae Flos)

(一) 药材基本情况

本品为茜草科植物栀子 *Gardenia jasminoides* Ellis 的干燥成熟果实。9~11月果实成熟呈红黄色时采收,除去果梗和杂质,蒸至上气或置沸水中略烫,取出,干燥。以皮薄、个小、完整、饱满、内外色红黄、有7~9条纵棱者为佳。栀子味苦,性寒。归心、肺、三焦经。内服具有泻火除烦、清热利湿、凉血解

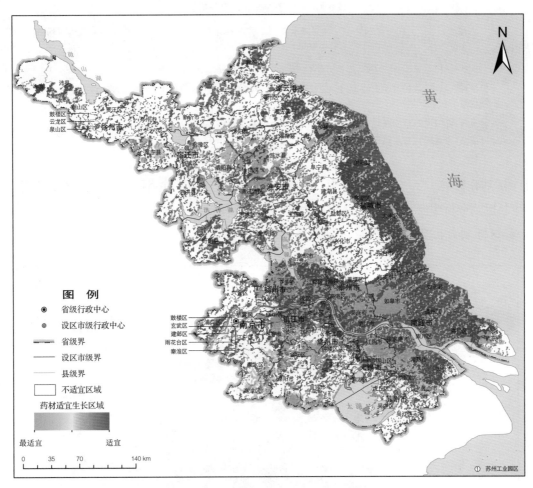

图 5-25　江苏省凌霄资源分布与凌霄花药材生产区划

毒之功效;外用消肿止痛。为 2020 年版《中华人民共和国药典》所收载。

　　栀子喜温暖湿润、阳光充足的环境,生长温度范围 12～35 ℃,最适温度 25～28 ℃,耐寒性差,较耐旱,忌积水,喜湿润。对土壤要求不严格,适应性强。栀子是一种酸性土壤指示植物,多生于 1 000 m 以下酸性低山丘陵红黄壤土地,常与落叶灌木林、山岗矮林、灌木草丛、山地草甸灌丛等植被混交生长。由于其分布广泛,不同的生长环境使其习性、叶形及大小、果实形状及大小等均发生一些变异,主要分为两个类型,通常分别称为山栀子和水栀子。水栀子(*G. jasminoides* Ellis f. *longicarpa* Z. W. Xie et Okada)为栀子的一个变型。该品种历来只作染料用或外用治扭伤等。栀子药材目前主要来源于栽培,现主产于江西、福建、湖南等地。江苏省内宁镇山脉一带有一定规模栽培,尤以句容、溧水、溧阳等地为多。

　　(二)　样品采集

　　样品采集是在传统道地产区进行实地采集,主要采样数据来源于第四次全国中药资源普查工作数据。

　　(三)　生长环境

　　根据模型计算结果中各个环境因子对分布的贡献大小,选择贡献率总和大于 95% 的因子,同时考虑地形、气候等不同环境因子的影响。利用江苏省药用生物资源区划分析软件的空间分析功能得到影响栀子分布的主要环境因子有 2 月降水量、4 月降水量、11 月降水量、昼夜温差月均值等,主要环境因子范围见表 5-26。

表 5-26　栀子主要环境因子范围

环境因子范围值	海拔 (m)	11月降水量 (mm)	4月降水量 (mm)	2月降水量 (mm)	坡度 (°)	昼夜温差月均值 (℃)	最干月降水量 (mm)
	4~2614	11~132	23~275	5~134	0~23.9	6.3~12.8	2~55
土壤类型	低活性强酸土,疏松岩性土,人为土,雏形土,高活性淋溶土,黏盘土,冲积土,潜育土,高活性强酸土,变性土,薄层土,低活性淋溶土						
植被类型	亚热带针叶林,一年两熟或三熟水旱轮作(有双季稻)及常绿果树园,亚热带落叶阔叶林,亚热带、热带常绿阔叶、落叶阔叶灌丛(常含稀树),亚热带、热带竹林和竹丛,亚热带常绿阔叶林						

(四) 区划分析

药材生长区划分析主要是利用地理信息技术手段,基于中药材区划分析数据库,建立区划分析模型。通过江苏省药用生物资源区划分析系统,可形成栀子的生长区划图(图 5-26)。

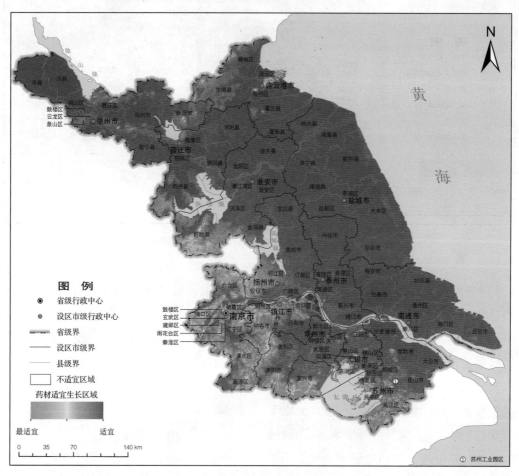

图 5-26　江苏省栀子资源分布与药材生产区划

(五) 区划及生产布局

根据区划分析的结果,在江苏省内,栀子的适生区主要在句容、宜兴、溧水、盱眙、江宁、溧阳、丹徒、丹阳、新北、江阴、常熟、太仓等地。

在产业布局方面,结合栀子的生长特性、自然条件、经济条件等因素,建议在图 5-26 中绿色标注区域进行合理规划和科学生产。注重在引进江苏道地资源品种的基础上,结合区域生态条件开展生态化种植,既美化了环境、改善生态,又可提供栀子花和果实资源,造福地方经济,形成特色产业。

二十七、黄蜀葵花（Abelmoschi Corolla）

（一）药材基本情况

本品为锦葵科植物黄蜀葵 *Abelmoschus manihot*（L.）Medic. 的干燥花冠。夏、秋二季花开时采摘，及时干燥。以花大、色黄、香气浓郁、无杂质者为佳。黄蜀葵花味甘，性寒。归肾、膀胱经。有清利湿热、消肿解毒之功效。为2020年版《中华人民共和国药典》所收载。

锦葵科植物为草本、灌木至乔木。喜温暖湿润气候，多不耐寒，以向阳、湿润、肥沃的环境多见，广泛分布于我国各地，以热带和亚热带地区种类较多。黄蜀葵花商品药材均为栽培，现主产于江苏、安徽、河南、四川、江西、贵州等地。江苏省内主要分布于泰州、无锡、镇江等地。

（二）样品采集

样品采集是在传统道地产区进行实地采集，主要采样数据来源于第四次全国中药资源普查试点数据，主要分布于江苏省的泰州、苏州、镇江、盐城、常州等地。

（三）生长环境

根据、模型计算结果中各个环境因子对分布的贡献大小，选择贡献率总和大于95％的因子，同时考虑地形、气候等不同环境因子的影响。利用江苏省药用生物资源区划分析软件的空间分析功能得到影响黄蜀葵分布的主要环境因子有10月平均气温、有效钼含量、有效硼含量等，主要环境因子范围见表5-27。

表5-27　黄蜀葵主要环境因子范围

环境因子范围值	海拔（m）	10月平均气温（℃）	有效钼含量（mg/kg）	有效硼含量（mg/kg）	年均降水量（mm）	年平均气温（℃）
	2～50	16.6～18.8	0～0.2	0～1.0	952～1129	14.8～15.8
土壤类型	低活性强酸土，潜育土，黏盘土，人为土					
植被类型	一年两熟水旱粮食作物、果树园和经济林，两年三熟或一年两熟旱作和落叶果树园					

（四）区划分析

药材生长区划分析主要是利用地理信息技术手段，基于中药材区划分析综合数据库，建立区划分析模型。通过江苏省药用生物资源区划分析系统，形成黄蜀葵花的生长区划图（图5-27）。

（五）区划及生产布局

据区划分析的结果，在江苏省内，黄蜀葵的适生区主要集中在姜堰、兴化、高港、新北、阜宁、亭湖、丹阳、建湖、淮安、张家港、太仓、射阳、宝应等地。

在产业布局方面，结合黄蜀葵的生长特性、自然条件、经济条件等因素，建议在图5-27中绿色标注区域进行合理规划与生产基地建设，在品质稳定的前提下，为江苏苏中药业黄葵胶囊的生产提供可溯源、可持续的黄蜀葵花药材原料生产基地。

二十八、淡竹叶（Lophatheri Herba）

（一）药材基本情况

本品为禾本科植物淡竹叶 *Lophatherum gracile* Brongn. 的干燥茎叶。夏季未抽花穗前采割，晒干。以色为淡黄绿色者为佳。淡竹叶味甘、淡，性寒。归心、胃、小肠经。有清热泻火、除烦止渴、利尿通淋之功效。为2020年版《中华人民共和国药典》所收载。

淡竹叶为多年生草本植物，全国大部分地区均有分布，喜阴凉气候，对土壤要求不高，耐贫瘠，耐阴亦稍耐阳，多见于山坡林下或沟边阴湿处。淡竹叶商品药材均来自野生，现主产于浙江、江苏、安徽、四川、广东、湖北等地。江苏省内多分布于南部亚热带

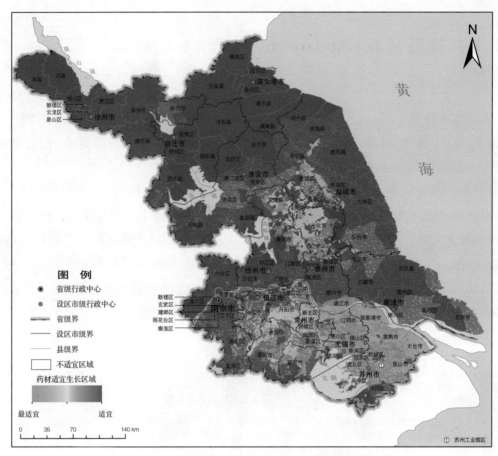

图 5-27 江苏省黄蜀葵资源分布与黄蜀葵花药材生产区划

地区,尤以宜兴野生资源分布较多,产量较大。

（二）样品采集

样品采集是在传统道地产区进行实地采集,主要采样数据来源于第四次全国中药资源普查试点数据和江苏省第四次中药资源普查数据。

（三）生长环境

根据模型计算结果中各个环境因子对分布的贡献大小,选择贡献率总和大于 95% 的因子,同时考虑地形、气候等不同环境因子的影响。利用江苏省药用生物资源区划分析软件的空间分析功能得到影响淡竹叶分布的主要环境因子有 4 月降水量、9 月降水量、海拔、8 月平均气温等,主要环境因子范围见表 5-28。

表 5-28 淡竹叶主要环境因子范围

环境因子范围值	海拔 (m)	4 月降水量 (mm)	9 月降水量 (mm)	8 月平均气温 (℃)	最冷月最低温 (℃)
	65~702	73~161	109~228	24.8~28.1	0~3.6
土壤类型	低活性强酸土,人为土,高活性淋溶土,高活性强酸土				
植被类型	亚热带针叶林,亚热带、热带常绿阔叶、落叶阔叶灌丛(常含稀树),亚热带常绿阔叶林,一年两熟或三熟水旱轮作(有双季稻)及常绿果树园,一年两熟水旱粮食作物、果树园和经济林				

（四）区划分析

药材生长区划分析主要是利用地理信息技术手段,基于中药材区划分析数据库,建立区划分析模型。通过江苏省药用生物资源区划分析系统,可形成淡竹叶的生长区划图(图 5-28)。

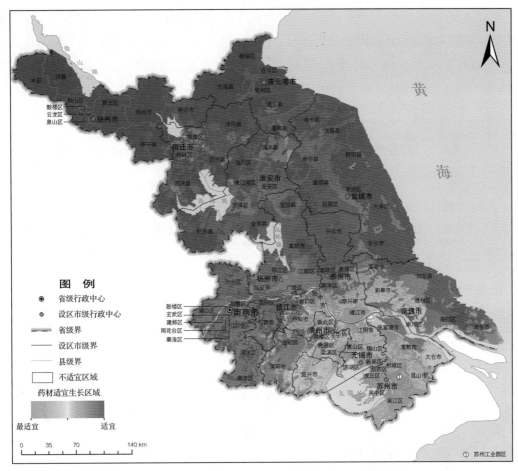

图 5-28 江苏省淡竹叶资源分布与药材生产区划

（五）区划及生产布局

据区划分析的结果，在江苏省内，淡竹叶的适生区主要集中在宜兴、溧阳、金坛、句容等低山丘陵地区。

在产业布局方面，结合淡竹叶的生长特性、自然条件、经济条件等因素，建议在图5-28中绿色标注区域进行野生淡竹叶资源的保护更新和可持续发展，又可根据市场需求培育多样化品种，通过规范化生产不断提升江苏这一道地药材的品质，服务于大健康产业的多元化需求。

■ 二十九、延胡索(Chrysanthemi Flos)

（一）药材基本情况

本品为罂粟科植物延胡索 *Corydalis yanhusuo* W. T. Wang 的干燥块茎。夏初茎叶枯萎时采挖，除去须根，洗净，置沸水中煮至恰无白心时，取出，晒干。以个大、饱满、皮细、质坚、断面金黄色、角质样、有光泽者为佳。延胡索味辛、苦，性温。归肝、脾经。有活血、行气、止痛之功效。为2020年版《中华人民共和国药典》所收载。

延胡索为多年生草本，野生多生长于丘陵草地。喜温暖湿润的气候。延胡索为浅根植物，适宜于排水良好、肥沃疏松、富有腐殖质的砂质壤土；宜种于肥沃疏松，排水良好的微酸性沙质土壤中；忌连作。现主产于陕西、浙江、江苏等地。江苏省内南通、泰州、盐城等地均有一定面积栽培，尤以南通栽培面积大，并有种苗外销省内及浙江。

（二）样品采集

样品采集是在传统道地产区进行实地采集，主要采样数据来源于第四次全国中药资源普查试点数据，主要分布于江苏省的连云港、盐城、淮安、南京、镇江等地。

（三）　生长环境

根据模型计算结果中各个环境因子对分布的贡献大小,选择贡献率总和大于95%的因子,同时考虑地形、气候等不同环境因子的影响。利用江苏省药用生物资源区划分析软件的空间分析功能得到影响延胡索分布的主要环境因子有1月平均气温、8月平均气温、昼夜温差月均值等,主要环境因子范围见表5-29。

表5-29　延胡索主要环境因子范围

环境因子范围值	海拔 (m)	1月平均气温 (℃)	8月平均气温 (℃)	3月平均气温 (℃)	昼夜温差月均值 (℃)	最冷月最低温 (℃)	最湿季平均温 (℃)
	0~243	-0.9~3.6	25.9~27.6	5.5~8.7	7.8~8.9	-4.9~0.1	24.0~26.7
土壤类型	疏松岩性土,高活性淋溶土,灰土,雏形土,低活性强酸土,黏盘土,高活性强酸土						
植被类型	一年两熟水旱粮食作物、果树园和经济林,温带落叶阔叶林,亚热带落叶阔叶林,两年三熟或一年两熟旱作和落叶果树园,亚热带、热带竹林和竹丛,亚热带针叶林						

（四）　区划分析

药材生长区划分析主要是利用地理信息技术手段,基于中药材区划分析数据库,建立区划分析模型。通过江苏省药用生物资源区划分析系统,可形成延胡索的生长区划图(图5-29)。

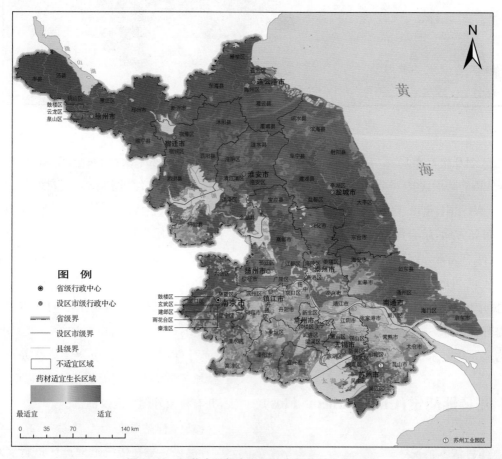

图5-29　江苏省延胡索资源分布与药材生产区划

（五）　区划及生产布局

据区划分析的结果,在江苏省内,延胡索的适生区主要集中在东南部地区,主要包括海安南部、如东、泰兴、姜堰、如皋、张家港、句容、丹徒、栖霞、江宁、溧水、盱眙,以及宜兴、溧阳南部等地区。

在产业布局方面,结合延胡索的生长特性、自然条件、经济条件等因素,建议在图 5 - 29 中绿色标注

区域进行合理规划和生产基地布局,既要有效保护江苏这一道地药材的优良种质,又要通过规范化和规模化种植,为市场提供优质的延胡索药材。

第二节 · 江苏省动物类药材适宜性区划分析

■ 一、水蛭(Hirudo)

(一) 药材基本情况

本品为水蛭科动物蚂蟥 *Whitmania pigra* Whitman、水蛭 *Hirudo nipponica* Whitman 或柳叶蚂蟥 *Whitmania acranulata* Whitman 的干燥全体。夏、秋二季捕捉,用沸水烫死,晒干或低温干燥。以身干、体大、无泥者为佳。水蛭味苦咸、性平;有小毒。归肝经。有破血通经、逐瘀消癥之功效。为 2020 年版《中华人民共和国药典》所收载。

水蛭科属冷血环节类动物,在中国南北方均可生长繁殖,主要生活在淡水中的水库、沟渠、水田、湖沼中,以有机质丰富的池塘或无污染的小河中最多;杂食性,以吸食动物的血液或体液为主要生活方式。水蛭商品药材多为野生,现主产于安徽、湖北、江苏、山东、浙江等地。受水体环境破坏、过度捕捞的影响,江苏等传统道地产区野生资源量日益减少。水

蛭人工养殖基地多位于江苏、安徽等地,养殖品种以宽体金线蛭(即蚂蟥 *Whitmania pigra* Whitman)为国内水蛭的主流商品。江苏省内苏南、苏中低洼区域常见野生分布,苏州、宝应等地有一定规模人工养殖。

(二) 样品采集

样品采集是在传统道地产区进行实地采集,主要采样数据来源于第四次全国中药资源普查试点数据。主要分布于江苏省的镇江、扬州、南通、泰州、南京、淮安。

(三) 生长环境

根据模型计算结果中各个环境因子对分布的贡献大小,选择贡献率总和大于 95% 的因子,同时考虑地形、气候等不同环境因子的影响。利用江苏省药用生物资源区划分析软件的空间分析功能得到影响宽体金线蛭分布的主要环境因子有最暖月最高温、最湿季平均温、4 月降水量、10 月降水量等,主要环境因子范围见表 5 - 30。

表 5 - 30　宽体金线蛭主要环境因子范围

环境因子范围值	海拔(m)	最暖月最高温(℃)	最湿季平均温(℃)	4 月降水量(mm)	10 月降水量(mm)	12 月降水量(mm)	9 月平均气温(℃)	6 月平均气温(℃)
	−1～142	23.9～34.1	19.5～26.7	25～245	26～138	2～53	16.3～26.2	18.9～27.0

(四) 区划分析

药材潜在分布区分析主要是利用地理信息技术手段,基于中药材区划分析综合数据库,采用最大信

息熵模型进行区划分析。通过江苏省水生药用生物资源区划分析系统,可形成水蛭潜在分布区图(图 5 - 30)。

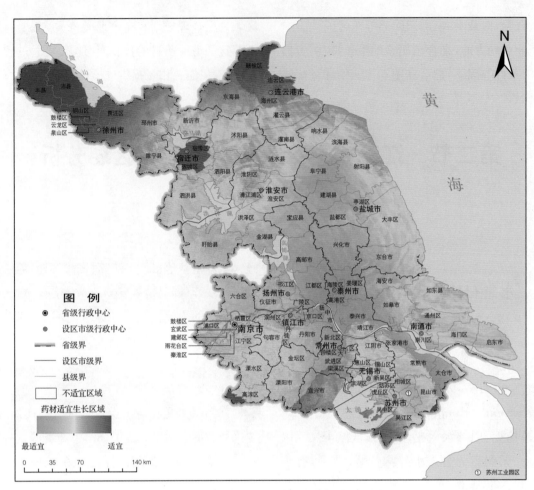

图 5-30 江苏省宽体金线蛭资源分布与药材生产区划

（五）区划及生产布局

据区划分析的结果，在江苏省内，大部分地区的降水和温度条件都满足宽体金线蛭生长的需求，尤其是中南部平原水网地区。

在产业布局方面，应结合当地实际的自然环境条件、经济因素等在池塘、湿地、水田等地进行养殖。

■ 二、蟾酥（Bufonis Venenum）

（一）药材基本情况

本品为蟾蜍科动物中华大蟾蜍 *Bufo bufo gargarizans* Cantor 或黑眶蟾蜍 *Bufo melanostictus* Schneider 耳后腺及皮肤的干燥分泌物。多于夏、秋二季捕捉蟾蜍，洗净，挤取耳后腺和皮肤腺的白色浆液，加工，干燥。以团块质坚，不易折断，断面棕褐色，角质状，微有光泽者或片状质脆，断面红棕色，半透明者为佳。蟾酥味辛，性温；有小毒。归心经。有解毒、止痛、开窍醒神之功效。为 2020 年版《中华人民共和国药典》所收载。

蟾蜍喜隐蔽于泥穴、潮湿石下、草丛内、水沟边。皮肤易失水分，故白天多潜伏隐蔽，夜晚及黄昏出来活动。成年蟾蜍多集群在水底泥沙内或陆地潮湿土壤下越冬。江苏省内主要分布是中华大蟾蜍，其耳后腺分泌物中中华蟾毒精和酯蟾毒配基（药典质控成分）含量较高。除江苏外，中原多地均有中华大蟾蜍分布。近年来，受水质环境、农药残留、人为捕杀和过度利用的影响，中华大蟾蜍种群及数量日益减少。江苏省内常见于苏南、苏中水网密布区域。

（二）样品采集

主要分布于江苏省宿迁、镇江、南京、南通、常州、盐城、徐州等地。

（三）生长环境

根据模型计算结果中各个环境因子对分布的贡献大小，选择贡献率总和大于 95% 的因子，同时考虑地形、气候等不同环境因子的影响。利用江苏省药用生物资源区划分析软件的空间分析功能得到影响中华大蟾蜍分布的主要环境因子有 10 月降水量、12 月降水量、9 月平均气温等，主要环境因子范围见表 5 - 31。

表5 - 31　中华大蟾蜍主要环境因子范围

环境因子范围值	海拔(m)	10月降水量(mm)	12月降水量(mm)	9月平均气温(℃)
	−1～174	41～110	14～48	21.4～23.6
	4月平均气温(℃)	温度季节性变化的标准差	最干月降水量(mm)	最湿季平均温(℃)
	14.2～17.7	6451～8521	14～48	20.0～26.7

（四）区划分析

药材生长区划分析主要是利用地理信息技术手段，基于中药材区划分析综合数据库，建立区划分析模型。通过江苏省水生药用生物资源区划分析系统，可形成蟾蜍的生长区划图（图 5 - 31）。

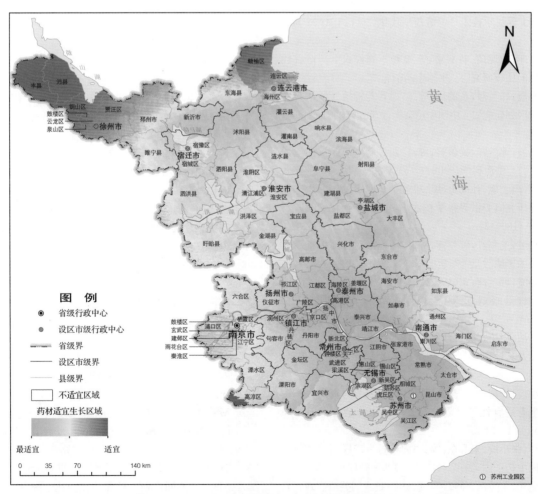

图 5 - 31　江苏省中华大蟾蜍资源分布与蟾酥药材生产区划

(五) 区划及生产布局

根据区划分析的结果,在江苏省内,除徐州北部的部分地区外,其他地区的降水和温度条件都满足中华大蟾蜍生长的需求。

在产业布局方面,应结合当地实际的自然环境条件、经济因素等在池塘、湿地、湖泊、河流等地进行养殖。

◇参◇考◇文◇献◇

[1] 严辉,段金廒,孙成忠,等.基于TCMGIS的明党参产地适宜性研究[J].南京中医药大学学报,2012,28(4):363-366.

[2] 郭兰萍,黄璐琦,蒋有绪,等.苍术挥发油组分的气候主导因子筛选及气候适宜性区划[J].中国中药杂志,2007,32(10):888-893

[3] 陈土林,魏淑秋,兰进,等.黄芩在中国适生地分析及其数值区划研究[J].中草药,2007,38(2):254-257.

[4] 孙宇章,郭兰萍.基于道地药材特征的苍术区划研究[J].世界科学技术—中医药现代化,2008,10(4):88-92.

[5] 郭兰萍,黄璐琦,蒋有绪,等.2种不同模式中药适宜性区划的比较研究[J].中国中药杂志,2008,33(6):718.

[6] 张小波,郭兰萍,黄璐琦,等.广西青蒿种植气候适宜性等级区划研究[J].中国中药杂志,2008,33(15):1794-1798.

[7] 张小波,郭兰萍,梁留科,等.广西青蒿生产区域性差异分析[J].资源科学,2008,30(5):759-764.

[8] 严辉,段金廒,孙成忠,等.基于TCMGIS的当归生态适宜性研究[J].世界科学技术—中医药现代化,2009,11(3):416-422.

[9] 张小波,王利红,郭兰萍,等.广西地形对青蒿中青蒿素含量的影响[J].生态学报,2009,29(2):688-697.

[10] 张小波,郭兰萍,黄璐琦.我国青蒿中青蒿素含量的气候适宜性等级划分[J].药学学报,2011,46(4):472-478.

[11] 张小波,周涛,郭兰萍,等.苗药大果木姜子挥发油成分变化及其地理分布[J].生态学报,2011,31(18):5299-5306.

[12] 张小波,周涛,郭兰萍,等.基于地形因子的贵州省头花蓼生态适宜性等级划分[J].中国中药杂志,2011,36(3):311-316.

[13] 严辉,张小波,朱寿东,等.当归药材生产区划研究[J].中国中药杂志,2016,41(17):3139-3147.

[14] 孙洪兵,蒋舜媛,孙辉,等.基于3S技术的羌活区划研究Ⅱ.基于协同克里金插值的羌活品质适宜性分析及评价[J].中国中药杂志,2017,42(14):2633-2638.

[15] 孙洪兵,蒋舜媛,孙辉,等.基于3S技术的羌活区划研究Ⅲ.基于生长适宜性和品质适宜性的羌活功能型生产区划研究[J].2017,42(14):2639-2644.

[16] 张小波,邱智东,王慧,等.吉林省中药资源种类空间分布差异研究[J].中国中药杂志,2017,42(22):4336-4340.

[17] 张小波,王慧,景志贤,等.基于全国中药资源普查(试点)阶段成果的中药资源种类丰富度空间差异性分布特征研究[J].中国中药杂志,2017,42(22):4314-4318.

[18] 张小波,瞿显友,李梦,等.基于格网技术的重庆市中药资源种类丰富度差异性分析[J].中国中药杂志,2017,42(22):4341-4345.

[19] 卢有媛,郭盛,严辉,等.甘遂生态适宜性区划研究[J].中国现代中药,2018,20(12):1471-1475,1482.

[20] 侯小琪,江维克,宋培浪,等.贵州33个中药资源普查试点县(区)药用资源多样性分析[J].中国中药杂志,2019,44(2):265-269.

[21] 严辉,段金廒,孙成忠,等.基于TCMGIS的明党参产地适宜性研究[J].南京中医药大学学报,2012,28(4):363-366.

[22] 王琪,刘作易.药用真菌蝉花的研究进展[J].中草药,2004,34(4):469-471.

[23] YAO X, ZHOU G, TANG Y, et al. UPLC-PDA-TOF/MS coupled with multivariate statistical analysis to rapidly analyze and evaluate Ginkgo biloba leaves from different origin [J]. Drug Testing and Analysis, 2014(6):288-294.

[24] 姚鑫,周桂生,唐于平,等.不同产地及树龄果用银杏叶中总银杏酸的比较分析[J].植物资源与环境学报,2012,21(4):108-110.

[25] 钱大玮,鞠建明,朱玲英,等.不同树龄银杏叶在不同季节中总黄酮和总内酯的含量变化[J].中草药,2002,33(11):1025-1027.

[26] 徐江,沈亮,汪耀,等.基于GMPGIS银杏全球生态适宜产区分析[J].世界中医药,2017,12(5):969-973.

[27] 宿树兰,段金廒,欧阳臻,等.我国桑属(Morus L.)药用植物资源化学研究进展[J].中国现代中药,2012,14(7):1-6.

[28] HUA YJ, WANG SN, LIU ZX, et al. Chemical differentiation of Pseudostellariae Radix from different cultivated fields and germplasms by UPLC-Triple TOF-MS/MS coupled with multivariate statistical analysis [J]. Natural Product Communications, 2016,11(12):1827-1831.

[29] 侯娅,马阳,邹立思,等.基于UPLC-Triple TOF-MS/MS分析不同产地太子参的差异化学成分[J].质谱学报,2015,36(4):359-366.

[30] 中华中医药学会. T/CACM 1021. 73 - 2019. 道地药材苏芡实[S]. 北京：中华中医药学会, 2019.

[31] 吴啟南, 郝振国, 段金廒, 等. 基于多源卫星遥感影像的水生药材芡实遥感监测方法研究[J]. 世界科学技术——中医药现代化, 2017, 19(11)：1787 - 1793.

[32] 陈蓉, 吴啟南, 沈蓓. 不同产地芡实氨基酸组成分析与营养价值评价[J]. 食品科学, 2011, 32(15)：239 - 244.

[33] 曹蓓蓓. 江苏省地方志中的莲藕栽培种植概况[J]. 绿色科技, 2015(11)：300 - 303.

[34] CHEN S, FANG L, XI H, et al. Simultaneous qualitative assessment and quantitative analysis of flavonoids in various tissues of lotus (Nelumbo nucifera) using high performance liquid chromatography coupled with triple quad mass spectrometry [J]. Analytica Chimica Acta, 2012, 724(8)：127 - 135.

[35] 许丽, 崔巍娜, 秦文. 宝应县荷藕产业发展现状、问题及对策建议[J]. 农家参谋, 2018(20)：74 - 75.

[36] 许翔鸿, 余国奠, 王峥涛. 野生延胡索种质资源现状及其质量评价[J]. 中国中药杂志, 2004, 29(5)：399 - 401.

[37] 夏敏媛, 张瑜, 沈小林, 等. 黄蜀葵茎枯病病原菌的分离与鉴定[J]. 中国生化药物杂志, 2015, 35(9)：12 - 14.

[38] 唐立霞, 谈献和, 张瑜, 等. 不同种植年限黄蜀葵根际土养分变化规律[J]. 中国中药杂志, 2013, 38(22)：3871 - 3874.

[39] PAN XX, DU LY, TAO JH, et al. Dynamic changes of favonoids in Abelmoschus manihot different organs at different growth periods by UPLC-MS/MS [J]. Journal of Chromatography B, 2017(1059)：21 - 26.

[40] 步达, 段志富, 李恩彬, 等. 江苏栽培明党参中 γ-氨基丁酸累积规律研究[J]. 现代中药研究与实践, 2012, 26(6)：26 - 28.

[41] 李建方. 滨海白首乌产业发展现状及对策思考[J]. 南方农业, 2019, 13(17)：120 - 121.

[42] 刘琪, 谷巍, 杨兵, 等. 基于ITS2序列的滨海白首乌及其近缘种DNA分子鉴定[J]. 中草药, 2018, 49(24)：5901 - 5909.

[43] 中华中医药学会. T/CACM1020. 72 - 2019. 道地药材苏薄荷[S]. 北京：中华中医药学会, 2019.

[44] 林彤, 段金廒, 钱大玮, 等. 苏薄荷挥发性成分分析及其动态变化研究[J]. 现代中药研究与实践, 2006, 20(4)：28 - 31.

[45] 邵扬, 叶丹, 欧阳臻, 等. 薄荷的生境适宜性区划及品质区划研究[J]. 中国中药杂志, 2016, 41(17)：3169 - 3175.

[46] 林彤, 段金廒, 钱大玮. 我国薄荷(Mentha haplocalyx)资源研究与开发利用现状及其建议[C]//中国自然资源学会, 中国药科大学. 2006海峡两岸暨CSNR全国第七届天然药物资源学术研讨会论文集, 武汉, 2006：417 - 421.

[47] 沈红, 钱大玮, 钱士辉, 等. 不同生长期薄荷中三萜酸类成分积累的动态变化研究[J]. 中草药, 2007, 38(6)：932 - 933.

[48] 王庆, 段金廒, 钱大玮, 等. 不同产地连钱草中三萜酸类及黄酮类成分的分析与评价[J]. 南京中医药大学学报, 2006, 22(1)：44 - 46.

[49] XIANG X, SHA XX, SU SL, et al. Simultaneous determination of polysaccharides and 21 nucleosides and amino acids in different tissues of Salvia miltiorrhiza from different areas by UV-visible spectrophotometry and UHPLC with triple quadrupole MS/MS [J]. Journal of Separation Science, 2018, 41(5)：996 - 1008.

[50] 曾慧婷. 丹参茎叶资源化学研究及心血管活性评价[D]. 南京：南京中医药大学, 2017.

[51] 徐锐, 张雪绒, 郭巧生, 等. 9个产地夏枯草主要化学成分的比较分析[J]. 成都医学院学报, 2017, 12(5)：551 - 554, 566.

[52] TAN YJ, ZHOU GS, GUO S, et al. Comparative analysis of the main active constituents from different parts of Leonurus japonicus Houtt. and from different regions in China by ultra-high performance liquid chromatography with triple quadrupole tandem mass spectrometry [J]. Journal of Pharmaceutical and Biomedical Analysis, 2020(177)：112873 - 11285.

[53] 谭亚杰. 益母草资源化学与质量标准研究[D]. 南京：南京中医药大学. 2019.

[54] ZHANG RH, LIU ZK, YANG DS, et al. Phytochemistry and pharmacology of the genus Leonurus：The herb to benefit the mothers and more [J]. Phytochemistry, 2018(147)：167 - 183.

[55] 张培通, 郭文琦, 李春宏. 枸杞在江苏沿海滩涂盐碱地的应用前景及实用栽培技术[J]. 江苏农业科学, 2014, 42(3)：197 - 199.

[56] 李柯妮, 王康才, 梁永富, 等. 江苏省盐城地区沿海滩涂野生枸杞资源调查与质量分析评价[J]. 中国现代中药, 2015, 17(7)：646 - 650.

[57] 樊磊, 刘宣东, 周艾莉. 涟水县栝楼产业发展现状、对策及几种立体套种(养)模式[J]. 江苏农业科学, 2018, 46(15)：114 - 116.

[58] 金国虔, 居明乔, 吴闯, 等. 江苏省沿海野生栝楼资源分布特点与评价[J]. 中国现代中药, 2015, 17(7)：651 - 655.

[59] YU X, TANG L, WU H, et al. Trichosanthis Fructus：botany, traditional uses, phytochemistry and pharmacology [J]. Journal of Ethnopharmacology, 2018(224)：177 - 194.

[60] 张黄琴, 刘培, 董玲, 等. 栝楼植物不同部位资源化利用

策略与途径[J].中国现代中药,2019,21(1):45-53.

[61] 侯芳洁.茅苍术的种质资源调查及品质评价[D].南京：南京中医药大学,2008.

[62] 冯维希,谷巍,孔令婕,等.不同产地茅苍术 HPLC 指纹图谱研究[J].南京中医药大学学报,2010,26(6):434-435,483.

[63] 刘晓宁,侯芳洁,谷巍,等.不同产地苍术挥发油特征性成分分析[J].南京中医药大学学报,2009,25(1):51-53.

[64] 李孟洋,巢建国,谷巍,等.不同产地茅苍术对淹水胁迫的生理生化响应及耐淹性的 TOPSIS 综合评价[J].生态学杂志,2016,35(2):407-414.

[65] 常相伟,魏丹丹,陈栋杰,等.药用与茶用菊花资源形成源流与发展变化[J].中国现代中药,2019,21(1):116-124.

[66] 索风梅,陈士林,余华,等.中国四大名菊的产地适宜性研究[J].世界科学技术—中医药现代化(中药研究),2011,13(2):332-339.

[67] 魏丹丹,常相伟,郭盛,等.菊花及菊资源开发利用及资源价值发现策略,中国现代中药,2019,21(1):37-44.

[68] 钱士辉,杨念云,段金廒,等.野马追中黄酮类成分的研究[J].中国中药杂志,2004,29(1):54-56.

[69] 鲁雪林,吴哲,王秀萍,等.盐碱地蒲公英种植技术的研究[J].安徽农学通报,2019,25(1):57-59,154.

[70] 陈佩东,严辉,陶伟伟,等.我国香蒲属水生药用植物资源及其资源化利用研究[J].中国现代中药,2015,17(7):656-662.

[71] 黄一峰,姚映芷.江苏地区蒲黄临床应用情况初步调查与分析[J].江苏中医药,2013,45(6):64-66.

[72] 吴啟南,徐飞,梁侨丽,等.我国水生药用植物的研究与开发[J].中国现代中药,2014,16(9):705-716.

[73] 戴仕林,吴啟南,殷婕.中药三棱的现代研究进展[J].中国民族民间医药,2011,20(1):63-64.

[74] WANG XS, WU YF, WU CY, et al. Trace elements characteristic based on ICP-AES and the correlation of flavonoids from Sparganii Rhizoma [J]. Biological Trace Element Research, 2018,182(2):381-386.

[75] SANG MR, ZHANG XL, LIU QN, et al. Comparative chemical characters of Sparganii Rhizoma from different regions in China. [J]. Chinese Herbal Medicines, 2018 (10):86-94.

[76] 孟小文.泰半夏特征特性及高产栽培技术[J].现代农业科技,2010(21):156,161.

[77] 常庆涛,王越,戴永发,等.泰半夏生物学特性及高产栽培技术[J].江苏农业科学,2011,39(4):309-311.

[78] 胡文彦.江苏产宜兴百合活性研究与质量评价[D].镇江：江苏大学,2012.

[79] 王建锋,吴军,陆志新,等.宜兴百合标准化生产技术

[J].长江蔬菜,2011(11):22-23.

[80] 张彦南,陆兵,王康才,等.浙贝母主产地栽培品种与生产现状调查研究[J].中国现代中药,2012,14(10):42-45.

[81] 张彦南,王康才,张晓倩,等.不同浙贝母栽培品种贝母素甲累积规律研究[J].中国中药杂志,2015,40(3):421-423.

[82] 刘飞.蚂蟥生长繁殖习性及其遗传多样性分子标记研究[D].南京：南京农业大学,2008.

[83] ZHENG YF, HUANG XF, PENG GP. Structures of two novel heterocyclics from whitmania pigra [J]. Planta Medica, 2008,74(5):562-564.

[84] 戴俊,段金廒,李友宾,等.苏州产淡水珍珠生物活性评价及镇静活性物质基础研究[J].中国生化药物杂志,2008,29(5):294-298.

[85] 戴俊.苏州产淡水珍珠的生物效应评价及产品开发[D].镇江：江苏大学,2007.

[86] 于金高,刘培,段金廒.药用蜈蚣生物活性物质与毒性物质研究进展[J].中国现代中药,2016,18(11):1521.

[87] 范玮,余伯阳,刘吉华.3 种虫类药材蛋白指纹图谱的建立[J].药物生物技术,2014,21(6):511-514.

[88] 陈晶.华东地区中华蜜蜂和意大利蜜蜂遗传多样性研究[D].扬州：扬州大学,2008.

[89] 张大隆.江苏蜜蜂生产技术的发展[C]//江苏省昆虫学会.纪念六足学会创建八十周年、江苏省昆虫学会四十周年论文集粹,2000:90-94.

[90] 闫文丽.不同产地蟾酥的品质评价研究[D].南京：南京中医药大学,2012.

[91] ZHOU J, ZHAO H, CHEN L, et al. Effect of exposure to deltamethrin on the bufadienolide profiles in Bufo bufo gargarizans venom determined by ultra-performance liquid chromatography-triple quadrupole mass spectrometry [J]. RSC Advance, 2019(9):1208-1213.

[92] 王子月,王洪兰,周婧,等.利用 UPLC-TQ/MS 比较蟾酥鲜品和蟾酥商品化学成分[J].中国中药杂志,2015,40(7):113-116.

[93] 中华中医药学会. T/CACM1020.137-2019.道地药材鳖甲[S].北京：中华中医药学会,2019.

[94] 乔建卫,王慧铭.鳖甲的药用现状[J].浙江中西医结合杂志,2009,19(1):45-46.

[95] 刘睿,段金廒,钱大玮,等.我国麋鹿资源及其可持续发展的思考[J].世界科学技术(中医药现代化),2011,13(2):213-220.

[96] 李锋涛,段金廒,钱大玮,等.我国麋鹿药用资源的发展与研究现状及其资源产业化的思考[J].中草药,2015,46(8):1237-1242.

[97] 朱悦,赵明,钱大玮,等.麋鹿资源古代利用状况与现代研究进展[J].中国现代中药,2019,21(9):1157-1168.

［98］ LI FT，DUAN JA，QIAN DW，et al. Comparative analysis of nucleosides and nucleobases from different sections of Elaphuri Davidiani Cornu and Cervi Cornu by UHPLC-MS/MS ［J］. Journal of Pharmaceutical Biomedical Analysis，2013(83)：10 - 18.

［99］ 李锋涛,段金廒,钱大玮,等. 麋鹿角中多糖类成分资源化学分析评价[J]. 中国实验方剂学杂志,2016,22(1)：22 - 26.

［100］ 赵海平,张国坤,姚梦杰,等. 不同产地梅花鹿鹿茸矿物质元素含量测定与道地性分析[J]. 中国现代中药,2019,21(9)：1267 - 1272,1278.

［101］ 崔保威,王复龙,崔昱清,等. 我国水牛产业现状简析[J]. 肉类研究,2013,27(11)：37 - 40.

［102］ 孙莉,赵言文. 江苏省畜禽遗传资源现状分析及保护对策[J]. 江西农业学报,2007,19(11)：73 - 76.

［103］ LIU R，HUANG Q，DUAN JA，et al. Peptidome characterization of the antipyretic fraction of Bubali Cornu aqueous extract by nano liquid chromatography with orbitrap mass spectrum detection ［J］. Journal of Separation Science，2017(40)：587 - 595.

［104］ LIU R，DUAN JA，CHAI C，et al. Hydrophilic interaction ultra-high performance liquid chromatography coupled with triple-quadrupole mass spectrometry for determination of nucleosides and nucleobases in animal horns ［J］. Journal of Liquid Chromatography & Related Technologies，2015(38)：1185 - 1193.

［105］ 朱培,李小明,周绍荣,等. 淮安盐盆钙芒硝矿及其综合利用的探讨[J]. 中国井矿盐,2018,49,1(1)：20 - 23.

［106］ 洪连明. 江苏东海县毛北金红石矿区中—北矿段矿床地质特征与成矿机理[J]. 四川地质学报,2017,37(4)：621 - 624.

［107］ 王栋,王永禄,郭啸,等. 中药金礞石红外指纹图谱相似度分析[J]. 光谱学与光谱分析,2011,31(10)：2715 - 2718.

［108］ 周婷婷,张晓丹,刘克爽,等. 我国膨润土资源的利用与研究进展[J]. 矿产保护与利用,2017(3)：106 - 111.

附　录

索引一 · 药用基原中文名称索引

（按拼音字母排序）

索引二·药用基原拉丁学名索引

Alnus cremastogyne Burk. 50

Aloe vera L. var. *chinensis*（Haw.）Berg 82,130

Alopecurus aequalis Sobol. 84

Alopecurus japonicus Steud. 84

Alternanthera bettzickiana（Regel）Nichols. 53

Alternanthera philoxeroides（Mart.）Griseb. 53

Alternanthera sessilis（L.）DC. 53

Althaea rosea（L.）Cavan. 67

Amaranthus hybridus L. 53

Amaranthus lividus L. 53

Amaranthus retroflexus L. 53

Amaranthus spinosus L. 53

Amaranthus tricolor L. 53

Amaranthus viridis L. 53

Amitostigma gracile（Blume.）Schltr. 131

Amitustigma pinguicula（Rchb. f. et S. Moore）Schltr. 131

Ammannia arenaria H. B. K. 69

Amorpha fruticosa L. 60

Ampelopsis delavayana Planch. 66

Ampelopsis heterophylla（Thunb.）Sieb. et Zucc. var. *brevipedunculata*（Regel）C. L. Li 66

Ampelopsis heterophylla（Thunb.）Sieb. et Zucc. var. *hancei* Planch. 66

Ampelopsis humulifolia Bunge 66

Ampelopsis japonica（Thunb.）Makino 66

Amphiura vadicola Matsumoto. 93

Amygdalus persica L. 58

Anas domistica L. 97

Anas platyrhynchos（L.）97

Anax parthenope Selys 91

Andrias davidiarnus Blanchard 96

Androsace umbellata（Lour.）Merr. 71

Anemarrhena asphodeloides Bge. 82

Anemone flaccida Fr. Schmidt 54

Angelica cartilaginomarginata（Makino）Nakai var. *foliosa* Yuan et Shan 70

Angelica dahurica（Fisch. ex Hoffm.）Benth. et Hook. f. ex Franch. et Sav. 'Hangbaizhi' 70

Angelica decursiva（Miq.）Franch. et Sav. 70

Angelica polymorpha Maxim. 70

Anguilla japonica Temminck et Schlegel 94

Anoplophora chinensis Forstor 92

Anredera cordifolia（Tenore）Steenis 52

Anser albifrons（Scopoli）97

Anser cygnoides domestica Brisson 97

Anset cygnoides（L.）97

Antenoron filiforme（Thunb.）Rob. et Vaut. var. *neofiliforme*（Nakai）A. J. Li 51

Antenoron filiforme（Thunb.）Rob. et Vaut. 51

Anthocidaris crassispina（A. Agassiz）93

Anthopleura xanthogrammica（Berkly）88

Anthriscus sylvestris（L.）Hoffm. 70

Aphananthe aspera（Thunb.）Planch. 50

Apios fortunei Maxim. 60

Apis cerana Fabricius 93

Apis mellifera L. 93

Apium graveolens L. 70

Apocynum venetum L. 73

Apocynum venetum L. 251

Apostichopus japonicas（Selenka）93

Apriona germari（Hope）92

Arabis flagellosa Miq. 56

Arachis hypogaea L. 60

Arachniodes rhomboidea（Wall. ex Mett.）Ching 48

Arachniodes simplicior（Makino）Ohwi 48

Aralia chinensis L. var. *nuda* Nakai 70

Aralia chinensis L. 70

Aralia hupehensis Hoo 70

Aranea ventricosa（L. Koch）91

Arca granosa L. 89

Arca inflata Reeve 89

Arca subcrenata Lischke 89

Arctia caja L. 92

Arctium lappa L. 78

Ardisia crenata Sims 71

Ardisia japonica（Thunb）Blume 71

Arenaria serpyllifolia L. 52

Arenicola Cristata Stimpson 88

Argiope bruennichii（Scopoli）91

Arisaema amurense Maxim. 86

Arisaema du-bois-reymondiae Engl. 86

Arisaema heterophyllum Blume 86

Aristichthys nobilis（Richardson）94

Aristolochia debilis Sieb. et Zucc. 55

Aristolochia mollissima Hance 55

Arius sinensis Lacepede 94

Armadillidium vulgare（Latrielle）90

Armeniaca mume Sieb. 58

Armeniaca vulgaris Lam. 58

Artemisia annua L. 78,130

索引三 · 药材中文名称索引

（按拼音字母排序）